JN289322

日米の医療
― 制度と倫理 ―

杉田米行 編

大阪大学出版会

はじめに

　第二次世界大戦後、日米両国は政治・経済・外交・安全保障などさまざまな分野において、密接な関係を構築・維持している。両国の大きな共通政策課題といえば、高齢化社会の到来、医療技術の目覚しい進歩、最新医療に対する患者の期待の増大など、多様な要因が重なって医療費が高騰しているため、それに対し、どのようにして医療費を抑制していくかである。
　一方で、日米両国には、もちろん相違点もたくさんある。たとえば風邪をひくと、健康保険証をもっていき、近くのクリニックを受診する。大学病院のような高度な設備を備える施設であっても、誰でももっている健康保険証を持参し、3時間待ちを辛抱すれば、たとえ3分といえども当日に診察を受けることができる。これは日本では普通だが、アメリカではみられない光景だ。
　ゴスタ・エスピン-アンデルセン（Gøsta Esping-Andersen）は、福祉国家をその構造によって、自由主義、保守主義、社会民主主義という三つのレジーム類型に分類した。この福祉国家論類型論によると、アメリカと日本は異なる類型になる。アメリカが自由主義的レジームの典型国である一方、日本は保守主義的レジームと自由主義的レジームのハイブリッド型と位置づけられる。このような日米間での相違は、医療保険制度など、両国の医療に関係する諸制度の相違が基礎になっている。
　遺伝子研究、優生学、医療と倫理問題、脳死による臓器移植のような、医学と生命倫理がからみあう社会的分野では、日米両国の文化的・社会的特質もからんでくるので、複雑な問題になる。さらに、人間の遺伝子解析とその医学的応用によって、日米両国だけではなく、グローバルな問題に発展する。脳死というもののとらえ方は、日米両国で大きく異なる。その他、医療と倫理問題をめぐっては、その対応に日米両国で大きな差異がみられる。
　医療保険制度、福祉国家論、医学と治療、遺伝子研究などを含んだ広義の

意味での医療において、日米両国間には共通点と相違点が交錯している。本書は、日米両国のさまざまな分野における医療の歴史と現状を、「制度」（第Ⅰ部）と「倫理」（第Ⅱ部）という二つの切り口から分析することを目的としている。

第Ⅰ部　医療と制度

　まず、髙山一夫による第1章「日米医療制度の現状」は、本書の総論の役割を果たしている。髙山は、国家と社会という本書を貫く視点を念頭に置き、無保険者問題などに焦点を絞りつつ、日米両国の医療制度の相違を織り交ぜながら現状を説明している。髙山によると、米国の医療制度は、先進諸国では唯一、市場モデルに立脚しており、そのために大量の無保険者や医療費高騰といった問題に直面しているので、日本も含め、他の医療制度モデルを採用する国々にとっては、まさに反面教師だと批判している。だが、医業経営の透明性の向上や多様な非営利組織の活躍など、米国社会の根底にある民主主義に関しては、日本も学ぶべき点が多いと主張している。

　髙山が指摘するように、現在アメリカには国民皆保険制度がなく、医療保険は民間医療保険に依存している。山岸敬和は第2章「アメリカの民間医療保険制度の起源──国家、医師会、第二次世界大戦──」において、第二次世界大戦前のアメリカ医療保険制度に焦点をあて、民間保険に大きく依存した医療保険制度の起源を分析している。1930年代までは民間医療保険に反対していたアメリカ医師会（AMA）は、公的保険という、より大きな悪弊を避けるために1940年代になると民間医療保険を受け入れるようになり、1948年にはそれを積極的に支持する決定を下した。山岸によれば、AMAの戦略転換に大きな影響を与えたのは第二次世界大戦だった。さらに、AMAの民間医療保険支持は、その後の民間保険拡大の重要な要件となった。

　連合国軍の占領下で民主的改革を進めた日本の医療保険制度に目を向けたのが、杉田米行による第3章「1950年『社会保障制度に関する勧告』の再検討」である。社会保障制度審議会が1950年10月に出した「社会保障制度に関する勧告」は、戦後日本の社会保障を体系化したものとして重要視されている。

杉田によると、実質的に、勧告では公的扶助の側面が強く出たにもかかわらず、それを覆い隠すために社会保険の保険性を強調し、本来、保険制度になじまない低所得者や無所得者にまでも社会保険という形態を拡大していったという。疾病保険制度は、税金を大量に投入する公的扶助の性質が強いにもかかわらず、国民はそれが保険料の支払いを前提とする保険であるがゆえに、何のうしろめたさも感じず、むしろ自分の権利だと誤解して利用してきた。日本では戦後半世紀以上、このような社会保険の概念が定着している。この勧告最大の負の遺産は、内情を国民に正確に説明しなかったので、戦後半世紀、こういった社会保険の概念が定着する基礎を築いたことである。

　杉田は、日本国民の国家への依存度を低くし、小さな政府を目指すべきだという考えを支持しているが、菊澤佐江子の第4章「福祉国家に関する意識の日米比較」によれば、アメリカ国民がより小さな政府を望む一方で、日本国民はより大きな政府を志向しているということだ。1970年代以来、先進諸国共通の意識として「福祉国家の危機」が叫ばれ、新保守主義の台頭など、「大きくなりすぎた政府」に歯止めをかけようとする動きがみられるようになった。そして日本においても、しばしば、医療・年金政策の見直しは政策論争の争点となってきた。ところが、菊澤の調査によると、政府が医療により大きな責任をもち、医療支出をさらに増やすべきだと日本国民の大半が考えていることが明らかになった。菊澤はこのような福祉国家にまつわる社会意識の日米相違を念頭において、今後の医療政策のあり方を考えるべきだと唱えている。

　医療分野への国家のかかわりを政党政治から分析しているのが、第5章「政府・企業・個人——現代アメリカにおける医療保障制度改革をめぐる対立の構図——」である。天野拓は政府、企業、個人という三大要素に注目し、医療保障制度改革における対立の構図を検討している。二大政党は、政府が資金を拠出し、運営する公的医療保障制度を重視するのか、企業が提供する民間保険の存在を重視するのか、もしくは個人が直接保険料を負担して購買・加入する民間保険や、個々人による医療費の拠出・管理を重視するのかという問題を吟味した結果、1990年以降、両党の政策が変化し、改革の内容や

方向性をめぐる対立も激化している点を重視した。民主党は政府の役割から、企業の役割をも重視した改革路線へと移り、共和党は新たに個人の役割を重視する路線へと転換した結果、政府、企業、個人のうち、どの役割を重視するかで対立が生じている。

第Ⅱ部　医療と倫理

　医療倫理においては、司法も重要な役割を果たす。第6章「医師の視点からみた研究倫理——金沢大学附属病院無断臨床試験訴訟を事例として——」で田代志門は、訴訟における被告側（病院側）の主張の論理構造を詳細に読み解くことで、被告側の医師たちの「研究と治療の区別」に関する理解モデルの特質を吟味し、批判している。被告側の医師たちが展開し、判決においても一定の説得力があるとして受け入れられた「本件クリニカルトライアルは臨床試験ではない」という主張の前提には、「クリニカルトライアル」が医学的知識の生成ではなく、治療方法の普及のために行われているということがある。すると、「研究」が「研究」として行われないことが常態化し、「研究」としても「治療」としても十分な成果が生まれないことになる。田代は、日本の研究規制を有効にしていくために、「研究」の実態を把握したうえで、「治療のため」という言葉の内実を、文脈に即して細かく検討すべきだと主張している。

　瀬戸山晃一による第7章「遺伝子医療時代における倫理規範と法政策——生命倫理学と法学の知的連携にむけて——」は、現代アメリカの生命倫理学を代表する4名の研究者による『偶然から選択へ：遺伝子時代の正義』における問題提起をめぐって繰広げられたシンポジウムを取り上げ、そこでの法学者を中心とする議論を吟味することによって、遺伝子医療時代が提起する倫理的諸問題とその医療制度や法政策に対する含意を整理・分析している。これらの問題は、医療や法制度が異なる日米社会が共通して直面している今後避けて通ることのできない難題であり、瀬戸山は、これに適切な対応をするためには特定の学問分野を超えた学際的な知的協力が必要だと主張している。瀬戸山は、専門家集団主導で政策決定がなされる前に、一般市民の議論

の土俵に乗せることによって、国民の合意を形成していくことが肝要だという。

　遺伝子医療に関連しているが、出生前診断を受けるかどうかの選択は完全に個人の自由に委ねられるべきなのだろうか。この問いは優生学の主要な倫理問題となっている。全く規制がなければ、結果としてある属性の胎児、胚の排除を招きかねないからである。徳永純による第8章「出生前診断の倫理問題——遺伝子、胎児の資産分析の試み——」は、遺伝子、胎児を経済的な価値をもつ資産とみなすという仮説を前提に、経済学的なアプローチを試みることで、この問題を医療、福祉資源の配分問題としてとらえなおしている。遺伝子の価値形成に大きな影響を与える市場は、特殊な構造をしているため、不安定な変動に見舞われやすい。また情報の非対称、不確実性などによって市場の失敗を招きやすいという性質があり、準公共財としての医療、福祉の供給にも悪影響を与えることから、出生前診断への課税という具体的な規制案を徳永は提唱する。

　すべての遺伝暗号のもつ意味を明らかにして生命の設計図を解明しようとするヒトゲノム解析研究が完了し、成果が社会に応用されるようになったとき、遺伝学的検査、とくに発症前検査をめぐって、どのような倫理的社会的法的問題が起こりえるかが検討されてきた。生活習慣病など多因子疾患の易罹患性検査や、肥満などの体質検査・栄養遺伝学的検査については、検体保管の技術の向上とともにより簡便にインターネット上からも購入できる環境がうまれた。第9章「『脱医療化』する予測的な遺伝学的検査への日米の対応——遺伝病から栄養遺伝学的検査まで——」において武藤香織は、日本では肥満、米国では胎児の性別判定などの商品が注目されているが、両国とも臨床遺伝学の専門家からは科学的な妥当性について疑念の目が向けられているにもかかわらず、規制がないことを懸念している。武藤は、欧州や東アジアでも同様に体質や生活習慣病に関連した検査ビジネスが進んでおり、国際的に流通する状況が目前に迫っていることに留意して、グローバルな視点からこの問題をとらえるべきだと主張している。

　出生の時点で定まる遺伝子同様、主に生後の行動によって罹患する後天性免疫不全症候群（エイズ）も倫理問題を引き起こす。アメリカではエイズの

病原体であるヒト免疫不全ウィルス（HIV）に感染しているか否かを検査するHIV迅速検査（ラピッドテスト）の開発と普及が急速に進んでいるが、日本では市販が許可されていない。ただし、販売対象が限定されているとはいえ、インターネットを通じて検査キットを容易に手に入れることはできる。これを用いれば、誰にも知られずに自宅でHIV検査を行い、自分のHIVステイタス（HIVに感染しているかどうか）を知ることができる。このキットの普及の是非をめぐっては、これまでにも賛否両論のさまざまな議論がかわされてきた。宮城昌子は第10章「HIV自宅検査をめぐる倫理学的一考察」において、HIV感染の有無も含め、自分の身体状態を把握することは、基本的な権利であり、自宅検査を用いて自分のHIVステイタスを知ることは認められるべきだと主張する。

　HIV感染の有無だけではなく、脳死も社会と倫理観に大きな影響を与える。1997年の「臓器の移植に関する法律」の施行により、日本では脳死ドナーからの臓器提供が可能になった。一方、脳死臓器移植の大前提である「脳死は人の死」が生物学的な事実とはいえないことが判明した現在、臓器移植「先進国」のアメリカの専門家は脳死をどのようにとらえているのだろうか。第11章「社会的構成概念としての脳死——合理的な臓器移植大国アメリカにおける脳死の今日的理解——」において、会田薫子は「脳死とは何か」を改めて問い、その今日的理解の核心を解き明かしている。脳死は日米両国で「全脳機能の不可逆的機能停止」状態と定義されているが、専門家はこの定義と診断基準が論理的に整合せず、科学的概念としては不完全であると承知している。つまり、脳死は生物学的事実でも科学的概念でもなく、臓器移植医療を支えるための合理的な社会的構成概念としてとらえられているのである。会田は、脳死臓器移植問題を専門家の間だけの閉じられた議論にせず、国民の理解も促し、開かれた議論にすべきだと提唱している。

杉　田　米　行

日米の医療——制度と倫理——

目次

はじめに　i

────────第Ⅰ部　医療と制度────────

第1章　日米医療制度の現状 …………………… 3
　1　医療保障面からみた米国の医療制度　4
　2　米国の医療提供システムと医療費　10
　3　米国医療から何を学ぶか　19

第2章　アメリカの民間医療保険制度の起源 ………… 27
　　——国家、医師会、第二次世界大戦——
　1　1930年代までのアメリカ医師会と医療保険　30
　2　第二次世界大戦と医療保険　33
　3　公的保険への代替としての民間保険　37

第3章　1950年「社会保障制度に関する勧告」の再検討　45
　　1　社会保障制度の勧告に対する従来の評価とその問題点　46
　　2　社会保障制度審議会設立までの経緯　49
　　　　──公的扶助が戦後社会保障の始まり
　　3　社会保障制度審議会の議論　50
　　4　社会保障制度審議会の影響とその原因　63

第4章　福祉国家に関する意識の日米比較　77
　　1　福祉国家論における日本と米国の位置づけ　78
　　2　福祉国家と医療をめぐる意識　79
　　3　データと方法　82
　　4　結　果　85
　　5　考　察　91

第5章　政府・企業・個人　97
　　　　──現代アメリカにおける医療保障制度改革をめぐる
　　　　　対立の構図──
　　1　現代アメリカの医療保障制度改革と政党政治　100
　　　　──政府、企業、個人
　　2　クリントン政権の国民皆保険制度改革の失敗　108
　　　　（1990年代前半）
　　3　漸進的な改革へ（1990年代後半）　112
　　4　ブッシュ政権期の改革（2001年以降）　117

---第Ⅱ部　医療と倫理---

第6章　医師の視点からみた研究倫理 ……………………129
　　　　――金沢大学附属病院無断臨床試験訴訟を事例として――

　　　1　争点としての「研究と治療の区別」　131
　　　2　訴訟の概要と意義　133
　　　3　医師側の主張の論理構成とその批判的考察　137

第7章　遺伝子医療時代における倫理規範と法政策 ……151
　　　　――生命倫理学と法学の知的連携にむけて――

　　　1　遺伝子医療の進展が提起する主要論点　152
　　　2　生命倫理学者と法学者の対話　154
　　　　　　――諸論文のレビュー
　　　3　生命倫理学と法律学の使命と知的連携　181

第8章　出生前診断の倫理問題 ……………………………187
　　　　――遺伝子、胎児の資産分析の試み――

　　　1　市場の失敗　188
　　　2　胎児の出生前診断を受ける親の得失　190
　　　3　資産としての遺伝子、胎児とその価値変動　191
　　　4　利害関係者の広がり　193
　　　5　市場の失敗の要因　194

第9章 「脱医療化」する予測的な遺伝学的検査への
　　　　日米の対応 ………………………………………………… 203
　　　　──遺伝病から栄養遺伝学的検査まで──
　　　1　遺伝学的検査とは何か　204
　　　2　ヒトゲノム計画の開始と遺伝学的検査への規制　206
　　　3　遺伝子差別の禁止に向けて　210
　　　4　消費者に直接販売される遺伝学的検査ビジネス　214
　　　5　DTC検査への規制　217

第10章　HIV自宅検査をめぐる倫理学的一考察 ………… 225
　　　1　HIV自宅検査の事実的背景　227
　　　2　HIV自宅検査の是非をめぐるこれまでの議論　228
　　　3　HIV感染動向の管理　232
　　　4　問いの相対化──他の自宅検査との比較　233
　　　5　検査機会の増大　235
　　　6　検査の義務化　236

第11章　社会的構成概念としての脳死 ……………………… 241
　　　　──合理的な臓器移植大国アメリカにおける脳死の今日的理解──
　　　1　二つの報告　242
　　　2　二つの報告への反応と今日の脳死理解　245
　　　3　脳幹死の概念の今日　249
　　　4　脳死の概念はやがて消える？　250

あとがき　255
索　　引　256
執筆者紹介　262

第 I 部

医療と制度

第1章

日米医療制度の現状

髙 山 一 夫

はじめに

　各国の医療制度（healthcare system）は、医療に対する政治的、経済的、社会的、文化的な要因を反映した、歴史的な所産である[1]。同時に、公平（equity）の実現という政策目標を、制度の持続可能性や医療の質を高めるための効率（efficiency）の向上とどう両立させるかが、共通して問われている[2]。

　日本では、少子高齢化や財政逼迫の進展に直面するなか、主として国民医療費の抑制をめざした制度改革が矢継ぎ早になされてきた[3]。2006年の医療制度改革では、長寿医療制度を通じて後期高齢者にも応分の負担を求める一方、中高年の現役世代に対してメタボリック・シンドローム対策を義務づけるなど、従来にない医療費抑制策が盛り込まれている。

　他方、米国では、国民の7人に1人が無保険であることに加えて、1人当たり国民医療費が経済協力開発機構（OECD）諸国平均の倍であるにもかかわらず、改革は進捗していない[4]。クリントン政権による医療改革が頓挫して以降、およそ10年ぶりに医療制度改革が政治的争点として取り上げられているが、包括的な制度改革に悲観的な見方が強い[5]。米国の政治的ないし社会的事情が、そうした改革を難しくするためである。

　本章では、国家と社会という本書を貫く視点に沿って、日本との違いを織り交ぜながら、米国の医療制度を概観する。まず第1節では医療保障をとり

あげ、米国に特有の医療市場型モデルの現状と形成過程を整理する。続く第2節では無保険者に留意しつつ医療提供体制と医療費からみた特徴を述べる。最後に第3節では、非営利組織に注目することで、医療においても説明責任や住民参加といった価値規範が重視されていることを紹介し、米国の社会が医療制度に及ぼす影響について考えることとしたい。

1　医療保障面からみた米国の医療制度

市場型モデルの米国医療

　各国の医療制度は、公的関与の程度を基準として、①国営医療モデル（財源は税で供給は公立が主。イギリス、カナダ、スウェーデン等）、②社会保険モデル（財源は社会保険で供給は公私混合。日本、ドイツ、フランス等）、③市場モデル（財源は民間保険で供給も民間が主。米国）の3類型に区分される。もちろんこれら類型は一つの理念型に過ぎず、実際の医療制度はこれらモデルを幾分かミックスしたものであることが多い。米国の医療制度も、医療費の45％を公的支出（租税と社会保険）が占めている。

　とはいえ、現役世代とその扶養家族の医療保障がもっぱら民間保険に委ねられる点で、米国の医療制度は、他の先進諸国にない独自性をもつ[6]。国営医療や社会保険モデルでは、普遍的な医療保障を実現するために医療サービスの需給を公的に調整するのに対して、民間保険に依拠した市場型モデルでは、医療の需給は患者と保険者と医療提供者との市場競争を通じて調整される。医療サービスは通常の財やサービスと同じく、所得に応じて階層的に消費される。

　日米の医療制度の違いを理解するためには、社会保険と民間保険の違いも理解する必要がある。日本の公的医療保険制度は、同じ保険の名称を冠するとはいえ、強制加入制、法定給付、そして所得に応じた保険料負担によって、平等な保険給付を実現するとともに、健康な者（若年者）から病気がちな者（高齢者）への所得再分配を行っている。

しかし米国の民間保険は、任意加入制であり、しかも保険給付や被保険者（集団）のリスクに応じて保険料が設定されるため、リスクの高い者ほど高額な保険料を要求され、ついには保険から排除されてしまう。たとえ加入できたとしても、保険給付金額に上限が設定されたり、既往症が保険免責されるなどの理由で、保険契約が一部保険（underinsured）となる場合も多い。

　すなわち、社会保険と異なり民間保険では、各保険者が保険数理上の公平──給付反対給付均等原則──を追求してリスク選別を徹底する結果、不可避的に大量の無保険者や一部保険者を生み出してしまうといえる[7]。リスクに立脚する保険数理上の公平は、社会政策的な意味での公平とは別物である。

　もっとも、民間保険にも政府負担の軽減や消費者による保険者選択といった利点があり、それゆえに欧州連合（EU）諸国では、公的給付を補完するものとして民間医療保険が活用されている[8]。社会保険モデルにおいても、制度設計によっては負担の逆進性を強めてしまう。日本では国民健康保険の資格証明書発行世帯が30万世帯を超えている。

医療保険加入状況と無保険者の特徴

　米国では、65歳以上高齢者と障害者、また貧困者に対しては、それぞれメディケアおよびメディケイドとよばれる公的医療保険制度が設けられているものの、人口の過半をしめる現役世代とその家族に対する公的制度はない。彼らは雇用を通じて民間医療保険に加入するか、または個人で購入するしかない。民間保険に加入できない者は、無保険に陥ってしまう。

　表1は、米国の医療保険加入状況の推移および2006年の年齢階級別加入状況をまとめたものである。国勢調査において医療保険が調査対象に含まれた1987年以降、基本的な傾向として、民間医療保険加入者が低落する一方、医療扶助制度であるメディケイド受給者と無保険者が増大していることが読み取れる。とくに、2001年の短期的な景気後退を除いて持続的に経済成長を続けた2000年以降において、無保険者が増大していることが注目される。

　そこで、2006年時点の年齢別医療保険加入状況に目を転ずると、とくに20代から30代前半の若年層において、雇用主提供医療保険への加入率が低く、

表1 米国の医療保険加入状況の推移および2006年の年齢階級別加入状況

	人口(千人)	合計*1	民間医療保険加入者			公的医療保険加入者			無保険者	
			合計	雇用主提供型	直接購入	合計	メディケイド	メディケア	(%)	(千人)
1987年	241,187	87.1	75.5	62.1	NA*2	23.3	8.4	12.6	12.9	31,026
1990年	248,886	86.1	73.2	60.4	NA*2	24.5	9.7	13.0	13.9	34,719
1995年	264,314	84.6	70.3	61.1	11.4	26.4	12.1	13.1	15.4	40,582
2000年	279,517	86.3	72.6	64.2	9.6	24.7	10.6	13.5	13.7	38,426
2006年	296,824	84.2	67.9	59.7	9.1	27.0	12.9	13.6	15.8	46,995

〈2006年の年齢階級別加入状況〉

	人口(千人)	合計*1	民間医療保険加入者			公的医療保険加入者			無保険者	
			合計	雇用主提供型	直接購入	合計	メディケイド	メディケア	(%)	(千人)
全年齢	296,824	84.2	67.9	59.7	9.1	27.0	12.9	13.6	15.8	46,995
18歳未満	74,101	88.3	64.6	59.7	5.3	29.8	27.1	0.6	11.7	8,661
18-24歳	28,405	70.7	60.0	48.5	6.1	14.1	11.4	0.5	29.3	8,323
25-34歳	39,868	73.1	64.7	60.2	5.4	11.2	8.5	1.2	26.9	10,713
35-44歳	42,762	81.2	73.7	68.9	6.5	10.3	7.0	1.9	18.8	8,018
45-54歳	43,461	84.7	76.5	71.0	7.6	11.9	6.6	4.0	15.3	6,642
55-64歳	32,191	87.3	75.3	67.4	10.2	19.0	7.3	9.2	12.7	4,095
65歳以上	36,035	98.5	60.8	36.3	27.5	94.3	9.3	93.8	1.5	541

*1：民間保険と公的保険に同時加入する者は1人としてカウントした。
*2：NAとはNot Availableのこと。
出所：U.S. Census Bureau, *Income, Poverty and Health Insurance Coverage in the United States: 2006*, p. 58, Table C-1およびpp. 63-66, Table C-3より作成。

無保険者の比率が高いことがわかる。米国の産業・就業構造や労使の力関係が変化する過程で、従来のように従業員福祉として企業から医療保険が提供されるわけではなく、さりとて医療扶助を受給するには所得水準が高い若年労働者層において、無保険者化が進行している姿が浮かび上がる。

また、18歳未満児童の11.7%も無保険であることも注目される。1997年にはメディケイドの受給権者を拡充したSCHIP（州児童医療保険プログラム：State Children's Health Insurance Program）が創設されたものの、ブッシュ共和党政権がSCHIPの拡充に反対したこともあって、無保険児童の解消にはほど遠い状況にある。メディケイド自身、移民や季節労働者への受給要件が厳格化されたことで、連邦貧困基準200%以下人口の25%に適用されていない。

表2は、同じく米国国勢調査局の統計に基づき、無保険者の特徴を年齢別、人種・エスニシティ別、所得階層別、および就業状況別にまとめたものである。人種・エスニシティ別でみると、ヒスパニックが34.1％と突出して高い。このことは、州別の無保険者比率において、カリフォルニア州、テキサス州など、いわゆるサンベルト諸州で比率が高いこととも合致する。全米最悪水準のテキサス州では、無保険者が4人に1人の割合にまで達している。
　いま一つ注目されるのは、週35時間以上労働に従事するフルタイム労働者の17.9％、2,200万人が無保険者だということである。日米両国において、懸命に働いているにもかかわらず貧困から脱出できないワーキングプアが関心を集めているが、無保険者（65歳未満）のおよそ6割がこうした働く貧困層である。
　なお、雇用主提供型医療保険の負担も軽くない。家族給付も含む2007年

表2　無保険者の属性（2006年）

	総数（千人）	構成比（％）	対総人口比（％）
総　計	46,995	100.0	15.8
〔年齢別〕			
18歳未満	8,661	18.4	2.9
18－64歳	37,792	80.4	12.7
65歳以上	541	1.2	0.2
〔人種・エスニシティ〕			
白人	21,162	45.2	7.1
黒人	7,652	16.4	2.6
アジア	2,045	4.4	0.7
ヒスパニック	15,926	34.0	5.4
〔所得階層別〕			
25千ドル未満	13,933	29.6	4.7
25－49千ドル	15,319	32.6	5.2
50－74千ドル	8,459	18.0	2.8
75千ドル以上	9,283	19.8	3.1
〔就業状況*〕			
フルタイム	22,010	58.2	17.9
パートタイム	5,618	14.9	22.9
就業せず	10,165	26.9	26.1

＊：18歳以上65歳未満人口が対象。
出所：U.S. Census Bureau, Income, p. 58, Table C-1 より作成。

の平均年間保険料は 3,281 ドル（雇用主負担分も合算すると 12,106 ドル）であり、また、受診に際して、1,000 ドル程度の保険免責制や定率または定額負担も課せられる[9]。そのうえ、保険金額の制限や既往症免責を有する一部保険も少なくない[10]。結果として、貧困層よりもむしろ中流家庭で医療保険に加入している世帯でこそ、医療費破産が深刻化している[11]。

医療保険制度改革の試み

　大量の無保険や一部保険を抱える米国でも、これまで公的国民皆保険をめざす運動がなかったわけではない。1910 年代におけるアメリカ労働立法協会（American Association for Labor Legislation）による勤労者世帯向け疾病保険制度の創設運動や、世界大恐慌前後の医療問題を精力的に調査した医療費委員会（Committee on the Cost of Medical Care）の提言（1932 年）を嚆矢として、ローズヴェルト政権が設置した経済保障委員会での具体的検討（1933-35 年）、トルーマン政権による国民皆保険の提唱（1945 年）、ジョンソン政権におけるメディケアおよびメディケイドの創設（1965 年）、ニクソン政権時代の皆保険論争（1974 年）、そしてクリントン政権の医療改革法案（1993-94 年）など、方式や財源に違いはあるも、公的医療保険制度の整備と拡充が繰り返し提言されてきた。

　しかし、歴史的および政治的な要因によって、全国民を対象とする公的医療保障制度は今なお実現していない。最大の歴史的要因は、第二次世界大戦においてほとんど戦災を受けなかったことである。他の先進諸国においては、戦時動員や戦後の体制維持といった政策的必要性が、その後の医療・社会保障制度の整備を促す契機となった。米国ではそうした必要性に乏しく、戦後に保険会社が本格参入したことで、公的皆保険への機運が高まらなかった。

　さらに、既得権益を享受する利益団体による抵抗という政治的な要因を指摘できる[12]。今日、国民皆保険の実現を阻む最大の利益団体は、保険業界と中小企業団体である。公的皆保険制度が創設されれば、保険業界は市場を奪われるか、少なくとも政府の強い規制下に置かれることになり、また、財務余力の乏しい中小企業や非正規雇用中心の小売業・サービス業の場合は、

人件費率や事業主負担の高騰に直面するからである。クリントン医療改革の際、米国医療保険協会（Health Insurance Association of America：HIAA）が作成したテレビCM「ハリーとルイーズ」は、制度改革によって医療保険を選択する権利が奪われ、あるいは耐え難い負担増加をもたらすとのメッセージを迫真的に伝えることで、改革に反対する世論づくりに大きく寄与した。そしてブッシュ共和党政権が成立するとともに、ロビイングや政治献金を通じて、民間医療保険料の所得税額控除の拡大や医療貯蓄口座の導入など、民間医療保険を支援し公的皆保険に逆行する施策を実現させた[13]。

他方、かつては自らの組織拡大を優先するあまり、非組合員や未組織事業所に対する医療保険の適用に消極的だったAFL-CIO（米国労働総同盟・産別組合）も、現在では皆保険制度の創設に意欲的である[14]。自動車はじめ製造業では、巨額の従業員および退職者向け医療費負担に耐えかねて、公的医療保険制度に賛成する経営者も散見される。

また、連邦政府の権限伸張を警戒する州や地方政府が、しばしば医療制度改革に反対する立場に回る。連邦制をとる米国では、医業や保険業は伝統的に州・地方政府の管轄とされており、独自に医療制度改革に取り組む州も少なくないからである。実は、クリントン医療改革が挫折してのち、米国では、連邦よりもむしろ州レベルにおいて、医療保険制度の改革が試みられた。1990年から2007年まで、アラスカ州とミシシッピ州を除くすべての州において、民間保険への規制強化やハイリスク・プールの創設がなされている[15]。

州による医療保険制度改革で注目すべきは、マサチューセッツ州とメリーランド州である。マサチューセッツ州では、2006年4月に成立した州民皆保険法において、メディケイドの拡充と新たな公的医療保険制度（Commonwealth Care）の新設、そして企業（従業員11人以上）に対する医療保険提供の義務化が図られた[16]。他方、メリーランド州も2006年に、州内で1万人以上を雇用する大企業に対して従業員への医療保険提供を義務付ける法律が成立した。この法律は事実上ウォルマート社を狙い撃ちする法律だったことから、「反ウォルマート法」とも呼ばれた[17]。

マサチューセッツ州やメリーランド州の改革は、しかしながら、負担を嫌

う企業の州外移転を阻止できないだけでなく、法体系上も1974年エリサ法（従業員退職所得保障法：Employee Retirement Income Security Act）に抵触するおそれがある。事実メリーランド州の改革は、小売業の業界団体 RILA（Retail Industry Leaders Association）が提訴した裁判において、まさにエリサ法違反を理由に州政府が敗訴している[18]。マサチューセッツ州の試みに対しても、保険収支の予測が甘く、保険会社に機会を提供するだけとの批判がある[19]。

2　米国の医療提供システムと医療費

二階層医療システム

　米国の病院は、開設者類型の観点から、民間非営利病院（private nonprofit）、民間営利病院（for profitないしinvestor-owned）、そして公立病院に大別される。過去30年間の開設者別病院数および病床数の推移をまとめた表3をみると、とくに公立病院が病院数でも病床数でも4割ばかり減少していることが注目される。

表3　開設者類型別病院数および病床数の推移

左列は実数、右列は構成比（%）

病院数	1975年		1980年		1990年		2000年		2004年	
地域病院合計*	5,875	100.0	5,830	100.0	5,384	100.0	4,915	100.0	4,919	100.0
民間非営利病院	3,339	56.8	3,322	57.0	3,191	59.3	3,003	61.1	2,967	60.3
民間営利病院	775	13.2	730	12.5	749	13.9	749	15.2	835	17.0
州・地方政府立病院	1,761	30.0	1,778	30.5	1,444	26.8	1,163	23.7	1,117	22.7

病床数	1975年		1980年		1990年		2000年		2004年	
地域病院合計*	941,844	100.0	988,387	100.0	927,360	100.0	823,560	100.0	808,127	100.0
民間非営利病院	658,195	69.9	692,459	70.1	656,755	70.8	582,988	70.8	567,863	70.3
民間営利病院	73,495	7.8	87,033	8.8	101,377	10.9	109,883	13.3	112,693	13.9
州・地方政府立病院	210,154	22.3	208,895	21.1	169,228	18.2	130,689	15.9	127,571	15.8

*：地域病院（community hospital）とは短期の一般および専門病院のこと（連邦政府立病院や特定者対象の施設は除く）。
出所：American Hospital Association, *Hospital Statistics*, 各年版より作成。

公立病院の減少は、無保険者や一部保険者、マイノリティなどいわゆる医療弱者（vulnerable patient）の医療アクセスに大きな影響を及ぼす[20]。米国では、事実上、二階層医療システム（two-tier health care system）が構築されており、医療弱者は設備の劣る公立病院を利用することが一般的だからである。

　公立病院が医療弱者の医療アクセスに果たしている役割の大きさは、未償還医療費支出（uncompensated care）によって知ることができる。未償還医療費支出とは、病院側の持ち出しであり、慈善診療費（charity care）と営業上の未収金（bad debt）の合計と定義される。未償還医療費支出について、カリフォルニア、フロリダ、テキサスの3州を対象に、1980年代初頭と2003年とになされた二つの調査結果をまとめた表4をみると、いずれも公立病院において未償還医療費支出の比率が突出している。

　また、公立病院の民営化がもたらす影響に関する研究では、同じ3州にて1980年から1997年にかけて民営化した52病院を対象とした調査において、医業費用に占める未償還医療費の比率が23％下落したことが明らかになっている[21]。

　それゆえ、公立病院の閉鎖や民営化は、地域におけるセーフティネットの喪失を意味する。行き場を失った無保険者は、ネイバーフッド・ヘルスセンター（neighborhood health center）やフリー・クリニック等、公立病院とは別のセーフティネット・プロバイダー（safety-net provider）[22]を利用す

表4　開設者類型別の未償還医療費支出比率[*1]の動向

	カリフォルニア 1981-82年	フロリダ 1982年	テキサス 1983年	カリフォルニア 2003年	フロリダ 2003年	テキサス 2003年
非営利病院	2.0％	6.6％	6.5％	3.2％	5.5％	6.7％
営利病院	2.0％	3.8％	3.5％	3.4％	4.3％	4.8％
公立病院	7.0％	12.1％	32.4％	12.9％	12.9％	18.0％

*1：未償還医療費（uncompensated care）とは、無料診療費（charity care）と未収金（bad debt）の合計。
*2：左列の数値は対医業収入比、右列は対営業費用比である。
出所：左列は、IOM, *For-profit Enterprise in Health Care*, 1986, p. 103, Table 5.6、また右列は、GAO, *Nonprofit, For-profit, and Government Hospitals*, 2005, p. 11, Figure 2 より作成。

るか、あるいは民間非営利病院の救急救命部門に受診するしかない。しかし、とくに重度の救急外傷患者が無保険の場合、正当な医学的理由なしに無保険者が公立病院に再搬送される、いわゆる患者ダンピング（patient dumping）がなされることもある。

患者ダンピングは、二階層医療システムを象徴する事例である。その件数を正確に推計することは困難であるものの、1980年代半ばごろより社会問題として周知の事実である。1986年には包括財政調停法（Comprehensive Omnibus Budget Reconciliation Act of 1986）の一部として、患者ダンピングの防止を意図したEMTALA法（The Emergency Medical Treatment and Active Labor Act）が成立し、不適切な患者搬送を行った病院に対して、メディケア・プログラムからの追放と5万ドルを上限とする罰金を課す制度が導入された。しかし、これまで処分された病院はごくわずかであり、その実効性については疑問視されている。最近でも、カリフォルニア州において病院が入院料金を支払えない患者を病院外に遺棄したとして、世間の耳目を集めた[23]。

もちろん、民間病院も無保険者をまったく診療しないわけではない。とくに非営利病院は、後で触れるように、無保険者の診療を含むコミュニティ・ベネフィット（community benefit）[24]の提供に力を注いでいる。しかし、病院の経常利益率（profit margin）は1990年代を通じて約6％と低位水準にあり、未償還医療費のための内部補助が先細りになっている。そのような状況下で無保険患者の診療をどこまで民間の病院に委ねられるのか、難しい問題である[25]。

無保険者の医療財源と健康・医療格差

公立病院が減少し、また民間病院の内部補助が困難になったとはいえ、無保険者が大量に存在し、しかも彼らの受療をあからさまに否定できないとすれば、結局は公的な財源で賄うより仕方がない。

表5は、米国医学研究所の推計に基づき、無保険者医療の財源構成を整理したものである。同表によれば、2001年に無保険者の診療に要した費用は、

表5　無保険者医療費の財源推計（2001年）

(単位：10億ドル)

		連　邦	州・地方	民　間	合　計
診療所	医師の無償診療	—	—	5.10	5.10
	退役軍人省	3.89	—	—	3.89
	コミュニティ・ヘルスセンター	0.47	0.26	0.11	0.84
	インディアン保健サービス	0.67	0.02	—	0.69
	HIV/AIDS局	0.59	0.09	—	0.68
	地方保健局	—	0.58	—	0.58
	母子保健局	0.06	0.26	0.02	0.31
	ナショナル・ヘルスサービス[*1]	0.01	0.11	—	0.12
	診療所合計	5.69	1.29	5.23	12.21
病　院	メディケア DSH[*2]	5.00	—	—	5.00
	メディケイド DSH[*2]	6.70	1.70	—	8.40
	メディケア IME[*3]	1.60	—	—	1.60
	メディケイド UPL[*4]	0.90	0.30	—	1.20
	州・地方政府独自の医療扶助	—	4.30	—	4.30
	州・地方政府による病院補助金	—	3.10	—	3.10
	病院の経営余剰	—	—	1.5−3.0	1.5−3.0
	民間からの寄付	—	—	0.8−1.6	0.8−1.6
	病院合計	14.20	9.40	2.3−4.6	25.9−28.2
無保険者医療費の合計		19.89	10.69	7.53−9.83	38.11−40.41

＊1：過疎地域での診療を条件に奨学金や低利貸付けを実施する米国厚生省の事業。
＊2：低所得者が多い地域に立地する病院に対する追加支払（Disproportionate Share Hospital Payment）。
＊3：臨床研修等の医学教育費用に対する追加支払（Indirect Medical Education）。
＊4：州の裁量でメディケイド診療報酬支払額を調整できる制度（現在は運用が厳格化）。
出所：Institute of Medicine, *A Shared Destiny*, 2003, p. 56, Table 2.1 より作成。

　総額で 380〜400 億ドルと推定される。それら費用のうち、連邦政府が199億ドルと全体の50％を負担し、次いで州・地方政府が107億ドル、25％を負担している。つまり無保険者の医療は、その4分の3までが公的財源によって賄われているわけである。

　連邦政府は、メディケア・メディケイドにおける病院への追加支払制度（Disproportionate Share Hospital Payment：DSH[26)]）を通じて、無保険者の医療費を賄っている。州政府は、医療扶助制度や病院への補助金交付に加えて、州内の医療機関や保険会社から資金を徴収して、医療基金（Uncompensated Care Pool）を設立することもある[27)]。地方政府はまた、地方保健局（local health agency) を通じてプライマリケアと公衆衛生を提供するほか、運営する郡立病院に対して補助金を交付している。

しかし、ばらばらな主体による無政府的な対応では、無保険者に対する効果的かつ効率的な医療保障は難しい。米国医学研究所によると、無保険者と保険加入者の間には統計的に有意な健康格差があり、純粋に無保険状態を理由とする死亡は年間18,000人を超える。同研究所が実施したシステマティック・レビュー (systematic review)[28] の結果の一部を抽出した表6では、健康状態、予防・健康診断の受診状況、がんやその他慢性疾患患者の初診時における重症度、そして救急医療の質などにおいて、無保険者と保険加入者のあいだに格差がみられる[29]。

国民皆保険の創設に対しては、企業と納税者に耐え難い負担増を強いるという反論が繰り返し叫ばれる。しかし、先の表5からもわかるように、米国の企業と納税者は、医療保険料の代わりに租税というかたちで無保険者の医療費に毎年300億ドルを負担している。米国医学研究所は、数年にわたる無保険者問題の研究の末に、市場型医療モデルを否定して、公的皆保険制度の方が効率的で、かつ社会正義に適うと結論づけている[30]。

表6 無保険状態が医療内容・健康に及ぼす影響

研究デザイン	アウトカムの指標	アウトカム
健康状態全般		
Beker 他（2000） 51-51歳の者7,577人	健康状態の悪化	無保険者の悪化割合が高い
予防・健康診断		
Ayanian 他（2000） 　成人105,764人（97年）、 　同　117,364人（98年）	定期健診の受診	無保険者の方が未受診率が高い
Woolhandler&Himmelstein（1998） 　45-64歳女性10,653人	定期健診の受診	無保険者は血圧測定、子宮頚部がん検査、胸部検査、眼底検査の受診率が低い
Hsia 他（2000） 　成人女性10,653人	がん検診の受診	無保険者は子宮頚部がん検査や乳がん検査の受診率が低い

研究デザイン	アウトカムの指標	アウトカム
米国厚生省（1998） 40歳以上女性 53,188人 （91-92年）、 同 77,834人（96-97年）	過去2年の乳がん健診の受診	無保険者の受診率は 40-46%と保険加入者の受診率 65-71%よりも低い
がんの重症度および治療		
Ferrante 他（2000） 浸潤性子宮頚がん患者 852人	がんのステージ	無保険者の方が受診時のステージが高い
Lee-Feldstein 他（2000） 65歳以下乳がん患者 1,788人	がんのステージと10年後の死亡率	無保険者および公的保険加入者はともに受診時のステージも死亡率も高い
Roetzheim 他（2000） 直腸がん患者 9,511人	治療方法の選択と3-4年後死亡率	無保険者は手術を受ける割合が低く、死亡率は高い（化学・放射線療法は差なし）
その他の慢性疾患		
DeCorte 他（1995） 喘息患者 120,032人	入院治療	保険加入にかかわらず、低所得者ほど入院率が高い
Wang & Stafford（1998） 高血圧症患者 11,745人	βブロッカー投与	無保険者および公的保険加入者の方が、投与されるケースが少ない
Kausz 他（2000） 末期腎臓病患者 90,897人	透析の開始時期	無保険者の方が重症化してから透析を開始する者が多い
Cunningham 他（2000） HIV患者 2,776人	抗HIV薬の併用療法（HAART）	無保険者の方がHAARTを受ける割合が低い
McAlpine & Mechanic（2000） 精神疾患患者 9,585人	専門的治療	無保険者は専門的な精神科療を受けることが少ない
救急治療		
Svenson & Spurlock（2001） 救急患者 8,591	入　院	頭部外傷患者では、無保険者およびメディケイド受給者の入院が少ない
Doyle（2001） 交通事故搬送者 10,962人	死亡率	無保険者は病院で治療を受ける割合が低く、死亡率は高い
Canto 他（2000） 心筋梗塞患者 275,946人	治療法の選択	再灌流療法の実施に違いはみられないが、無保険者へのPTCAやCABG実施は少ない

出所：IOM, *Care Without Coverage*, 2002, pp. 110-53 より作成。

医療費の高騰

　市場モデルに立脚する米国の医療制度が抱える問題は、医療アクセスだけではない。米国の医療費は国際的に突出しており、効率あるいは価値に見合った費用（Value for Money）という観点からも、すぐれた制度とはいいがたい。

　OECDのデータで日米を比較すると、米国の人口1人当たり医療費支出は購買力平価換算で6,120ドルと日本の2,249ドルを大きく上回っている。対国内総生産（GDP）比をみても、日本の8％に対して米国は15％に達する[31]。

　米国の医療費が突出している基本的な原因は、日本や欧州諸国のような公的な需給調整の仕組みがなく、医療サービスがもっぱら市場で取引されることに求められる。医療という生命に関わる専門的対人サービスが市場で取引されるならば、多くの患者が無理をしてでも最新最高の医療を求めるがゆえに、医療費は必要以上に膨張してしまう[32]。そのうえ、米国では保険給付や医療価格が統一されていないため、医療事務はじめ管理業務のコストも余計に発生する。米国の国民医療費の一割近くは、こうした一般管理費や純保険料に費消されている[33]。

　表7は、米国の国民医療費（National Health Expenditure）の長期的傾向を、財源別および支出先別に整理したものである。この表で注目されることは、まず医療費の伸び率が1990年代より鈍化していることである。1960年代から1980年代までは年平均で10％を超える伸びを続けたのに対し、1990年代以降は年平均増加率は一桁台に低落している。対GDP比も、1960年から80年代末までに5.2％から12.3％へと倍増したのに対して、1990年から2005年にかけては16.0％へと3.7ポイント増えたにすぎない。

　1990年代における医療費の伸びの鈍化は、医療保険におけるマネジドケア型プランの普及と、1997年均衡財政法（Balanced Budget Act of 1997）に象徴されるメディケアおよびメディケイド抑制政策とを主因とする。両者は、専門医受診の抑制や入院日数の短縮化などを通じて、ある程度までは医療費の抑制に成功した。このことは、病院や診療所に係る医療費の年平均増

表7 財源別および支出別国民医療費の推移（1960-2005年）

	1960年	1970年	1980年	1990年	2000年	2005年
国民医療費（10億ドル）	27.5	74.9	253.9	714.0	1,353.3	1,987.7
年平均増加率[*1]（％）	—	10.5	13.0	10.9	6.6	8.0
病院ケア	—	11.6	13.9	9.6	5.2	8.0
医師診療所	—	10.0	12.9	12.8	6.2	7.9
ナーシングホーム	—	17.5	16.9	10.7	6.1	5.0
処方薬剤	—	7.4	8.1	12.9	11.6	10.7
対GDP比（％）	5.2	7.2	9.1	12.3	13.8	16.0
<主な支出別構成>						
病院ケア	33.5	36.8	39.8	35.2	30.8	30.8
医師診療所	19.6	18.7	18.6	22.1	21.3	21.2
歯科診療所	7.3	6.3	5.2	4.4	4.6	4.4
その他専門サービス[*2]	1.5	0.9	1.4	2.5	2.9	2.9
ナーシングホーム	2.9	5.3	7.5	7.4	7.0	6.1
在宅医療	0.4	0.3	0.9	1.8	2.3	2.4
処方薬剤	9.8	7.3	4.7	5.6	8.9	10.1
<財源別構成>						
私的財源（％）	77.5	63.0	58.5	60.1	55.8	54.5
患者自己負担	51.6	37.1	25.1	20.4	15.3	13.4
民間保険保険料	23.5	23.1	29.4	35.1	36.0	37.3
その他（寄付金含む）	2.4	2.8	4.1	4.7	4.6	3.7
公的財源（％）	22.5	37.0	41.5	39.9	44.2	45.5
連邦政府	8.6	23.3	28.1	27.1	31.0	32.5
州および地方政府	13.9	13.7	13.4	12.8	13.2	13.0
（再掲）メディケア	0.0	11.4	15.9	16.4	17.7	18.4
（再掲）メディケイド	0.0	7.9	11.1	11.0	16.1	17.1

[*1]：前列期間から当該列までの年平均増加率（幾何平均）。
[*2]：付添看護、PT・OT、検眼医、足病専門医、カイロプラクター等。
出所：National Health Expendirure Data, CMSウェブサイト（http://www.cms.hhs.gov/）より作成。

加率が1990年代以降、病院5.2％、医師診療所6.2％と、それまでの半分程度に抑えられたことに示されている。病院の比重が1980年を頂点として10ポイント近くも低落した反面で、専門サービスや在宅医療が着実に伸びた。

　しかし、1990年代も後半になると、診療側と患者側の双方から、医療費

抑制策に反対し、マネジドケア規制を求める、いわゆるマネジドケア・バックラッシュが高まる。その結果、医療費の伸び率は再び上昇しつつある。他方、1990年代を通じて高騰をつづけた薬剤費の抑制に政治的関心が集まったことを受けて、製薬メーカーはコンサルティング会社と共同で疾病管理プログラム（Disease Management Program）を開発し、民間保険やメディケイドへの導入を促した[34]。

次いで、同表で注目されることは、財源別構成の変動である。公的財源は、1980年代の足踏み期間をはさみつつも1990年代以降着実に増加している。とくに連邦政府の比重は1990年以降5ポイントも増加した。対して州・地方政府はほとんど変化がないが、メディケイド支出に注目すると、やはり大幅に増えている。公的財源の比率上昇の反面で、私的財源は低落を続けており、とくに患者自己負担の比率低下が著しい。

ただし、患者負担だけに注目するのではなく、保険料（民間保険料とメディケア保険料）を本人拠出と事業主負担とに分けたうえで、家計、企業、政府という三つの経済主体間における負担構造を考えるべきであろう。そこで、日米で国民医療費の集計範囲が異なることに留意したうえで、財源負担の構造を比較したものが、表8である。政府が4割と突出しているものの、家計

表8　日米の医療費負担の構造（2005年）

	日本		米国	
	（千億円）	構成比(%)	（10億ドル）	構成比(%)
政府部門	12.1	36.4	736.3	39.6
国（連邦政府）	83.0	25.1	416.9	22.4
地方（州・地方政府）	37.6	11.4	319.4	17.2
企業部門 *	67.1	20.2	542.2	29.1
家計部門	143.4	43.3	582.4	31.3
保険料	95.8	28.9	332.9	17.9
患者負担	47.6	14.4	249.4	13.4
総計	331.3	100.0	1,860.9	100.0

＊：米国の数値は、その他民間（other private revenues）を含む。
出所：厚生労働省『平成17年度国民医療費の概況』、CMS, *National Health Expenditure Data* より作成。

も医療費の31%を負担していることがわかる。むしろ目を引くのは日本の負担構造で、企業部門が2割しか負担しない反面、家計の負担が4割を超過している。

3 米国医療から何を学ぶか

　米国の医療制度は、大量の無保険者や階層医療、また医療費の高騰など、さまざまな問題点を抱えており、医療制度の設計や運営に関する限り、反面教師としての役割は別として、国営医療や社会保険モデルを有する国々が学ぶべき点はあまりない。しかし、視点をやや拡張して、医療と社会とのかかわりという視点で考えるならば、米国社会の基底をなす民主主義の理念、具体的には財政民主主義と住民参加を重んじる気風が、医療制度にも影響を与えていることがわかる。この点、ともすれば権威主義的な支配を受容しがちな日本において、これからの医療を考えるうえで学ぶべきことも多い。
　以下、非営利病院の説明責任と多様な保健医療関連非営利組織をとり上げることにしたい。

非営利病院の説明責任
　病院の開設者別構成をまとめた先の表5からも明らかなように、米国では民間非営利病院が、病院数でも病床数でも突出した地位を占めている。しかし同時に、営利医療機関の勢力も漸進的に伸張しており、医療における商業化（commercialization）が警告されることもしばしばである。
　営利病院と非営利病院の組織行動や組織成果を検討した研究では、総じて営利病院は非営利病院よりも非効率で、しばしば機会主義的行動をとることが示されている[35]。また、株式会社病院は短期的な経営行動をとることが多い。株価の短期的変動によって経営陣の責任が追及され、あるいは企業買収・合併の荒波にさらされるためである。そのため、病院株式会社の最大手 Hospital Corporation of America 社のように、自社株を投資ファンドに売

却して非公開会社に転換する事例もある[36]）。

　そもそも非営利病院とは、法的には、内国歳入法501条（c）(3)に規定される公益団体（Public charity）であり、連邦所得税が免除される。州や地方政府の税金も免除されており、特に地方政府に支払う財産税が免除されることの経営上の利点は大きい。営利病院のような株主配当や役員報酬も不要である。

　ところが、1970年代後半より公立病院が急減し、医療弱者の医療アクセスが深刻化するにつれて、州および地方政府は非営利病院に対し、州・地方税を納めるか、または貧困者や無保険者を積極的に受け入れるよう要求しはじめた。1991年には病院の免税資格要件を厳格化する法案も連邦議会に提出された。法案自体は審議未了で廃案となったものの、その後、ニューヨーク州やメリーランド州、カリフォルニア州などで相次いで非営利病院改革法が成立し、コミュニティ・ベネフィットに関する報告書の作成を非営利病院に義務付ける州が増えた。なかでもテキサス州は厳格であり、貧困者医療の数値目標に達しない非営利病院に対して、免税資格の停止をも含む罰則を適用する旨を定めている[37]）。

　2005年5月に下院歳入委員会で開催された公聴会[38]）では、非営利病院の免税措置について各界からの証言がなされ、会計検査院（Government Accountability Organization）などが免税資格要件を厳格化すべきだと主張する一方、病院3団体（米国病院協会、カトリック病院協会、VHA）は、非営利病院は医学教育・研究や健康教室、無料健康相談や予防接種など、貧困者・無保険者医療以外にもさまざまなサービスを提供していると反論し、傘下の病院に対して地域住民への説明責任を果たすよう呼びかけていると主張した。

　非営利病院の免税措置をめぐる論争は、非営利病院の公益性をどこにもとめるかという、根源的な問いをめぐるものに他ならない。争点をなす医療弱者への医療提供は、日本の感覚からすれば、非営利病院の責務というよりも、むしろ医療保障制度で解決すべき問題であろう。しかし免税という特典を与えられている以上、非営利病院もより積極的に、免税という租税補助金（tax expenditure）に応じた便益を提供していることを示さねばならない。

　米国の非営利病院は、住民理事の選出や住民団体との協議会の設置、住民や地方自治体に対する説明責任の履行など、立地するコミュニティとの公式非公式の関係強化に努めている。日本の医療法人制度や自治体病院のあり方を考えるうえで、参考になる事例であろう。

保健医療関連非営利組織の役割
　医療分野の非営利組織は医療機関だけではない。むしろ数の上では、多種多様な患者組織（patient organization）や民間財団の方がずっと多い。これらの組織は、患者・住民にさまざまなサービスを提供するほか、アドボカシー（advocacy）とよばれる医療政策を監視し代替案を積極的に提言する活動においても、大きな役割を果たしている。

　これら医療関連非営利組織については、伝統があり主として医学研究面で活躍する名門の非営利組織と、地域の医療問題に取り組む新進の組織とに大別されることがある[39]。名門の非営利組織のなかには、たとえば米国ガン協会のように、製薬企業の広告に一役買う代わりに莫大な資金援助を得ている団体もある[40]。

　こうした二重構造は、世代論に置き換えることもできる。米国では、1930年代および1960年代において福祉国家建設の機運が高まりをみた時期に、その担い手として非営利組織も成長をとげてきた[41]。とくに1960年代から70年代にかけて、貧困者やマイノリティを対象としたプライマリケアの提供や、若年妊産婦に対する教育と検診、あるいはHIVやB型肝炎、結核といった感染症の予防など、地域の保健医療問題の解決を目指す非営利組織が相次いで設立された。

　保健医療関連の非営利組織の活動は、事業の広がりや継続性、専門性、そして時には製薬メーカー等への包摂といった危うさを抱えつつも、医療問題について世論を喚起し、ひいては住民による医療政策づくりを促すという意味で、日本でももっと注意を払うべきであろう。

おわりに

　米国の医療制度は、先進諸国では唯一、市場型モデルに立脚しており、そのために大量の無保険者や医療費高騰といった問題に直面している。日本も含め、他の医療制度モデルを採用する国々にとっては、まさに反面教師である。しかしまた、医療経営の透明性向上の取り組みや積極的なアドボカシーなど、米国のいわゆる草の根民主主義のよい部分について、とくに日本では学ぶべき点がある。

　いずれにせよ、日本と米国の医療制度は、歴史も理念もまったく異なる制度だからこそ、比較政策学の立場から学びあえる部分もある。そしてそうした作業から得られた知見もまた、日本の医療と医療制度をよりよくするうえで有意義であろう。

第1章 注

1）医療制度については、バイオポリティックス（M. フーコー）や医療産業複合体論（B & J エーレンライク）など、権力や資本主義との関わりを強調する議論も有力であるが、本章ではそうした社会学的視点からの考察にはあまり踏み込まず、第3節において多少述べるにとどめた。
2）OECD, *Towards High-Performing Health Systems*, 2004.〔阿萬哲也訳『世界の医療制度改革』（明石書店、2005年）〕、池上直己『ベーシック医療問題（第3版）』（日経文庫、2006年）。
3）二木立『医療改革——危機から希望へ』（勁草書房、2007年）。
4）OECDによれば、2005年の国民1人当たり医療費はOECD平均で約2,750ドルに対して、米国は約6,400ドルであった（購買力平価換算）。OECD, *Health Data 2007* 参照。
5）J. Oberlander, "Learning from Failure in Health Care Reform," *NEJM* 357 (17), 2007, pp. 1677-79; L. D. Brown, "The Amazing Noncollapsing U.S. Health Care System-Is Reform Finally at Hand?" *NEJM* 358 (4), pp. 325-27.
6）他の先進諸国における民間保険は、公的医療制度を補完する存在にすぎない。なお、発展途上国にまで視野を広げれば、民間医療保険が医療保障の主柱をなす国々が存在する。
7）保険経済学では、低リスク者が保険から脱退することで保険財政が破綻するという逆選択の問題（adverse selection）が論じられるが、米国で生じていることは、むしろ保険会社による高リスク者の排除である。保険者主導の「逆選択」であるが、給付反対

給付均等原則に従った行動という意味では、「順選択」とよぶべきかもしれない。
8) OECD (2004).
9) The Kaiser Family Foundation and Health Research and Educational Trust, *Employer Health Benefits 2007*.
10) Short and Banthin は1995年の一部保険者を2,900万人と推定している。P. F. Short and J. S. Banthin, "New estimates of the underinsured younger than 65 years," *JAMA* 274 (16), 1995, pp. 1302-06.
11) D. U. Himmelstein, E. Warren, D. Thorne, S. Woolhandler, "Discounting the debtors will not make medical bankruptcy disappear," *Health Affairs*, 25 (2), 2006 March-April, pp. 74-83.
12) V. R. Fuchs, "What Are The Prospects For Enduring Comprehensive Health Care Reform?" *Health Affairs*, 26 (6), 2007, pp. 1542-44.
13) 保険業界の政界工作については、M. ムーア監督の「シッコ」が生々しく描いている。
14) 1995年にSEIU（サービス従業員国際労働組合：Service Employees International Union）の会長だったJ. Sweeney が AFL-CIO 会長に選出されたことも、労働組合の姿勢転換に大きく影響していると思われる。SEIU は連年、無保険者問題の解決を活動目標に掲げている。
15) A. C. Monheit and J. C. Cantor, *State Health Insurance Market Reform*, Routledge, 2004, pp. 28-35. なお、ハイリスク・プールとは、高リスクの個人保険加入者の料率を引き下げて保険加入を促す目的ために、保険会社に対する賦課金やタバコ税などを財源として充当する各州独自の取り組みである。保険加入が困難な者に対する「最後の保険者」とも呼ばれており、2002年通商法（Trade Act of 2002）において、連邦政府が定める基準に合致する適格ハイリスク・プールに対する連邦補助金が制度化された。
16) L. Felland, D. Draper, and A. Liebhaber, "Massachusetts Health Reform: Employers, Lower-wage Workers and Universal Coverage," *Issue Brief*, 113, 2007, pp. 1-6.
17)「ウォルマートに吹く逆風」『日経ビジネス』（2006年7月10日号）。なお、同じく注目を集めたカリフォルニア州の医療保険制度改革は、州上院保健委員会の否決によって頓挫した。J. McKinley and K. Sack, "California Senate Panel Rejects Health Coverage Proposal," *New York Times*, Jan. 29, 2008.
18) *Retail Industry Leaders Association v. Fielder*, 4th Cir. January 17, 2007.
19) "Massachusetts Health Reform Bill: A False Promise of Universal Coverage," http://www.pnhp.Org/news/2006/april/Massachusetts_hcalth.php（2006年9月14日アクセス）。なお、pnhp（physicians for national health program）は単一の公的医療保険制度を主張する医師の団体である。
20) 医療アクセス（access to health care）とは、「期待しうる最高の医療アウトカムを得るために、対人医療サービスを適切なときに利用すること」と定義される。IOM, *Access to Health Care in America*, National Academy Press, 1993, p. 33.

21) K. R. Desai, C. V. Lukas, and G. J. Young, "Public Hospitals: Privatization and Uncompensated Care," *Health Affairs* 19 (2), 2000, pp. 167-72.
22) セーフティネット・プロバイダー（SNP）とは、無保険者やメディケイド受給患者の比率の高い医療施設のことをいう。公立病院はネイバーフッド・ヘルスセンター、地方保健局などは特にコアSNPとよばれることもある。IOM, *America's Health Care Safety Net*, National Academy Press, 2000, pp. 29-43.
23) "L.A. accuses Kaiser," *Modern Healthcare*, 36 (46), Nov. 20, 2006, p. 10, 中村雄二「続発するホームレス患者の路上遺棄事件と当局の対応」『月刊国民医療』235号（2007年4月）68-73頁。日本でも同様の事例が報告されている。
24) コミュニティ・ベネフィットとは、医療機関が内国歳入法501(c)(3)に該当する公益団体（public charity）として認定されるための遵守事項を総称する用語である。病院が免税資格を得るためには、利益非分配や政治活動の禁止といった通常の事項に加えて、地域理事の選出、救命救急部門の設置（例外あり）、そして慈善診療・無料健診・医学教育研究など、近隣のコミュニティに対する幅広い便益提供（コミュニティ・ベネフィットの提供）を行わねばならない。詳細は、髙山一夫「米国非営利病院の公益性に関する考察（1）」京都橘大学『研究紀要』34号（2008年）177-95頁。
25) A. Dobson, J. Davanzo, N. Sen., "The cost-shift payment 'hydraulic':foundation, history, and implications", *Health Affairs*, 25 (1), 2006, pp. 22-33.
26) DSHとは、患者に占める貧困者やメディケイド受給者の割合が高い病院に対して、診療報酬を上乗せして支払う制度であり、1981年にはメディケイドに、また83年にはメディケアに、それぞれ導入された。
27) B. C. Vladeck, "Paying for hospitals' community service," *Health Affairs*, 25 (1), 2006 January-Feburary, pp. 34-43.
28) システマティック・レビューとは、学術的な知見を明らかにするために、関連する論文を前もって定めた基準で網羅的体系的に収集し、批判的に検討し、結果を要約して公表するための一連の方法をいう。
29) 最近の研究でも、無保険児童の救急搬送後死亡率が保険加入児童の2倍に達すること等が明らかにされている。Families USA, *The Great Devide:When Kids Get Sick, Insurance Matters*, February 2007.
30) IOM, *Insuring America's Health:Principles and Recommendations*, National Academy Press, 2004.
31) OECD（2007）。
32) 2001年の米国の医療サービスの所得弾力性は0.54と推定されており、財としては必需品に分類されるものの、所得水準と医療費との間に正の相関があるといえる。日本の推定値は0.03であり、所得とは無関係である。鈴木玲子「医療分野の規制改革」八代尚宏・日本経済研究センター編『新市場創造への総合戦略』（日本経済新聞社、2004年）所収。
33) さらに、医療の商業化（Commercialization）も指摘しうる。Relmanによれば、米

国の国民医療費の 4 割が投資家所有の医療施設に流入しているという。A. Relman, *A Second Opinion*, Public Affairs, 2007.
34) 疾病管理の手法は、日本の特定健診・保健指導にも部分的に導入されている。
35) Relmen, *A Second Opinion*. 遠藤久夫「医療と非営利性」田中滋・二木立編『講座医療経済・政策学③　保健・医療提供制度』(勁草書房、2006 年) 所収。
36) 「米ファンド、大型買収急増」『日本経済新聞』(2006 年 7 月 25 日付)。
37) 青木郁夫・上田健作・髙山一夫・時井聰『米国の医療制度改革と非営利・協同組織の役割』(2004 年度非営利・協同総合研究所いのちとくらし研究助成金研究成果報告書)。
38) *The tax-Exempt Hospital Sector*, Hearing before the U.S. House of Representatives, one hundred ninth congress, first session, May 26, 2005.
39) 上田健作「アメリカにおけるプライベート財団ネットワークと非営利セクターの階層性」『宮崎産業経営大学経営論集』第 10 巻 2 号 (1996 年)。
40) 髙山一夫「アメリカ合衆国における保健医療関係非営利団体」『福井医科大学一般教育紀要』第 19 号 (1999 年) 41-62 頁。
41) L. M. Salamon, *Partners in Public Service*, Johns Hopkins, 1995.〔サラモン・江上哲監訳『NPO と公共サービス』(ミネルヴァ書房、2007 年)〕。

第2章

アメリカの民間医療保険制度の起源
―― 国家、医師会、第二次世界大戦 ――

山　岸　敬　和

はじめに

　経済協力開発機構（OECD）加盟国の医療保険制度を比較すると、アメリカ合衆国の制度はその特徴が際立っている。アメリカは唯一国民皆保険制度をもたない国であり、一般国民で公的医療保険が適用されるのは、高齢者、障害者、そして貧困者のみである[1]。その他の国民の多くは民間保険に加入しているが、民間保険への加入は任意であり、非加入者も存在する。この無保険者の数は、2006年の時点で人口の15.8％（4700万人）おり、2008年の大統領選挙でも重要な争点となっている[2]。
　アメリカでなぜ国民皆保険が存在しないのか？　この問題に答えるためのアプローチで代表的なものが三つ存在する。まず、政治制度の権力集中度に焦点を当てるアプローチである。これによると、アメリカの政治制度は連邦制とより厳格な三権分立によって高度に分権化されており、国民皆保険などの社会保障制度は成立しがたい。なぜならば、分権的な政治制度では、非妥協的な利益集団が政策の形成を妨害できる機会、すなわち拒否権を行使できる機会がより多く存在するからである[3]。
　第二のアプローチは政治文化に注目するものである。このアプローチは、国民皆保険が成立しない原因を自由主義、個人主義的なアメリカの政治文化に帰する。このような政治文化をもつアメリカ人は、国家権力から自由であ

ることを重要視し、医療保険の分野でも国家の介入を避ける[4]。最後に、第三のアプローチは人種や民族の多様性に焦点を当てる。これによると、多人種・多民族国家であるアメリカでは、全国民に普遍的に適用される国民皆保険のようなものは成立しにくい。とくに歴史的に経済的弱者の多くが黒人であったことが、国民皆保険の成立に対し大きな障害になったとする[5]。

　これらの三つのアプローチに対して、ジェイコブ・S・ハッカー（Jacob S. Hacker）は疑問を呈する。これらではアメリカで国民皆保険が成立しなかった事実に対しては説明力があるかもしれないが、それではアメリカで実際に成立した社会保障政策はどのように説明したらよいのか？　ハッカーは医療保険を高齢者年金保険と比較しながら以下のような結論に至る。両者の重要な相違点は、民間保険の発展のタイミングにある。年金保険では、1935年に公的保険が成立するまでに民間保険が発展しなかったため、その後成長した民間保険は公的保険を補足するのみにとどまった。他方、医療保険分野では、1910年から1940年代にかけて、国民皆保険への運動が次々と挫折する間に民間保険が成長した。その結果、アメリカ医師会（American Medical Association：AMA）などの利益集団は、公的保険に代わるものとして民間保険を後押しするようになった。民間保険は成長を続け国民皆保険の導入はその後ますます困難になった、とハッカーは結論づける[6]。

　政治制度、文化、人種に注目するアプローチは国際比較によって導き出されたものである。それに対してハッカーは、アメリカの政策分野を比較しながらより緻密な議論を展開した。国民皆保険が成立しない理由を考えるうえで、民間保険の発展のタイミングが重要であるというハッカーの結論は説得力がある。しかし、ハッカーはAMAが民間保険を積極的に支持するに至った経緯を十分説明してはいない。実は、AMAは1930年代までは民間保険に反対してきたのである。民間保険を条件付きで受け入れ始めたのは、1940年代になってからで、さらに積極的に支持するという決定を下したのは1948年である。AMAの支持はハッカーも認めているように民間保険の拡大の重要な要件なのである。図1でもわかるように、民間保険はAMAの戦略転換と前後して1940年代半ばから1950年代にかけて大きく拡大して

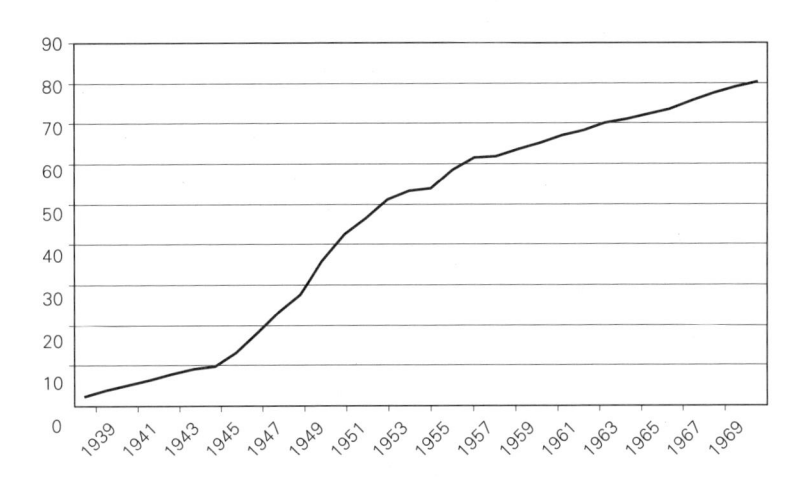

図1 医者サービス対象の民間保険（1939-1970年）

出所：US Census Bureau, *Historical Statistics of the United States: Colonial Times to 1970* (Washington, D.C.: U.S. Government Printing Office, 1975), p. 82.

いる[7]。これに対してハッカーは、1930年代に新しい種類の民間保険が登場したことが、AMAの民間保険に対する態度に大きな変化をもたらした原因である、とする。しかし本章では、これに加え、第二次世界大戦が医療保険に関する議論に与えた影響を考慮にいれなければならないと論じる。AMAの戦略転換の過程を再考することは、民間保険に大きく依存したアメリカの医療保険制度がそもそもどのように形成されたのか、さらにAMAは民間保険に対してどのような利害をもつのかを考えるうえで重要である。

　本章は三節で構成されている。第1節では、1930年代までにAMAが公的保険と民間保険に対してどのような立場をとったのかを概観する。第2節では、戦時政策が民間保険に与えた影響を論じるとともに、第二次世界大戦が公的医療保険をめぐる議論にどのような影響を及ぼしたのかを明らかにする。そして第3節では、戦後処理のなかで連邦政府やAMAが医療保険に対してとった態度を論じる。

第2章　アメリカの民間医療保険制度の起源 | 29

1　1930年代までのアメリカ医師会と医療保険

　AMAは医学教育の向上、医療倫理の確立、医療の科学化などを目的として1847年に設立された[8]。AMAの最大の関心事は、正式な医学教育を受けない者や、「科学的」な医学に依らない者が医療行為を行うということであった。AMAの攻撃対象は、骨つぎ、助産、中絶などを行う者、また特殊な治療法を用いるトムソニアニズムやホメオパシーなどであった[9]。医療の専門化という目標は、20世紀初頭までにはある程度達成されたが、AMAにとって新たな挑戦が待ち受けていた。それが医療保険であった。

　アメリカでは19世紀末の急激な産業化のため都市問題が深刻化した。その結果、ヨーロッパに倣い労働者保護のために公的医療保険を導入しようとする運動が起こった。1912年にはセオドア・ローズヴェルト（Theodore Roosevelt）が第三政党の革新党を結成して大統領選挙に出馬する際に、労働者向けの公的医療保険を公約として掲げた[10]。ローズヴェルトが選挙で敗北すると、この動きはアメリカ労働立法協会（Association of American Labor Legislation：AALL）によって引き継がれた。AALLの会員は主に学者であり、その数は1906年の165から1913年のピーク時には3300になった[11]。AALLはドイツ型の労働者を対象とする公的医療保険を州レベルで設立するよう働きかけた。

　AMAは当初このAALLの提案に対して「医療、経済、政治的な側面からの総合的な判断」で好意的な態度をとった[12]。1915年にAMAはその機関紙 *Journal of the American Medical Association* でAALL案への支持を表明した[13]。そしてAMAとAALLは意見交換するためにAALL本部と同じ建物内に委員会を設置した[14]。

　1918年までには16の州がAALL案に基づく医療保険法案の審議を行っていた。しかし法案が成立した州はなかった。オディン・W・アンダーソン（Odin W. Anderson）は、AMAの一般会員からの反対が次第に大きくなったことがその背景にあるとする。彼によると、AMAの会員の大半を占め

る一般個人開業医は、当初 AALL 案に対して無関心であったが、次第にその内容が明らかになるにつれ警戒する者が増加した。そして第一次世界大戦が始まると、AALL 案に反対する者たちはそれを「親独的」であると批判し、その警戒心を煽った[15]。そして 1920 年になると AMA は「州政府や連邦政府によって提供され、運営され、または規制されるいかなる強制的医療保険に対して……反対することを宣言する」という声明を出し公的医療保険への反対姿勢を示した[16]。

ここで特筆すべきは、AMA は公的保険を拒絶するのと同じ時期に、民間保険に対しても宣戦布告を行っていたということである。1920 年代までにはアメリカにおいていくつかの種類の民間保険が誕生していた。そのなかで AMA が最も警戒したものの一つに、大企業が医者を給与ベースで雇用し、従業員に医療サービスの提供を行うタイプの医療保険がある。このような民間保険は、医者の診療内容・報酬を設定する自由を侵害するものとして、一般開業医にとって大きな脅威となった[17]。ポール・スター（Paul Starr）は「AMA の『社会主義的な医療』に対する嫌悪は広く知られていたが、企業内医療サービスに対しても同様の警戒心を抱いていた」と指摘する[18]。

1920 年代の経済繁栄は、1929 年のニューヨーク市場における株価大暴落で幕を閉じた。フランクリン・D・ローズヴェルト（Franklin D. Roosevelt）大統領は、大恐慌に苦しむ国民を救済すべく、各種の社会保障プログラムを含む包括法案の立案を指示した。主に失業保険、高齢者年金、医療保険などがそのための研究対象となった。立案作業の中心となったのは経済保障委員会であり、その事務局長であったエドウィン・E・ウィッテ（Edwin E. Witte）は、医療保険はその他のプログラムと同等に重要であるという認識をもっていた。また、ローズヴェルトの側近で、貧困救済を担当していたハリー・L・ホプキンス（Harry L. Hopkins）の考えも同様なものであった[19]。

しかし、経済保障委員会が医療保険についての研究に着手したというだけで、AMA の反対運動が始まった。AMA は連邦議会に圧力をかけるために地方医師会の代表を招集し、緊急会議を開いて徹底抗戦の態度を示した[20]。AMA は 1930 年までには政治的に強力な利益集団になっていた。1901 年に

は医者のわずか7％がAMA会員であったが、1930年にはその数が65％になった[21]。またシーダ・スコッチポル（Theda Skocpol）は、AMAが「連邦的構造、すなわち地方医師会に所属している者が自動的にAMAの会員となる構造で支えられていたことが、連邦制をとるアメリカにおいて大きな影響力をもつ原因となった、と指摘する[22]。AMAからの圧力は、医療保険を包括法案に含まれるその他のプログラムをも共倒れさせかねない「政治的ダイナマイト」とし、その結果ローズヴェルトは公的医療保険を断念するという決断を下さざるをえなかったのである[23]。

改革派とAMAとの政治的対立はその後も続いた。連邦政府官僚の中の改革派の代表として、アーサー・J・アルトマイヤー（Arthur J. Altmeyer）やイシドア・S・フォーク（Isidore S. Falk）などが挙げられる[24]。彼らは1935年成立の社会保障法を運営・監督する組織として設立された社会保障局の官僚であった。社会保障法が医療保険抜きで成立した後も、ローズヴェルトの指示によって引き続き政府内で公的医療保険についての研究がなされた。これを知ったAMAは、過去に一度しか開いたことのない臨時評議会を開いて反対姿勢の再確認を行った[25]。

1939年になると連邦議会にロバート・F・ワグナー（Robert F. Wagner）上院議員が、医療改革法案を提出した。これには連邦政府が州政府の医療保険関連事業に補助金を出すプログラムが含まれていた[26]。AMAは再び反対運動を行うことによって、この法案を廃案に追い込むのに重要な役割を果たした[27]。改革派の中心的存在の一人であったマイケル・M・デイヴィス（Michael M. Davis）は、ワグナー法案が廃案になったのを受けて1940年に「行き詰まりを感じざるをえない」と述べている[28]。

このように改革派の試みが頓挫していくなかで、民間保険もその被保険者数が伸びないままでいた。1937年の時点では多く見積もっても適用者は360万人（人口比約2.8％）であった。AMAは引き続き民間保険に反対を貫いていた。しかし1930年代にAMAの民間保険への利害を変化させうる重要な民間保険の刷新が起こった。それまで医者と民間保険は診療報酬の決定権をめぐって対立関係にあった。しかし、1929年に医療サービス提供者自ら

が運営に関わる民間保険が誕生するという画期的な出来事が起きた。テキサス州のベイラー大学病院は教師を対象とする病院保険を始めたのである[29]。各地に同様な病院保険が広まり、1940年までには約600万人が、後にブルー・クロスと呼ばれるこの保険に加入した[30]。

ブルー・クロスは、間もなく「一匹狼」的な医者に模倣された[31]。そして1939年にはカリフォルニア州、ミシガン州、ペンシルヴァニア州の医師会自らが運営する医者サービスを対象とする医療保険が誕生した。後にブルー・シールドと呼ばれるこの保険は、ブルー・クロスに比べ、普及が難しかった。なぜならば、ブルー・シールドは州医師会が定めた診療報酬体系に従って医者が支払いを受けることを前提としたため、各医者の診療報酬を設定する自由が侵されると感じる医者が多かったからである[32]。その結果、AMAとしてはブルー・シールドへは反対の態度をとった。

AMAは1920年代にすべての医療保険に反対するという原則を打ち立てた。また1934年には医師が直接運営し、なおかつ患者に対する現金支給を前提とする民間保険は例外的に認めるとの声明を出したが、現物支給の民間保険には拒絶を続けていた[33]。さらに1938年には評議会が「現金支給ではない医療保険は一切認めない。医療保険を運営するものは医療サービスに直接関与すべきでない」ことを再確認した[34]。AMAがブルー・シールドに反対したのには、このような歴史的背景も影響していた。このAMAの民間保険への態度を大きく変えたのは第二次世界大戦であった。

2　第二次世界大戦と医療保険

第二次世界大戦は、AMAの民間保険に対する戦略に影響を及ぼす二つの変化をもたらした。第一に、戦時動員のための政策が民間保険の拡大を促したこと。第二に、戦時動員政策の一環として公的医療保険を導入しようとする運動が活発化したことである。すなわち第二次世界大戦によってAMAが警戒していた事が二つ同時に起こったのである。

アメリカが1941年12月に参戦すると、兵役に就く者が急増した。1941年には兵役に就く者は人口比1.4%であったのが、1943年には6.7%に跳ね上がった。多くの男子が戦場に向かうなかで、軍需産業は人手不足が深刻化した。軍需産業で働く労働者は、1940年には150万人だったのが1942年には1750万人になり、1940年には710万人いた失業者は1942年までにそのほとんどが戦時景気によって吸収された[35]。

労働者不足は賃金の高騰を招き、連邦政府はインフレ加速への懸念から対策を迫られた。そこで連邦政府は1942年7月に、賃金増加率をインフレ率に連動させる方策をとった[36]。その結果、雇用者側は優秀な労働者を引き付けるためには、賃金以外の労働条件、すなわち年金や医療保険などの賃金外給付を充実させなければならなくなった[37]。また同年、戦時労働局が賃金の5%までの賃金外給付を認めるとの判断を下し、さらに、歳入法の改正によって労働者に提供される医療保険にかかる雇用者側のコストが税控除の対象となった[38]。これらによって医療保険は労使間の交渉材料として重要なものとなった。ヘレン・ベイカー（Helen Baker）とドロシー・ダール（Dorothy Dahl）は戦時中に民間保険が拡大したのにはさまざまな原因が考えられるが、「連邦政府による一連の賃金安定政策が最大の要因であった」と結論づけている[39]。

民間保険におけるこのような変化が起こるなか、AMAは民間保険への戦略をわずかながら修正した。1942年に、AMAはそれまで拒んできた現物支給の民間医療保険を、地方医師会が運営するものであれば認めるという決定を下した。さらに1943年には、それに該当する各地に展開するブルー・シールドを調整する委員会を設置した。しかし、ポール・スターによると、これらの動きはAMAのブルー・シールドへの積極的支持を意味するものではなかった[40]。

民間保険が戦時政策によって促進される一方で、公的保険を支持する運動も第二次世界大戦によって活発化した。アメリカは、ヨーロッパの戦局が悪化する1940年には戦争への本格的な準備を始めていた。1940年9月には徴兵制が平時において初めて導入された。1941年3月になると武器貸与法が

成立し、連合国へ武器を貸与する権限が大統領に付与された。そして同年5月には貨物船ロビン・ムーアがブラジル沖でドイツのUボートに沈没させられたのをうけて非常事態宣言が発令された。

このようにアメリカが戦争への準備を強化していくなかで、徴兵された者の多くが身体検査で不合格になるという問題が生じた。1940年11月にはニューヨーク市で行われた徴兵検査で4分の1が不合格になった、とニューヨークタイムズ紙が伝えた[41]。1941年1月には連邦政府が徴兵検査を受けた者のうち3分の1が不合格になるだろうという予想を出した[42]。1941年10月になっても事態は改善せず、ローズヴェルトはこの不合格者問題への取り組み強化を指示した[43]。

また労働者の健康状態が悪いことが軍需産業の効率性の低さにつながっているということも指摘されるようになった。1940年にアメリカ合衆国公衆衛生局は、1940年には1000人の労働者につき、96人の男性、153人の女性がなんらかの疾病を患っていたのが、1941年にはその数が、男性が101、女性が163に増加していると報告を出した[44]。公衆衛生局長のトーマス・ペラン（Thomas Parran, Jr.）は病気で失った労働力で、5つの平均的な野営地か、5隻の戦艦か、または16,407台の戦車をつくることが可能であると指摘しながら、健康問題と戦時動員が直接関係していることを強調した[45]。

兵士と労働者の健康問題は、医療保険をめぐる議論に影響を及ぼした。政府内の改革派であるウィルバー・J・コーエン（Wilbur J. Cohen）は、「銃や戦艦を作ることと同様に、戦争に勝利するために社会保障の拡大は不可欠である」と主張した[46]。さらにフォークは、とくに医療問題について以下のように述べている。「健康であることは敵と直接対峙する兵士にとってだけではなく、軍需品の生産や士気の維持など銃後を支える人々にとっても重要である。……古い健康問題は今や新しい局面に入ったのである[47]」。

AMAはこのような改革派の動きに敏感に反応した。早くも1941年6月にはAMAの事務局長であったオーリン・ウェスト（Olin West）は「社会保障局の官僚は公的医療保険を含む医療改革を、国防政策の一環として議会の承認なしで行えると考えている」と警戒心を連邦政府に表明している[48]。

第2章　アメリカの民間医療保険制度の起源

しかし1942年12月にイギリスで起きた画期的な出来事が、さらにアメリカの改革派の後押しをした。イギリスでウィリアム・H・ベヴァリッジ（William H. Beveridge）が「社会保険と関連サービス」と題した報告を出した。通称ベヴァリッジ報告とよばれるこの報告は、戦後のイギリス社会保障の指針となった「ゆりかごから墓場まで」という考えを示した。そのなかには国民皆保険（国民保健サービス）の設立が含まれていた。リチャード・ティトマス（Richard Titmuss）は、ベヴァリッジ報告を「兵士と一般市民の命を同様に扱うという戦時中の国家の戦略を反映した」ものであると述べている[49]。

　ベヴァリッジ報告はアメリカの改革派にとって自らの主張を正当化する格好の材料となった。コーエンはベヴァリッジ報告がアメリカに伝えられると、急いでアメリカ英語に直して新聞記者にその情報を流した[50]。そして1943年1月の社会保障局が出版する*Social Security Bulletin*には、ベヴァリッジ報告の要約が掲載された[51]。ベヴァリッジ報告がアメリカに伝えられたことによって、「アメリカ版ベヴァリッジ報告」を出すべきだとの声が改革派のなかで高まった[52]。

　1943年6月には社会保障制度改革法案（通称ワグナー・ミュレイ・ディンゲル法案）が「ベヴァリッジ報告へのアメリカの回答」として提出された[53]。1942年の初頭に社会保障局長のアルトマイヤーが指示をだし、フォークが法案の立案にとりかかった。そして1942年12月頃からワグナー上院議員に法案の提出を打診し始めていた[54]。法案には失業保険を連邦政府の運営にすること、高齢者年金の支給を増額することに加え、労働者とその扶養者を対象とした連邦政府が運営する医療保険を設立することが含まれていた。法案提出者の一人であったジェームズ・E・ミュレイ（James E. Murray）上院議員は「私たちは歴史上最も破壊的な戦争の真っただ中にある。この戦争に勝ち、そして人々への新たな社会保障も勝ち取ろう」と訴えた[55]。

　戦時中のアメリカ世論は公的医療保険に好意的であった。1942年の雑誌「フォーチュン」の調査によると、74.3%の国民が公的医療保険プログラムの設立に賛同した。また1943年のギャラップの世論調査は「現在の社会保障政

策には高齢者年金、死亡保険、失業保険がありますが、あなたはそれに疾病や障害などに対するサービスも含むべきだと思いますか？」という質問をした。それに対して59％が「はい」、29％が「いいえ」と答えた[56]。

ワグナー・ミュレイ・ディンゲル法案は、AMAの反対と1942年の中間選挙で連邦議会が保守化したことが大きく働き、結局法案が成立することはなかった[57]。しかし、イギリスにおいてベヴァリッジ報告で示されたことが実現したのは戦後である。それと同様に、ワグナー・ミュレイ・ディンゲル法案も、既出のミュレイの言葉でもわかるように戦後を意識してのものであり、実際に法案は戦後に再提出されることになる。

以上のように、第二次世界大戦は一方で民間保険を拡大させた。他方、改革派は公的医療保険を戦時政策と結びつけることによって改革のための正当性を得た。民間保険と公的保険の両者への反対を貫いてきたAMAであったが、このいわば八方ふさがりの状態の中で打開策を見出さなくてはならなかった。そこで戦後AMAが下した決断は、民間保険を公的保険の代替として積極的に支持するということであった。

3　公的保険への代替としての民間保険

ローズヴェルト大統領は1944年1月の一般教書演説のなかで「経済的権利の章典」という言葉で戦後の社会保障制度のあるべき姿を示した。ローズヴェルトは「我々はこの戦争でアメリカ国民のいかなるグループも地域も相互依存関係にあることを思い知らされた。……我々はすでに第二の権利の章典なるものが不可欠であることを学んだ。それは経済的安定と繁栄のための新たな基盤を、社会的地位、人種、信条に関係なく全国民に保障するものである。具体的には……（その一つとして）国民は高齢、疾病、事故、失業などによる経済的損失から保護される権利を有する」と述べた[58]。このようにローズヴェルトは戦後に社会保障制度を拡充させるのは、戦争体験から学んだことを達成するためであることを強調した。

ローズヴェルトの死後、大統領になったハリー・S・トルーマン（Harry S. Truman）大統領は「経済的権利の章典」の精神を引き継ぎ、とくに医療分野の改革を提唱した。トルーマンは1945年11月にアメリカ史上初めて医療分野に限定した特別教書を議会に送付し、国民には平等に医療サービスを受ける権利があると主張した[59]。そのなかでトルーマンは徴兵検査における不合格者問題に言及し「多くの国民が健康的な生活を享受することができていない。また多くの国民が疾病による経済的損失に苦しんでいる。これらの現状を打破する時がやってきた」と訴えた[60]。

　そしてこの特別教書と同日にワグナー・ミュレイ・ディンゲル法案が再び提出された。1943年版の改革の対象は社会保障全般についてであったが、この1945年版は医療改革に限定されたものであった。その中で国民の75〜80％に適用される公的医療保険の設立が訴えられた。そしてその内容は一般医、専門医、歯科医によるサービス、病院サービス、在宅サービス、その他の検査や機器などすべてを対象にするという包括的なものであった。プログラム運営の最高責任者はアメリカ合衆国公衆衛生局長であるとされた[61]。

　1946年の中間選挙によって共和党が1932年以来初めて上下両院で多数となると、改革派の運動は一時低迷した。しかし、1948年にトルーマンが再選され、議会では民主党が上下両院の多数を奪回すると改革派は再び息を吹き返した。社会保険局長のアルトマイヤーは「トルーマン大統領は公的医療保険プログラムの設立を訴えながら共和党議会と戦い、そして大統領選挙と議会選挙で勝利した。したがって国民から何らかの変化を起こすための信任を受けたといえる」と述べた[62]。

　他方、1948年の選挙結果はAMAをして改革派との「アルマゲドン（最終決戦）」を決意させた。AMAは会員から25ドルの臨時会費を徴収し、その反対キャンペーンを拡大させた。そして、広報活動を任せるためにウィテイカー・アンド・バクスター（Whitaker & Baxter）というコンサルティング会社を雇った。この会社はカリフォルニア州政府が州レベルの公的医療保険を導入しようとした際に、それに反対するカリフォルニア州医師会に雇われた実績があり、AMAに対してもその時と同じような戦略を勧めた[63]。

それは、AMAは公的医療保険に反対するだけでなく、その代わりとして民間保険の拡大を進めるということであった。1949年2月、ウィテイカー・アンド・バクスターは、AMAに対し「民間保険を来年1000万人、その翌年にさらに1000万人に拡大すれば、公共医療保険に対する我々の戦いは終焉する」という進言を行った[64]。AMAはこれを受け入れ、同月、長年拒絶の態度を貫いてきた一般保険会社が運営する患者への現物支給の医療保険を含め、民間保険を積極的に推進するという発表をした[65]。結局トルーマンが目指した医療改革は失敗に終わり、ついに1952年には、トルーマンは一般教書演説のなかで公的医療保険について言及しなくなるに至った[66]。そして同時期に民間保険は着実に拡大し、1950年には人口の約51%が何らかの民間保険の適用を受けるようになった。

おわりに

ポール・ピアソン（Paul Pierson）は政治制度の発展過程には、「決定的転機」と呼ばれる転換期と、「自己補強メカニズム」が働く安定期があるとする。「決定的転機」で新たな制度ができると、社会の中の集団や個人は、その制度に従って将来を予想し、物事の優先順位を決定する。また新たな制度は既得権益集団を作りだし、その集団は作られた制度を守ろうとする。ピアソンはこのような過程を「いったん選択されなかった道は、時間が経過するにつれてだんだん遠くなり進路を変更することは不可能になる」と表現する[67]。

民間保険に大きく依存するアメリカの医療制度の発展をみると、まさに1940～50年代が決定的転機であったといえる。図1に示すように、医者サービスを対象とする民間保険は1939年には2.4%であったのが1960年には65.2%に増加した。AMAが1948年に下した民間保険を積極的に推進しようとする決断は、いわば「自己補強メカニズム」が働くための重要な要件であったといえる。ただ、AMAの決定は民間保険が単にある程度の量的な拡大を遂げたため自然に起こったわけではない。まず1930年代にブルー・シ

ールドが登場したことによる民間保険の質的変化はAMAの戦略転換を考えるうえで重要である。そして同様に重要なのが、第二次世界大戦が起こした二つの変化、すなわち民間保険のさらなる量的拡大と国民皆保険運動の活発化である。このような出来事によってAMAを取り巻く環境が変化したため、AMAは民間保険への戦略転換を行ったのである。

　ただ本章からもわかるように、医者にとって民間保険はあくまで医者と患者との間に割って入る第三者である。医者に比較的好意的であると考えられたブルー・シールドにしても一律の診療報酬システムを医者に強制する。ましてやそれ以外の民間保険会社などは診療報酬をめぐって医者と対立する傾向が強くなる。1970年代に成長し始め2003年には民間保険の購入者の36%が加入したマネジドケアは、低コストをより追求するために医者からの反発を招いている[68]。また李啓充はマネジドケアがより健康な者を選別するいわば「サクランボ摘み」を行うことから無保険者の拡大に寄与していると指摘している[69]。2008年大統領選挙後にどのような無保険者対策が行われるかは、現在でも医者による最大の団体であるAMAの動向が重要となる。医者に対してより敵対的になった民間保険を支持し続けるのか、それとも何らかの公的権力の介入を認めるのか、現在AMAは1940年代のような岐路に立たされているのかもしれない。

第2章　注

1）高齢者と障害者にはメディケア、貧困者にはメディケイドが適用される。ともに1965年に成立した。
2）U.S. Census Bureau, *Income, Poverty, and Health Insurance Coverage in the United States: 2006*（January 24, 2008）. http://www.census.gov/prod/2007pubs/p60-233.pdf（2008年10月5日アクセス）。
3）Sven Steinmo and Jon Watts, "It's the Institutions, Stupid! Why Comprehensive National Health Insurance Always Fails in America," *Journal of Health Politics, Policy and Law* 20 No. 2（Summer 1995）.
4）Seymour Martin Lipset, *American Exceptionalism: A Double-Edged Sword*（New York: W.W. Norton & Company, 1996）.

5) Colin Gordon, "Why No National Health Insurance in the U.S.? The Limits of Social Provision in War and Peace, 1941-1948," *Journal of Policy History* 9 No. 3 (Fall 1997), pp. 277-310.
6) Jacob S. Hacker, *The Divided Welfare State: The Battle over Public and Private Social Benefits in the United States*（New York: Cambridge University Press, 2002）.
7）以下にでてくる被保険者数は、断りがない限り同資料のものとする。
8) American Medical Association, *Caring for the Country: A History and Celebration of the First 150 Years of the American Medical Association*（Chicago: American Medical Association, 1997), p. 13.
9) Morris Fishbein, *A History of the American Medical Association, 1847-1947*（Philadelphia: Saunders, 1947), pp. 31, 46, 102.
10) Hacker, *The Divided Welfare State*, pp. 193-95.
11) Odin W. Anderson, *Health Services in the United States: A Growth Enterprise Since 1875*（Ann Arbor, Michigan: Health Administration Press, 1985), p. 67
12) Daniel S. Hirshfield, *The Lost Reform: The Campaign for Compulsory Health Insurance in the United States from 1932 to 1943*（Cambridge: Harvard University Press, 1970), p. 18.
13) Anderson, *Health Services in the United States*, p. 74.
14) Paul Starr, *The Social Transformation of American Medicine*（New York: Basic Books, 1982), p. 246; Fishbein, *A History of the American Medical Association*, p. 286; Ronald L. Numbers, *Almost Persuaded: American Physicians and Compulsory Health Insurance, 1912-1920*（Baltimore: Johns Hopkins University Press, 1978), p. 113.
15) Hackers, *The Divided Welfare State*, p. 196; Anderson, *Health Services in the United States*, pp. 79-80.
16) Fishbein, *A History of the American Medical Association*, p. 332.
17) Hacker, *The Divided Welfare State*, p. 198.
18) Starr, *The Social Transformation of American Medicine*, pp. 198-99.「社会主義的な医療」は「Socialized Medicine」の筆者による日本語訳である。その他の日本語訳としては「医療社会化制度」（Yoshio Koike ed., *Kenkyusha's New English-Japanese Dictionary*, 5th ed.（Tokyo: Kenkyusha, 1980), p. 2007）などや、日本史の文脈では「医療の社会化」（川上武『現代日本医療史——開業医制よりの変遷』（勁草書房、1965年を参照）と呼ばれることもある。しかし、アメリカの場合、「socialize」がより社会主義に対する警戒と関連させて使用されると考えられるため、本章では「社会主義的な医療」とした。
19) Hacker, *The Divided Welfare State*, p. 206.
20) *Ibid.*
21) *Ibid.*, p. 198.

22) Theda Skocpol, *Protecting Soldiers and Mothers: The Political Origins of Social Policy in the United States*（Cambridge: Belknap Press, 1992）, p. 55.
23) Arthur J. Altmeyer, *The Formative Years of Social Security*（Madison: The University of Wisconsin Press, 1966）, Ch. 1; James A. Morone, *The Democratic Wish: Popular Participation and the Limits of American Government*（New York: Basic Books, 1990）, p. 257; Steinmo and Watts, "It's the Institutions, Stupid!" p. 339.
24) Theodore Marmor, *The Politics of Medicine*（New York: A. de Gruyten, 2000）, p. 9.
25) Starr, *The Social Transformation of American Medicine*, p. 269.
26) Alan Derickson, *Health Security for All: Dreams of Universal Health Care in America*（Baltimore: The Johns Hopkins University Press, 2005）, pp. 79-84.
27) Hirshfield, *The Lost Reform*, pp. 145-51.
28) Michael Davis, "Letter to Harry Hopkins," July 10, 1940, RG 47 Records of the Social Security Administration, 1946-1950, Box 1-4, National Archives, College Park, Maryland（NACP）.
29) Starr, *The Social Transformation of American Medicine*, pp. 295-96.
30) *Ibid.*, p. 298. アメリカで病院で治療を受けると、通常病院側からと医者側からの二通の請求書を受けとる。病院に直接雇われている医者が多い日本と異なって、一般開業医が料金を支払って病院の施設を使用することが多いアメリカでは、伝統的に患者に対する請求が病院の施設使用代と医者の診察代とでより明確に分かれている。
31) Anderson, *Health Services in the United States*, p. 124.
32) Hacker, *The Divided Welfare State*, p. 215.
33) *Ibid.*, p. 210.
34) Starr, *The Social Transformation of American Medicine*, p. 306.
35) Selective Service System, *Selective Service in Wartime: Second Report of the Director of Selective Service*（Washington, D.C.: U.S. Government Printing Office, 1943）, p. 357.
36) このような賃金統制は「リトル・スティール・フォーミュラ」とよばれた。Alan Brinkley, *The End of Reform: New Deal Liberalism in Recession and War*（New York: Alfred A. Knopf, 1995）, p. 210.
37) Frank D. Campion, *The AMA and U.S. Health Policy since 1940*（Chicago: Chicago Review Press, 1984）, p. 147.
38) Starr, *The Social Transformation of American Medicine*, p. 311; Helen Baker and Dorothy Dahl, *Group Health Insurance and Sickness Benefits Plans in Collective Bargaining*（Princeton: Industrial Relations Section, Dept. of Economic and Social Institutions, Princeton University, 1945）, p. 16; Harry Becker, "Organized Labor and the Problem of Medical Care," *The Annals of the American Academy of Political and Social Science* 273（January 1951）, pp. 95, 123.
39) Baker and Dahl, *Group Health Insurance and Sickness Benefits Plans in Collective*

Bargaining, p. 16.
40) Starr, *The Social Transformation of American Medicine*, p. 306.
41) "One-Fourth of Men Called Here Found Unfit for the Army Service: Rejections for Physical Reasons May Summon Those Far Down on Lists of the Board — Teeth and Eyesight Chief Faults," *New York Times*, November 27, 1940.
42) "Third of Draftees Physically Unfit," *New York Times*, January 27, 1941.
43) "Army 'Reject' Ratio Alarms President: Roosevelt Thinks Draft Figures Show Health of Nation in a Bad Condition," *New York Times*, October 4, 1941.
44) Osvald Stein, "Fundamental Programs," in Wilbur J. Cohen ed., *War and Post-War Social Security* (Washington, D.C.: American Council on Public Affairs, 1942), p. 10; Selective Service System, *Selective Service in Wartime*, p. 86.
45) Michael M. Davis, "How Healthy Are We?" *New York Times*, February 22, 1942, p. 37.
46) Wilbur J. Cohen, "Next Steps and Future Goals," in Cohen, *War and Post-War Social Security*, pp. 41-42.
47) Isidore S. Falk, "Mobilizing for Health Security," in Cohen, *War and Post-War Social Security*, p. 69.
48) Olin West, "Letter to Paul V. McNutt," June 27, 1941., RG 47 Records of the Social Security Board, Central File, 1935-1947, Box 60-056. 1, NACP.
49) Richard M. Titmuss, *Essays on the Welfare State* (New Haven: Yale University Press, 1959), p. 84.
50) Wilbur J. Cohen, "Letter to Dan Goldy," December 21, 1942, RG 47 Records of the Social Security Board, Central File, 1935-1947, Box 60-056. 1, NACP.
51) "Social Security for Great Britain: A Review of the Beveridge Report," *Social Security Bulletin* 6 No. 1 (1943), p. 30.
52) "Labor for Victory," NBC — WRC, Washington, 1:15 to 1:30 P.M., June 6, 1943, 3. RG 47 Records of the Social Security Administration, 1946-1950, Box 4-Articles, NACP.
53) Monte M. Poen, *Harry S. Truman Versus the Medical Lobby: The Genesis of Medicare* (Columbia: University of Missouri Press, 1979), p. 32; Starr, *The Social Transformation of American Medicine*, p. 280.
54) Poen, *Harry S. Truman Versus the Medical Lobby*, p. 33.
55) America's Town Meeting of the Air, "Should We Extend Social Security Now?" p. 8.
56) Arthur J. Altmeyer, "Financing Hospital Care Through Social Insurance: An Address Before the Second War Conference of the American Hospital Association," September 15, 1943, 3, RG 47 Records of the Social Security Administration, 1946-1950, Box 4-speeches by Arthur J. Altmeyer, NACP.
57) 下院で45議席を失った民主党は、下院多数党の地位をかろうじて守る。しかし、敗

北したのは民主党の中でもリベラル派がほとんどで、共和党と政策連合を組むような民主党の南部保守派は議席を守る。その結果、議会全体は保守化したといえる。

58) Franklin D. Roosevelt, "Unless There is Security Here at Home, There cannot be Lasting Peace in the World: Message to the Congress on the State of the Union," January 11, 1944, in *The Public Papers of the Presidents of the United States, Franklin D. Roosevelt: Complied With Special Material and Explanatory Notes by Samuel I. Rosenman, 1944-5 Volume*（New York: Harper & Brothers, 1950）, p. 41.

59) Poen, *Harry S. Truman versus the Medical Lobby*, p. 63.

60) Harry S. Truman, "Special Message to the Congress Recommending a Comprehensive Health Program," November 19, 1945, *Public Papers of the Presidents of the United States, Harry S. Truman, Containing the Public Messages, Speeches, and Statements of the Presidents, April 12 to December 31, 1945*（Washington, D.C.: U.S. Government Printing Office, 1961）, pp. 486-88.

61) "Statement of Arthur J. Altmeyer, Chairman, Social Security Board on S. 1606, Before the Senate Committee on Education and Labor, April 4, 1946," 11-6, RG 47 Records of the Social Security Administration, Records of the Office of the Commissioner, Speeches and Articles, 1946-1950, 2-S.1606, NACP; Poen, *Harry S. Truman Versus the Medical Lobby*, p. 98.

62) Social Security Administration, "Social Security History,"（April 5, 2004）http://www.ssa.gov/history/corningchap3.html（2008年10月4日アクセス）。

63) Starr, *The Social Transformation of American Medicine*, pp. 282-85.

64) Hacker, *The Divided Welfare State*, p. 228.

65) *Ibid.*, p. 228.

66) Poen, *Harry S. Truman Versus the Medical Lobby*, p. 202.

67) Paul Pierson, "Not Just What but When: Timing and Sequence in Political Process," *Studies in American Political Development* 14（Spring 2000）, pp. 74-75

68) U.S. Census Bureau, *Statistical Abstract of the United States*（2006）http://www.census.gov/prod/www/abs/statab2001_2005.html（2008年10月5日アクセス）。マネジドケアというのは、1970年代以降の医療費の高騰を抑制するために成長した民間保険である。マネジドケアは、患者がかかれる医者や病院を限定したり、受けることができるサービスを制限したりする。

69) 李啓充『アメリカ医療の光と影——医療過誤防止からマネジドケアまで』（医学書院、2000年）第三章。天野拓『現代アメリカの医療政策と専門家集団』（慶應義塾大学出版会、2006年）229-32頁も参照。

第3章

1950年「社会保障制度に関する勧告」の再検討

杉田米行

はじめに

　2004年において、日本の国内総生産（GDP）に対する医療費比率は8.0％だった。この数字は、経済協力開発機構（OECD）加盟30カ国中22位であり、日本の医療費が高騰しているという説は神話だといわれる[1]。日本は大変厳しい医療費抑制政策をとっているが、医療の質を高めるためには、現在よりも多くの公費をつぎ込むべきだという意見がある[2]。健康は憲法で保障された国民固有の権利であり、疾病の自己責任論を問うのではなく、国民の健康を維持する企業と行政の責任を追及すべきだと考えられているのである[3]。国が社会保障を充実させ、国民の健康で文化的な生活を保障するよう、優先的に予算を使うようになれば、経済が安定し、財源を捻出できるだろうという楽観論もある[4]。

　国家は、財政上の制約を設けず、ニーズがある限り、基本的人権として、すべての国民の人間的生存を保障すべきだという意見は根強くある[5]。社会保障においては、社会的扶養が財源のどのくらいを占めるかという比重の大小がその国の社会保障発展・充実の度合いを示すと考えられている。社会保障段階における財政面の原則は自助部分を圧縮することなので、国庫負担を増大すべきだという論もある[6]。第4章で明らかにされているように、政府は医療支出を増やすべきだと考える国民が多数を占めており、公的医療保障を充実させることが自助努力志向を上回っている[7]。

一方、国民所得との比率で医療費を低水準で維持できたのは、高度経済成長期に国民所得が成長し続け、企業と核家族が国家に代わって「インフォーマルな社会保障」として重要な機能を果たしていたからだ[8]。健全な社会保障とは、国民の自立、家族の絆、国民の共同責任、社会連帯などを前提としており、社会保障の充実のために公共支出を拡大せよと要求することは国民の責任回避だという説もある。国家に多大な要求をすることは国民のエゴイズムであり、それが社会全体に与える悪影響を考慮に入れていないと批判されているのである[9]。

　さらに、社会保険に対して、不満や疑念が出始めている。それは、社会保険において保険の原理がほとんど機能せず、事実上、勤労世代が退職者を支える社会福祉目的税化しているからである。だから、疾病保険は公費に過度に依存せず、受益者負担を重視すべきだという主張もある[10]。医療費を中心とした医療の問題は、社会政策上の価値観の問題である。公的医療保障の国庫負担の範囲をどこまでにするかという点に関しては、国家が政策として決定する必要がある[11]。現在の疾病保険制度は、1950年の社会保障制度に関する勧告（以下、50年勧告）を基礎としている。本章ではこれまでの論争を踏まえ、50年勧告の歴史的意義を分析する。

1　社会保障制度の勧告に対する従来の評価とその問題点

　50年勧告は「明かに我国社会保障制度の歴史の第一頁を開」き、社会保障の対象、目的、手段を明確に理論的かつ体系的に整理し、日本の社会保障体系化に大きな影響を与えた[12]とされ、これを肯定的に評価する研究は多く、所得保障として構想された戦後日本の社会保障制度体系を初めて示したものといわれている[13]。また、この勧告は、占領下で日本国憲法を社会保障分野に適用した民主化の成果だと評価されている[14]。

　第二次世界大戦後、先進国で、福祉国家の主柱として社会保障制度を確立しようと検討され始めた。これは1942年11月に発表され、戦後イギリス社

会保障体系の基礎となった『社会保険および関連サービス』(ベヴァリッジ報告)を基本とし、1947 年 10 月の社会保険制度調査会答申から、1948 年 7 月の米国使節団による「社会保障制度えの勧告」を経て、1950 年 10 月の社会保障制度審議会(以下、制度審)による 50 年勧告へと連続した流れにのり、「最低生活保障」の概念が展開した[15]。

　貧困に喘ぐ当時の日本には、欧米と比較して手厚い社会保障制度が必要であり、50 年勧告は、当時、実行可能な最も合理的な政策だと考えられた[16]。占領下における民主化の成果でもあり、国民的合意を形成したという点で、戦後日本社会保障制度構想の頂点に立つものと高く評価されている[17]。また、この勧告は、日本で初めて、社会保障の理念と制度を具体的に示したものである。ここから、全国民を対象とした社会保険、国家扶助、公衆衛生、社会福祉を四本柱とし、憲法 25 条の生存権・生活権を具体的に保障する新しい体系的な社会保障の歴史が始まり、それ以降、この勧告をベースに社会保障法制度が整備されたといわれている[18]。さらに、この勧告は国庫負担の増額を要求し、国民の最低生活を保障する最終責任が国にあることを明示していた[19]。

　占領下の日本では、連合国軍総司令部(GHQ)が国家扶助としての生活保護法を重視した。当時の社会保障制度では、生活困窮者を救済する国家扶助(救貧)が最も重要であり、次が低所得者支援の社会福祉、最後に防貧対策としての社会保険であった[20]。これを出発点とし、国家扶助制度に重点を置いたのが戦後日本における社会保障制度の特徴だといわれている[21]。

　他方、50 年勧告に対して、日本の社会保障制度の中心は国家扶助ではなく、主に国民の拠出によって必要経費が賄われる社会保険制度であり、そこで国民の自主的責任が貫徹されているという評価もある[22]。制度審内部では、公的扶助重視派と社会保険重視派とで厳しく意見が対立したが、50 年勧告では後者が優位になったため、社会保険中心の社会保障制度が提起されたといわれている[23]。つまり、国民の自己責任を重視し、社会保障の中心に、国民自らが保険料という形で必要経費を工面する社会保険というものを据え、補足として公的扶助を位置づけて、社会保険の社会事業化を防止しようとし

たといわれている[24]。政府が社会保険中心主義という50年勧告の基本的方針を進め、1961年の国民皆保険・皆年金体制へとつながっていったという説もある[25]。

また一方で、50年勧告に対する否定的評価も存在する。戦後、窮迫者に対する社会事業や公衆衛生に重点が置かれてきたが、50年勧告では、国民の自主的責任を重視する社会保険の重要性が指摘され、国民の最低生活に対する国家保障の理念が消え去ったといわれている[26]。「自主的責任」を唱える社会保険重視の姿勢は19世紀的なもので、戦後民主主義思想に基づく社会保障の本質が歪められたというのである[27]。

さらに、50年勧告は形式的内容であり、社会保障の原理原則がないとも酷評されている[28]。とくに、社会保障が成立するためには、一切の経費を国家や事業主が負担すべきであるのに、その基本的要素である包括的保健サービスの提供が欠如しており、医療の社会化に対して十分な検討が加えられていなかったという批判もある[29]。また、社会保険の一本化が実現せず、国民健康保険制度が低い水準のままで維持されたことも評価を下げる一因になった。さらに、公的責任で医療機関を整備する確固たる方針もなかった[30]。50年勧告は当時の政府から実質的に無視されていたので、その理念や意義などを学問的分析対象として扱う必要はないという見解もある[31]。

このように、50年勧告に関する従来の評価を概観すると、この勧告の重視しているものが社会保険なのか公的扶助なのか、もしくは両方を同等視しているのか、混乱がみられる。確かに50年勧告では、零細企業の従業員、低所得者、無所得者を含めた国民皆保険の社会保険制度による運営を提唱している。だが、実際には、とくに国民健康保険では、被保険者の拠出だけでは社会保険は成り立たず、多額の国庫負担によって不足分を補わなければならない。にもかかわらず、50年勧告ではこのような社会保険の公的扶助化を軽視し、その保険性を強調している[32]。その結果、社会保障が被保険者の保険料で成り立つ社会保険を中心に据えているので、被保険者は国からの恩恵ではなく、当然の権利として社会保障サービスを受給することができると誤信することになった。つまり、50年勧告はこれまで肯定的に解釈され

ることが多かったが、実際には、社会保障に対する誤った認識を国民に植えつけることとなったのである。

2　社会保障制度審議会設立までの経緯
──公的扶助が戦後社会保障の始まり

　アジア太平洋戦争の敗北によって、日本経済は大きな打撃を受けた。日本は国土の45％に相当する全植民地と、終戦時価格で3350億円の在外資産を失い、鉄鉱石の79％、石炭の54％という供給源もなくした。さらに空襲などにより、石油精製の58％や船舶の71.9％など、被害率は国富総額の41.5％にまで上り、働き手をなくした家族は苦しい生活を強いられた。追い討ちをかけるように、1945年は42年ぶりの米の大凶作となり、1946年には、全国で食糧の遅配欠配が相次いだ[33]。

　連合国軍の占領が始まると、除隊された兵士を含め、700万人の海外在留日本人が帰国を待っており、そのうち、1946年末までに507万人以上が帰国した[34]。当時、日本全体が意気消沈し、社会は混乱、アルコール中毒、麻薬、犯罪などが蔓延していた[35]。労働省は1946年当時の状況を以下のようにまとめている。「敗戦は人々を虚脱状態に陥らせ、昂進するインフレと食糧の不足は、人々の生活の基礎を脅やかし、物価の上昇に追いつけない賃金は、人々から労働の意欲を失わせ……経済回復のテンポは遅々として進まなかったのである[36]」。

　社会保障を確立する前提は資本主義が一定の段階に到達していることである[37]。ところが、敗戦後の日本は、国民全体が困窮状況に陥っていた。こういった状況下で戦後社会保障制度形成に着手したので、GHQと日本政府は、貧困が社会不安に転化しないように、生活困窮者救済対策（救貧）を真っ先に手がけ[38]、政府は、1945年12月15日の閣議で暫定緊急支援措置として「生活困窮者緊急生活援護要綱」を決定した。厚生省は国民の10％（約800万人）を生活困窮者と想定し、1946年度必要救済費として61億円を要求した。大

蔵省は 8 億円しか出せないと応じたが、GHQ は厚生省の要求を半額に減額査定し、30 億円の予算を認めた。当時の日本の生活困窮者を救うためには国家責任で無差別平等の原則に基づいて生活保護を行わなければならないと主張した[39]。GHQ がいかに緊急の生活困窮者対策を重視していたかがわかる。

1946 年 9 月、この要綱の延長線上に戦後初の総合的公的扶助立法として生活保護法が制定された。国民の保護請求権は否定し、欠格条項やモラル条項含む恩恵的・慈善的性格のものだったが、「国家責務の原則」、「無差別平等の原則」、「最低生活保障の原則」の三つの原則が確立した。このように、戦後日本の社会保障制度は、公的扶助から始まった。公的扶助である生活保護を、国民の権利と考える原則が打ち立てられ、それ以降の戦後社会保障の路線に大きな影響を与えた[40]。1947 年 8 月にウィリアム・ワンデル（William Wandel）を団長とするアメリカ社会保障制度調査団が来日し、同年 12 月、GHQ に報告書『社会保障制度えの勧告　米国社会保障制度調査団報告書』（以下、SSM）を提出した。SSM も、日本の生活保護制度は確かに給付面で不十分だが、世界において最も進歩した総合的救済制度と高く評価していた[41]。

敗戦、貧困の状態から戦後日本社会保障が形成されたため、1950 年代前半ごろまでの時期は、公的扶助中心の「生活保護中心時代」と呼ぶことができる[42]。だが、この状態は手放しで喜べるものではない。国家に依存した生き方ではなく、国民の自立性を高めるためには、この路線は好ましくない[43]。

3　社会保障制度審議会の議論

勧告 1　「健康保険等の給付費に対する国庫負担の件」

1948 年 7 月に GHQ が日本政府に送達した SSM に基づき、同年 12 月、社会保障制度審議会設置法が成立し、翌年 5 月に制度審が発足した。制度審は①国会議員、②関係各庁官吏、③学識経験者、④使用者、被用者、医師、歯

科医師、薬剤師、その他社会保険事業に関係のある者から、首相が各同数任命した委員40名、臨時委員20名、補佐役（主に官吏）の幹事30名から成り、任期は2年となっている。他の諮問機関とは異なり、内閣と同列と位置づけられ、単に諮問を受けるだけではなく、制度審独自に勧告をすることもできる。さらに、社会保障関連の企画、立法または運営の大綱などはすべて制度審の審議を経なければならないと法律で定められていた[44]。制度審は1949年5月19日に第一回総会が開催され、前東京大学教授の大内兵衛が会長に就任した。5月24日開催の第二回総会で、運営、総合企画、社会保険、社会医療、公的扶助の5委員会が設けられ、半年間に60回以上の小委員会と9回の総会が開催された。その成果として、1949年8月と9月に出された二つの勧告、同年11月に公表された社会保障制度確立のための覚え書、1950年6月に発表された社会保障制度研究試案要綱を経て、最終的に1950年10月、社会保障制度に関する勧告が採択された[45]。

政府は、保険診療を普及させるための方策として、終戦時、標準でわずか35銭だった診療報酬を次々と引き上げ、1949年には10円に改正した。また、1948年7月に社会保険診療報酬支払基金法を制定し、医療機関に迅速な支払いをできるようにした。このような事情で、医療保険受診率が急増し、夏以降は給付が件数・金額とも増加した[46]。1949年には金融引き締め政策のドッジラインが実施され[47]、インフレーションは一挙に収束したものの、経済不況に陥り、比較的所得の高い階層の人も保険診療を利用するようになった。さらに、1947年までは自由診療が診療全体の7割以上を占めていたが、このような条件が重なって、1949年には保険診療が過半数を占めるようになった[48]。1949年ごろまでには、国民の間に保険診療受診が施療ではなく、民主主義国家における国民の権利だという意識も次第に芽生えたのである。

政府管掌健康保険において、1948年の保険給付は41億円だったが、1949年には121億円へと急騰した。その結果、1948年末、政府管掌健康保険は14億2千万円の赤字となり、1949年には31億円の赤字が予想され、創設以来の危機に直面し[49]、国庫負担額の見直しが議論されるようになった。1922年に健康保険法が制定されたさい、国庫は健康保険組合保険給付費の1

割負担と定められた（ただし、被保険者1人平均2円を超えないという上限あり）。その後、法改正が何度も行われ、1948年7月の改正では、国庫は毎年度予算の範囲内で負担と定められたが、当時のインフレや保険給付費上昇に伴い、実質的国庫負担は健康保険給付費の100分の1程度に過ぎなかった[50]。

同年7月の制度審総会ではこの赤字対策として、国会関係選出の民主党の谷口彌三郎社会医療小委員会委員長は、「国庫から……少くとも一割くらい程度」の援助が必要だと述べた。また、政府管掌健康保険だけでは不公平なので「共済組合、船員保険、殊に国民健康保険など……全部に一割くらい」の国庫負担を要求した。ここで、事務費と給付を分けず、医療費全体の1割という疾病保険への国庫負担割合が示されたのである。ところが、「給付の何割かが国庫から出るということは当然〔だ〕……事務費の関係はどうなっておりますか」という国会関係選出の、民自党の青柳一郎公的扶助小委員会委員長の発言では、給付費と事務費を分離し、これまで国庫補助のなかった給付費に、しかも1割以上とも解釈できる国庫負担を、それとは別個で事務費も増額を要求している。諸団体選出の日本経営者団体連盟（日経連）代表、第一生命取締役の斎藤斎委員が「給付の費用の一割……事務費の費用の全額国庫負担」と、要求内容を端的にまとめた。関係事務官より、保険給付の1割の国庫負担があれば収支バランスがとれるという報告もされている[51]。

受診者の一部負担や診療制限も検討されるようになった。厚生省宮崎太一保険局長は率直に、仮に国庫負担がなければ、「給付の制限」すなわち、「一部負担……健康保険でやる治療は制限」をしなければならないと述べた。谷口社会医療小委員会委員長は、社会保険と社会医療合同委員会の報告として「勤労者の……一部負担〔と〕……種々な〔診療〕制限〔は〕……絶対これは行うべきでは」ないと主張した。諸団体選出の全日本産業別労働組合会議（産別会議）保険部長吉田秀夫委員は、さまざまな制限が「被保険者に与える精神的影響は深刻だと」訴えた。国会関係選出の民自党の中山壽彦委員は、ドッジラインによる不況という「社会情勢において治療を制限するとか、被保険者の一部負担を増額するとかいうことは、極力避けなければ」ならないと

し、国庫負担を求めている[52)]。

　このような議論を経て、制度審は、1949年8月1日付で、疾病保険の赤字補填をする「唯一の方途は国庫負担」と結論づけ、「当面する保険経済の危機に対処するための緊急処置として、各種疾病保険に対し給付費の一割の国庫負担を行うために緊急立法ならびに予算措置」を要求する「健康保険等の給付費に対する国庫負担の件」という勧告を出したのである[53)]。

　中山委員は、緊急措置として「今年度の危機を国庫の負担」で乗り切り、長期的には社会保険自体の改革を要請した。国会関係選出の民自党の大石武一委員も国庫負担が「臨時的の措置」であり、「来年も再来年も踏襲するというのではない。今年だけのもの」として、国庫負担があくまでも例外的措置であることを強調した。また、国会関係選出の社会党の山下義信委員は、国庫が国民経済の不足を負担することは、保険理論として将来原則とするのか、それとも当面臨時の措置とするのか、という重大な問題を提起した。大内会長もこの指摘が「重大な点に触れて」いると認め、「これはやはり世界的な主義の問題……つまり国庫がこういう保険に対してどのくらいの負担をして行くか、本来事務費以外のものを負担してはいけないのかというのは世界で争われておる問題だと」考えていた。一方、中山、大石両委員とは逆に、学識経験者選出の早稲田大学教授末高信委員は、国庫の給付費への1割負担を一時的措置とは考えず、国民の「権利として認めらるべき問題」だと唱えた[54)]。このように、国庫補助の性格をめぐって、委員の間で大きな意見の相違がみられた。これは重大な問題として、議論は続いた。

　9月の総会の席上、再度この問題が浮上した。学識経験者選出の慶應義塾大学教授園乾治委員は「問題は当面の赤字、殊に政府管掌の健康保険の赤字ばかりでは」なく、「いろいろな健康保険が……黒字であっても、政府がこの費用の一部分を負担すべきものだという原則を、この審議会では勧告した」と疾病保険全体への国庫補助の恒常化を求めた[55)]。

　この発言に対して、大石委員は園委員の話は筋違いだと真っ向から反対した。「今年の赤字克服のための緊急な決議案」であり、給付費への恒常的な国庫負担という認識はなかった。中山委員も「取敢えず本年だけの赤字とい

うものは国庫の一割負担」で補填するという理解だった。青柳委員は少し複雑な理解をしていた。確かに、「我々の勧告というものは、本年度の赤字を克服するためである」と国庫の1割負担が一時的なものだとは認めている。ところが、「その考えの裏には将来の社会保障制度ができるためには、給付の面において国庫からも出して貰わなければなるまい」と述べ、一旦、給付費への国庫負担が始まれば、当然それは恒常的なものになると考えていた。さらに学識経験者選出の労災保険委員会委員の長尾春雄委員は「医療〔給付〕費の一割だけで決して終るべきものでない……国庫の負担を算定して、堂々と要求すべき」と述べ、国庫負担がますます広がっていくことを当然視していた[56]。

GHQ内の公衆衛生福祉局（PHW）局長クロフォード・F・サムス（Crawford F. Sams）准将は、制度審の中山委員との面談で、社会保険における保険の性質を重視し、疾病保険で赤字のさいにいつも国庫が負担するというやり方は不適切であり、やはり社会保険自体において収支関係を慎重に検討すべきだと述べた。また、諸団体選出の健康保険組合連合会副会長の宮尾武男委員も、社会保険小委員会の総意を、「第一に、社会保障は保険的仕組を基礎として組立てられるべきものである」と明言した[57]。「今の健康保険の受診率が一ヶ年間に三倍になるというような状況でありますし、又国民健康保険が近い将来において全国の市町村に対して実施するというようなことになりますと、この給付額が相当大きなものになるし、又変動する可能性が多い。これに対して大蔵省の事務当局が一概にこれを呑込んで、その給付額の一割を国庫負担するというようなことを簡単に言い得ない」と長尾委員が総会で発言したように、大蔵省は定率補助に難色を示していた[58]。

大蔵財政当局からは、政府管掌健康保険に関して、労働者の標準報酬を10％引き上げ、保険料徴収率を100％にすれば年度末までに黒字になると応酬された。それに対し、10月には増田甲子七官房長官が、1950年度に社会保険給付費に10％の国庫負担は不可能だが、事務費の一部を負担する方向で検討すると述べた。大蔵省の方針として、事務費は国庫負担という譲歩はするものの、今後増え続けることが予想される給付費に定率負担を約束する

ことは避けたかったのだ。保険医への支払い遅延という当面の問題への対策として、政府は厚生省保険局に10億円を貸し付けることで決着した[59]。政府は、保険の原理に基づいた運営を行い、国庫支出をできるだけ避けるべきだと考えていたのである。

勧告2 「生活保護制度の改善強化に関する勧告」
　疾病保険の赤字だけではなく、公的扶助も、当時、緊要な問題として浮上していた。ドッジラインの実施によって、生活困窮者が激増し、さまざまな扶助および保護制度への需要が著しく拡大したため、失業対策だけでは間に合わず、政府は生活保護を失業対策の代替制度として利用することで急場を凌ごうとしていた[60]。諸団体選出の日経連代表、湯浅電池社長の湯浅佑一委員は、「企業の合理化〔従業員の解雇〕ということは、これは絶対不可避な情勢」であり、政府の失業救済事業では不十分で、生活保護制度で生活困窮者を救済することになると述べた[61]。
　生活困窮者の救済に関して、すでに1949年6月に開催された制度審総会で、青柳公的扶助小委員会委員長は、公的扶助制度が社会保険に先行し、社会保障の中心であるような報告を行った。その報告に対して他の委員から反対意見が出され、それが、これ以降の課題となった[62]。そして、8月の総会で青柳委員長から、急を要するので勧告案として政府に提出して欲しいと要望が出された。大石委員は、「総合された、統合された社会保障制度」を構築する必要があり、「結論ばかり急いで、公的扶助のみを促進されましても〔無理がある〕……もう少し慎重なる考慮を要する」と釘をさした。これに対して青柳委員長は「生活保護制度の改正〔は〕……緊急な目の前の問題であります。これを解決せずしては、現在の社会保障制度の存在というものは無にひとしい」と反論した。また、国会関係選出の緑風会の姫井伊介委員も、「先ず一歩前進するのは待てと言ったような態度は、私は甚だ言過ぎかも知らんが、どうかと考える」と抗議した[63]。この議論は紛糾し、翌月にもち越されることとなった。
　9月開催の総会でも、斎藤委員は「一々こういうことが一つ一つ単独に勧

告を政府にして行くというようなことになりますと、これはこの審議会の運営に当りましても混乱を来す……勧告案をここで勧告するということにつきましては、もう少し注意」すべきだと苦言を呈した。公的扶助重視の湯浅委員も「自主的な社会保険といった態勢が私は〔社会保障の〕根幹であるということを勿論前提」としていると理解を示すものの、「総合的な社会保障制度ができますまでに相当の日数を要する」ものであり、「今日ボーダーラインから落込む者を救うということは緊急になすべきことである。それは社会不安を緩和し、社会不安をなくするというためにも必要」と述べ、「経済恐慌から発生するところのディス・デフレ政策としての政治的の措置」として生活保護制度の改善が必要だと訴えた。この湯浅委員の意見に対して、大石委員は、最低生活保障を「確立するには、その前提として勤労者の最低賃金の確立が行われなければならんのであります。これは常識であります……早急にこれを決議として取上げてよいかどうかということに対しては多大の疑問」があると反対した[64]。諸団体選出の全日本海員組合情報部長の西巻敏雄委員も「現在ですら相当扶養家族を持っておる者に対する〔失業保険〕給付は、生活保護法による扶助の方が却って高額になっておるので」勧告が立法化され、生活保護の扶助内容が高まれば不公平になるとの懸念を示した。「保険料を負担しておる者が、生活保護法による一般国民よりも遥かに低位の給付を受けるということは、やはり大きな社会保障という点から見ると矛盾だと考える[65]」。

　公的扶助が国民の権利なのか、それとも救貧制度なのかという点が大きな争点になった。「最低生活保障」という名称が悪いので、「救貧制度」と変えてはどうかという提案からもわかるように、湯浅委員は最低生活を保障する公的扶助は、国民の権利というよりは救貧制度なのだと考えていた。この考えに対し、青柳委員長は「絶対に反対」であり、「憲法の條章に訴えましても飽くまでもこれは国民の権利として要求」すべきだという点を強調した。長尾委員は直接この議論に加わるのではなく、「我が国の国民性〔は〕……概して自分の物は大切にする、人の物なら遠慮会釈なく乱暴に扱うというような傾向が非常に多い」と、大局的に日本人の国民性という観点から、権利

と義務についての見解を披露した。したがって、公的扶助に関しても、「無闇やたらに扶助する」ことは厳に慎むべきであり、「単に国家や事業主の負担において保障せられるというのでなしに、国民ができるだけ自力において……負担するという精神を強調しなければならない」と自己責任を重視したのだ。そして、「国民の権利として最低生活を国家に保障させるというようなことは、余り強く強調することは、今日の国民生活なり、経済事情の上から言って行過ぎではないか」と批判した[66]。紆余曲折を経て、生活保護制度の改善強化ということにして大幅に修正するという条件で、制度審は二つ目の勧告として、「生活保護制度の改善強化に関する勧告」を首相、厚生・大蔵大臣、衆参両院議長に提出した。これは新生活保護法（1950年5月公布・施行）の骨子となった[67]。

「社会保障制度確立のための覚え書」

　個々の具体的案件にとらわれている状況をみた大内会長は、1949年8月の総会で「こういう基本的な方針を以て、こういう目的を達することが適当である……我々共同の方針であるとし、天下にも声明するし、無論政府にも要望する……五ヶ條なり七ヶ條なりの基本方針を決めるということを、今すべき段階」だと提案し、社会保障制度の基本原則起草に方向転換した[68]。この基本原則確定のため、9月に運営総合企画合同小委員会が開催され、起草特別委員が任命された[69]。

　そして、9月16日開催の第一回起草小委員会で、長尾委員の草案に学識経験者選出の大阪商科大学教授近藤文二委員の見解を加えた「社会保障制度十原則覚書」が試案草稿として提出され[70]、費用負担に関しては、「今日のわが国には財政的に自立し得ない大きな経済的制約がある。よって国民は、この制度の費用を原則として自力で保険料の形式で平等に負担しなければならない。その負担の能力のないものについては、公的扶助の形式により国家がその費用を負担する[71]」と、保険料を主にし、支払うことができない者に関しては国庫扶助とするなど、自己責任が強調され、保険と公的扶助は費用負担者によって明確に区別された。

9月20日開催の第二回起草小委員会で、中山委員は「扶助は国庫、保険料は国民の負担のみのように受取れるが国庫負担の按配をいかにすべきかを研究すべき」と注文をつけた。斎藤委員も「保険料の自前経費を強調してあるが国庫負担をも考慮すべき」と述べ、吉田委員は「公的扶助の取扱方を余りに救貧的表現であってはならない」と批判した。これらの批評に対し、長尾委員は「全然国庫を無視しているのではない。現下の日本人の心構えとして自力で」事を進めるべきだという表現だと説明した[72)]。

　そして10月10日、さまざまな批評を総合し、起草小委員会は十原則覚書の字句を訂正し、9条から成る社会保障制度の基本原則案を作成した。費用負担に関しては「この制度の費用は国費公費の外に国民が公平にその一部分を負担する必要がある」と改められた[73)]。十原則覚書で謳われたように、国民は「この制度の費用を原則として自力で」負担するのではなく、「その一部分を」負担するだけであり、しかも、「国費公費」という言葉を最初に出すことで、主は「国費公費」であり、従は国民の負担（保険料）であるような印象を与えている。さらに、負担能力のない者へは「国家扶助の形式」ではなく、単に「国費公費」が代わって支払うという表現がされており、それが扶助なのか、国民の権利なのか、曖昧になっている。

　11月9日、起草小委員会が案の練り直しを行った結果、費用負担に関して、基本原則案の「国費公費」が「公費」となり、「この制度の費用は、公費の外に、国民がその一部分を公平に負担する必要がある」とした。また、この程度の内容では「原則」と呼べるような権威はないので、「社会保障制度確立のための覚え書」と題目が変えられ、内容が11月14日の制度審総会で検討された。

　費用負担に関して、「社会保障制度十原則覚書」と「社会保障制度確立のための覚え書」では大きく文言が変更されていたので、その事情を長尾委員が明快に説明した。「なんでも社会保障は国がやるのだ、国家負担でやるのだというふうな考え方をしては、本当の社会保障制度というものはできるものではない。……個人が自分自身の生活に対する保障を自ら努力するのだ、という、その前提があって初めて社会保障制度が行なわれる。これは大事な

点」というように、個人的には自助努力を重視すべきだと考えていたのである。ところが、「最初の案〔社会保障制度十原則覚書のこと〕におきましてはその点を強調したわけでありますけれども、日本の実情におきましては、社会保障制度というものは国が保障するのだ、だから先ず国庫負担が先ではないかという御意見が多かったのです」と、起草小委員会の意見は、国庫負担重視だったことを示している。さらに、「日本では個人主義というものが十分理解されていない。……〔社会保障〕制度は本来は国民自身がこの費用を負担してやるんだということを書きたいのでありますけれども、それでは国民が十分に納得行かないというような点を考慮して、先に公費」を付したと説明した[74]。

これに対して末高委員から「公的扶助が先か、社会保険制度が先か」という問題も念頭においた修正意見が出された。「公費を以も出すが、先ず第一に国民がこれがために参画する、費用の一部分を出すと、こういうような表現をした方がよくはないか、只今の原案のままの表現でありますると何となく公的扶助の方が全面的に押出されて参りまして、社会保険の、即ち国民が保険料を出すという部分の方が非常に後じさりをいたしまして何となく第二義的補完的な意味しか持っていないようになるので、私共はむしろ制度としてその逆を考えたい」と社会保険を重視し、公的扶助は補完であるべきだという主張である[75]。

この修正意見に対して、吉田委員が「私反対です……社会保障になりますとどうしても国がやるのだという印象は我々強い」と真っ向から反論した。国会関係選出民主党の川崎秀二委員も「この問題は今朝起草委員会でも問題になりまして大多数の方が公費というものを前に出すということについて御賛成」だったと付け加えると、宮尾委員は「保険でやるか、公的扶助でやるか、公的扶助の方に重点があって保険が従になるのだという考え方」ではないと発言した。だが、末高委員は「『公費の外に』というと何か公費が大部分でその外は僅かだというような感じを私は非常に受ける……日本の社会保障制度というものは大部分公費でやるのだということになって、そのことが果して日本の自立態勢を整えようという気迫」に合致するのか、という国際

的な影響に関して懸念を表明した。この末高の見解は正論といえる。大石委員が末高修正意見への賛意を示したため、この意見に対して挙手によって表決することとなったが、結局、否決された[76]。

この総会で制度審は、財源に関しては、「公費の外に、国民がその一部分を公平に負担する必要がある」と規定された「社会保障制度確立のための覚え書」を採択した[77]。この決定は、社会保障は国費が中心だという考え方が制度審に浸透しているということを如実に示すものであり、それは、社会保険にも国費投入が当然だという考え方にもつながっていった。

「生活困窮者緊急生活援護要綱」から社会保障制度に関する勧告へ

1949年12月の総会で、制度審は従来の5小委員会を解消し、「社会保障制度確立のための覚え書」の項目の担当を二つに分け、総合（運営と総合企画小委員会）、第一（覚え書の4、5、6担当）、第二委員会（覚え書の7、8、9担当）の三つの委員会に再編し直した。GHQより、1950年6月ごろまでに社会保障制度の骨子を立案するように要請があったということもあり、第一・第二委員会から推薦された幹事委員が幹事委員会を形成し、覚え書を基礎に具体的立案を行うこととなった[78]。まず、幹事委員会から要請を受けた厚生省が、1950年初頭、安田巌保険局長私案という形で「社会保障整備要綱案」を提出した。その要綱では、国庫負担に関して、健康保険は事務費全額と給付費の2割、国民健康保険は事務費全額と給付費の3割、都道府県負担1割となっており、その財源は報酬比例制の目的税とした[79]。この案はあくまでも私案であって、公表されることはなかった[80]。

1950年2月6日、関係団体の意見を聞くために「社会保障制度に関する医療問題の懇談会」が開催され、日本医師会、日本歯科医師会、健康保険組合連合会、国民健康保険団体中央会、社会保険支払基金の代表が意見を述べた。さらに翌7日、「社会保険の統合に関する懇談会」が開催され、幹事委員会と日本経営者団体連盟、日本労働組合総同盟（総同盟）、産別会議、海員組合、健康保険組合連合会、国民健康保険中央会、国鉄共済組合が懇談し、右派の労働団体である総同盟は、保険料の税金化（つまり国庫で賄うこと）

や保険料全額を資本家や国家が負担することなどを要求した。日本共産党系の左派労働団体である産別会議は労働者負担の増大と給付内容の低下に反対し、社会保険の財源に関しては、累進課税を厳しくし、最終的には資本家と国家が全額負担すべきだと唱えた。各団体がさまざまな要求を表明したが、費用負担の件では、国家が大きな役割を果たすべきだという点で共通点がみられた[81]。1950年3月、国民健康保険の普及や審査業務を行っている団体である国民健康保険団体中央会は「社会保障制度に関する提言」を発表し、事務費の全額を国庫が負担し、給付費に関しては再度、国と地方公共団体が合わせて5割負担を要求した[82]。5月には、健康保険組合連合会が「社会保障制度に関する提案」(第二次案)を発表し、国庫負担に関して、健康保険、国民健康保険の両方に対して事務費全額と給付費の3分の1を要求することを制度審にも提出した[83]。

　幹事委員会ではこれらの意見を踏まえ、検討を重ねた。1950年6月の制度審総会で「社会保障制度研究試案要綱」が説明され、同日、大内会長が各新聞関係社に公式に発表した。それによると、財政面では、制度施行の事務費は全額国庫負担とし、給付費への国庫負担は、被保険者の場合2割、国民健康保険の場合は地方公共団体負担分も合わせて4割となっていた。この要綱を受け、厚生省保険局は1951年度予算要求に給付費2割の国費負担を盛り込んだが、しかし、大蔵省は認めなかった[84]。

　要綱に対して日本医師会は「自立経済の出来ない経済力の下では……社会保障の社会事業化にならざるを得ない」と、社会保障の中心とされた社会保険が、財政面の問題により、実際には公的扶助とかわらないものになるという懸念を表明した[85]。逆に、労働者団体、経営者団体、保険者団体などは国庫負担の増大を求めるという共通点がみられた[86]。たとえば、全国国民健康保険中央会は、国民健康保険は本質的に国庫負担が必要であり、被用者保険で事業主が負担している給付費の4割を国民健康保険では国家が負担すべきだと主張した[87]。このような声が上がっても、財政的に不安定だったために、大蔵省は給付費への定率国庫補助は認めなかった。

　社会保障制度研究試案要綱発表後、特別小委員会が設けられ、最終勧告案

の内容を決定することとなった。非公式ではあるものの、PHW から、あまりに野心的で取り扱う範囲が広いため、当時の日本の経済力には相応しくなく、焦点を絞るなど現実的構想を提起すべきだという批判と要望が出された[88]。GHQ としての公式意見は後日通告されることとなっていたが、特別小委員会はその非公式要望に基づいて勧告草案を修正し、1950 年 8 月中旬には完成、8 月 25 日の総会で予定通り修正勧告草案を提出・審議できるはずだった[89]。大内会長は、GHQ との関係において、なるべく摩擦を少なくし、できればよい意見は聴くという態度をとっており、PHW からすぐに正式な意見が提出されるものと期待していた。だが、正式な批判文書が提出されなかったので、制度審も事を進めることができなかった[90]。

9 月の総会の時点では、閣議において、すでに 1951 年度予算は本決まりとなっていた。川崎委員は、その予算決定前に勧告を出せなかったので「相当な政治力を発揮すべきチャンスを逸したのではないか」と述べた。彼は「勧告の以前において司令部側の意見を聴く〔ことは〕……非常に不見識な行動に出たものと思って」いた。川崎委員は占領もまもなく終わろうとしているこの時期に「司令部側の意見とはフリーな立場にあるところの社会保障制度審議会が勧告以前において二カ月も費し、そのために予算の骨核を形成すべきところの内閣の決定にまで何ら大きな影響力を与えることができないということは審議会として第一に時期を失したこと、第二に自主権というものに対して真の自覚というものができておらない」と批判し、「もたもたしておったところの幹部諸君の責任にも私は痛感をされて然るべき」と幹部の責任を追及するまでになった[91]。

山下総合委員会委員長は「万難を排しい〔ママ〕まして、遅くとも十月の中旬には審議会といたしまして正式な勧告の発表」が必要だと唱えた。これに関し、葛西嘉資厚生次官から 10 月 16 日開催予定の総会までに「司令部方面からの意見がない場合には、こちら独自でやってしまうということですか」と質問があると、「そうです」と会長が返答した[92]。ついに 10 月 6 日、最終勧告起草審議の資料にして欲しいと、制度審に対し、PHW のサムス准将から正式に厚相経由で「社会保障制度審議会第一次報告批判」が渡された[93]。

GHQ は、日本の財政を考えると余りにも野心的な計画であり、範囲を限定すべきだと忠告し、とくに、給付費への国庫 2 割補助計画に対しては、財政上行き過ぎた要求だと批判した。GHQ は、経費の会計的分析の挿入が必要だと主張したのだ。この批評を重要資料として真摯に受け止め、10 月 9、10、11 日に特別小委員会が連日開催され最後の修正を行った[94]。だが、国庫負担重視は勧告の根幹にかかわることだったので、国庫負担に関するGHQ の批判をまったく反映させなかったのである。

最終的に 1950 年 10 月 16 日、総会が開催され、「社会保障制度に関する勧告」を採択し、制度審はこの勧告を吉田茂首相に提出した。その結果、被用者健康保険に関して、国庫は必要事務費の全額、および給付の 2 割を負担することとなり、国民健康保険に関して、国庫は、必要事務費の全額、および給付の 2 割を負担し、市町村と都道府県もおのおの給付の 1 割を負担すると規定された。

4　社会保障制度審議会の影響とその原因

政府は無視

50 年勧告に添付された「社会保障制度に関する勧告参考資料」によると、社会保障制度における国民負担に関しては、「個人の負担は増大せず、……この制度により、国民個人の支出は、相当減るはずであり、……疾病の負担は殆どない」となっており、表 1 に示されているように、保険料率は 0.9%

表 1　勧告と現行制度の個人負担比較表

	平均賃金（円）	保険料率（%）	保険料額（円）
勧告	8000	4.6	368
現行（政府管掌）	6500	5.5	358
現行（組合管掌）	8800	5.5	484
現行（平均）	7700	5.5	424

出所：大内兵衛・近藤文二・吉田秀夫『社会保障勧告の成立と解説』（社会保障調査会、1950 年）236 頁。

表2　勧告による初年度の国庫負担と現行の社会保険に要する国庫負担比較

	社会保険（億円）	社会保障計（億円）	社会保障合計/1950年度一般会計歳出予算(%)
初年度	515	886	13.4
1950年度	112	356	5.4
増減	403	530	8.0

出所：大内兵衛・近藤文二・吉田秀夫『社会保障勧告の成立と解説』（社会保障調査会、1950年）237頁。

下がっている。国庫負担に関しては、表2のように勧告実施に必要な初年度国庫負担は886億円で、1950年度の356億円に530億円増加することになる。歳出に占める社会保障費比率は8.0％増大し、社会保険の国庫負担は現行の4倍以上、社会保障全体では2.5倍程度に増大することになる。ところが、実際には、国民は減税を望んでおり、国庫負担額を引き上げるのは難しかった[95]。

　吉田内閣は勧告を受け、同年11月に社会保障制度閣僚懇談会を設置した。だが、対応はそれだけだった。ドッジラインに基づく均衡財政予算の一環で医療保障費支出が削減され[96]、緊縮財政により、国民のニーズは増加したものの、それを実現させる財政基盤の確保が困難になったので、政府は、大幅な財政支出を伴う50年勧告の内容をほとんど取り上げようとしなかったのである[97]。また、1950年6月には朝鮮戦争が勃発しており、日本の再軍備問題や平和問題と絡みあった。労働組合は1949年12月に社会党が決定した全面講和・中立堅持・軍事基地反対の平和三原則論議に主力を注ぎ、社会保障確立にあまり関心を示さなかった。このような労働組合を中心とした低調な世論も、社会保障に関する議論を大きく推進できなかった要因となった。

社会保険と公的扶助の混合

　50年勧告は、「生活保障の責任は国家にある。……国家がこういう責任をとる以上は、他方国民もまたこれに応じ、社会連帯の精神に立って、それぞれその能力に応じてこの制度の維持と運用に必要な社会的義務を果さなければならない」と国家の責任と国民の義務を明記していた。とくに、国民は国

家に依存せず、自己責任を果たすことが強調されている。「国家が国民の生活を保障する方法ももとより多岐であるけれども、それがために国民の自主的責任の観念を害することがあってはならない。その意味においては、社会保障の中心をなすものは自らをしてそれに必要な経費を醸出せしめるところの社会保険制度でなければならない」(傍点は杉田による)。社会保険が発展していくことでやがて補完的制度である公的扶助制度を駆逐していくだろうと抱負が語られている。「国家扶助は国民生活を保障する最後の施策であるから、社会保険制度の拡充にしたがって、この扶助制度は補完的制度としての機能をもつべきである[98]」。

社会保険は、個人の自己責任を基礎としながら、社会連帯精神に基づく国民拠出が前提となっており、公的扶助とは根本的に異なる考え方である[99]。社会保険はあくまでも保険制度として運営しているので、保険に共通の危険分散という制度上の特殊な組織技術を利用しながら、制度を構築していく必要がある[100]。すなわち、保険料と給付の数学的期待値が等しい給付反対給付均等の原則(保険における第一原理)と保険料総額と保険金(給付)総額が等しい収支相等の原則(保険の第二原理)を基盤にしなければならないのである。

末高は、養老・疾病などの「資金を保険料で集めるそしてそれを準備資金として居ってそれをもってある特定の個人が破滅に瀕した場合、その資金を出して救おうとするのが、社会保険である」とあたかも保険料ですべての給付費を賄うかのような主張をしている。さらに、公的扶助に関しては、「税金の中から一部を生活保護の為とり除き、これを別勘定として積立てたもの」とし、社会保険と公的扶助はまったく別個のものと考えた[101]。だが、この説明と実態は大きく乖離している。

占領期に使われた「社会保障」という用語は耳慣れないものであり、曖昧な概念規定しかなく、社会保険の拡充整備という意味で用いる者もいれば、一義的に公的扶助を指すと考える者もいた[102]。制度審では社会保険派と公的扶助派の激論が交わされていたが、1949年9月の社会保障制度十原則覚書がさまざまな修正を受け、11月の社会保障制度確立のための覚え書とし

て公表される過程において、保険料重視の社会保険派路線から公費重視の公的扶助派路線に変更された。

　当時、社会保障は国庫負担が中心であるという考え方が主流だった[103]。「国庫から五百億円程度の負担を増加しようとする社会保障制度。かかる小規模な社会保障すらもが、日本の現情では許されないというのならば、社会保障などと口にすること自体が問題である」と近藤は主張する[104]。確かに社会保険の一般的な形は、費用を事業主と労働者の二者で分担することであり、国庫は事務費に限定されるものだが、社会保障の段階になると、国庫が給付費にまで導入されることとなるという見解もある[105]。また、社会保険は事業主と国庫の負担に依存すべきで、被保険者の負担は10％以下が望ましいという意見もあった[106]。社会保障とは、国家が国民の健康保障に責任をもつことであり、十分な医療給付を行うためには、当然国庫負担を増額すべきであり、究極的には医療の社会化（医療国営化）が不可欠だという見解もある[107]。健康に対する個人責任を強調する前に、国の国民の健康に対する責任、生活を守る責任を問う必要があるという説もある[108]。

　安田保険局長は1951年の「年頭の所感」で「『社会保障制度が実施されるようになれば、』ということは、日々苦しい生活に喘ぐ国民の切なる願いになっている」と述べた。また、千葉光儀総理府事務官は、国民が日常生活に困窮するような大変苦しい「戦後の我が国の社会経済の条件下において、社会保障の要請が極めて大きい」と唱えた。つまり、当時、社会保障とは、貧しい人を助ける救貧制度だという意識が強く、公的扶助が中心にならざるを得なかったのである[109]。

　吉田内閣は、健康保険や国民健康保険の給付費への2割の国庫補助に関しては、一旦認めると3割、4割と順次増えていく危険性があると懸念していた[110]。これは根拠のないことではなかった。1952年度への要望として、福田昌子衆議院議員は、疾病保険の危機を打開するためには、事務費全額の国庫負担だけでは不足している、少なくとも給付費の2割以上が必要であるという要求をした。「少なくとも」と書かれており、将来は当然3割、4割と増えていくことを念頭においていたのである[111]。一般経費は毎年度、支出

の可否を審議することができるが、社会保障費は一旦法的に定まると、既定費用として、長年留まることになる。当時、世界各国を見ても社会保障の国庫負担額は増加傾向を示し、すでに英米においては、社会保障費が国防費の次に位置していた[112]。

　社会保険経済を安定させるためには、保険料収入と給付支出の均衡を維持することが必要である。そのさい、赤字が出たからといって、元来事務費だけを負担している国庫が給付費まで負担するようになると、その行き着く先は、国家管理下にある社会保険制度上の赤字をすべて国庫が負担する義務があるということになる[113]。疾病保険制度の対象の拡大、給付の引き上げ、管理機構の拡大などによって経済的負担が増え、疾病保険財政の危機が慢性化することは確実だった[114]。

　国民健康保険に関して、近藤は、いたずらに国庫負担の増大だけに依存し、社会保険の社会事業化を招くべきではないという[115]。ところがその近藤ですら、敗戦後の日本の経済状況、とくに、地方財政事情を鑑み、国庫が一律に医療費の2割を負担するのではなく、最低2割とし、財政的に困難な地方には5割程度まで負担が必要と提唱せざるを得なかったのである[116]。社会保険の社会事業化により、国家の裁量が大きくなり、契約に基づく受給権という保険的性格は弱められる。末高は「療養費の負担……家計を脅威する最も重要な原因」だと考えていたので「医療に関しては徹底的な保険制度を樹立する、できれば現在の国民健康保険のような形で」（傍点は杉田）と提唱した[117]。つまり、末高は国民健康保険を社会事業ではなく、あくまでも「保険」だと考えていたのである。だが、国民健康保険は、社会保険という形態を本来保険制度に馴染まない低所得者や無所得者にまでも拡大したものであり、そうすることで皆保険を達成しようとしたものである。だがそれは、本来救貧的制度を適用せざるを得ない人々に対して保険原理を適用しようとした制度的欠陥といえる[118]。彼らには、実情に即して、資力調査を含む公的扶助など、保険制度以外の制度の適用を考慮すべきだった。国民全体を保険制度で包含しようとした計画自体がそもそも無理だったのである[119]。

　1950年代、社会保障の受益者の甘えによる自助努力意識不足と高度成長

が生んだコスト意識の欠如によって費用が膨らんでいった[120]。1970年代の国民健康保険制度では、定率国庫負担が給付費の40％、一部負担が30％、調整交付金が5％となり、給付に必要な経費の25％しか保険料で賄っていないというのが実情だった。これはもはや保険制度とはいえない[121]。

厚生省保険局の友納武人は「社会保険の本質は、労働者をして、資本家の恵与から離脱せしめ、何人にも見下されざる誇かな地位の下に立たしめんとするにある」と的確に指摘し、「保険は個人主義的産物」であり「保険料こそは、保険金が慈恵物に非ずして……反対給付であることを証明する」もので、このような「保険の本質は……社会保険に於ても、果して変りない」と主張した。つまり、「社会保険は、あくまで『保険』でなくてはならない」と、社会保険における保険の要素がますます薄まっていくことに危機感を覚えた友納は、「この国を扶助国家、慈善国家と化し、国民を物乞ひの集団化するものではなかろうか」と警鐘を打った[122]。

保険経済を重視した社会保険の建前を崩さないのであれば、社会保険料を基礎にした財政システムを考案すべきである[123]。社会保険における保険経済を安定させるためには、保険料収入と給付支出との均衡が必要であり、社会保険主義を基本とし、財源調達は保険料を基礎とすべきである。ところが、日本の社会保険では、事務費を越えて保険財政に国庫負担が投入されるようになった。国庫は公的医療機関の整備や施設運営など公的なもので、多数の人が利用するところに投資すべきであり、個人の所得保障に還元される給付費には本来回されるべきものではない。保険で対応すべきものと国庫で対応すべきものを混同したうえで、保険財政に赤字が発生すれば常に国庫負担の増額を要求することは不適切であろう[124]。

おわりに

日本の疾病保険は、保険という言葉を使いながらも、事務経費のみならず、本体の給付費にまで多額の国庫負担がある。そのために、「保険」という名前が付けられているにもかかわらず、保険の原理が機能不全を起こしている

といわざるを得ない。50年勧告では、実質的には、公的扶助の側面が強く出ているにもかかわらず、それに対して真正面から向き合わず、社会保険の保険性を強調した。本来保険制度に馴染まない低所得者や無所得者にまでも社会保険という形態を拡大していったのである。疾病保険制度が量的拡大をすることで1961年に皆保険が達成されたが、これも次第に国庫負担割合が増えていき、とくに国民健康保険に関しては、もはや保険とはいえない状況にまで来ている。疾病保険制度は、税金を大量に投入する公的扶助の性質が強いにもかかわらず、国民はそれが保険であり、保険料を払っているために、自分の当然の権利だと考えて利用している。50年勧告最大の負の遺産は、このような内情を国民に正確に説明せず、戦後半世紀、このような社会保険の概念が定着する基礎を築いたことである。

第3章 注

1) 西村有史「日本の医療費は本当に高いのか」『世界』646号（1998年3月）289頁。
2) 二木立『日本の医療費：国際比較の視角から』（医学書院、1995年）；二木立『複眼でみる90年代の医療』（勁草書房、1991年）。
3) 朝倉新太郎ほか編『講座日本の保健・医療 第1巻 日本人の生涯と医療』（労働旬報社、1991年）76、78頁。
4) 朝倉新太郎ほか編『講座日本の保健・医療 第4巻 医療営利化と国民医療』（労働旬報社、1990年）87頁。
5) 古賀昭典編『新版 現代公的扶助法論』（法律文化社、1997年）3、28頁。
6) 工藤恒夫「社会保障の目的と財政」『社会政策学会年報 第41集 二一世紀の社会保障──戦後50年の総括と展望──』（御茶の水書房、1997年）42頁。
7) 菊澤佐江子「福祉国家に関する意識の日米比較」本書第4章所収。
8) 小松秀和『日本の医療保険制度と費用負担』（ミネルヴァ書房、2005年）109頁；広井良典「社会保障政策の展望と課題」『経済研究』第16巻第1号（2001年6月）120頁。
9) 社会保障研究所編『現代の福祉政策』（東京大学出版会、1975年）10頁。
10) 岡崎昭『医療保障とその仕組み』（晃洋書房、1995年）i～ii、140-41、163頁。
11) 池上直己『成熟社会の医療政策』（保健同人社、1987年）223頁。
12) 鈴木總二「勧告妄語」『月刊社会保障』第4巻12号（1950年12月）18頁；大内兵衛編『戦後における社会保障の展開』（至誠堂、1961年）iii～iv；児島美都子・成清美治編『現代医療福祉概論』（学文社、2002年）31頁；京極高宣『21世紀型社会保障の展望』

（法研、2001 年）30、36 頁。

13) 高嶋裕子「戦後日本における社会保障制度構想──『社会保障制度に関する勧告』の形成過程──」『医療・福祉研究』14 号（2004 年）。

14) 井上英夫・公文昭夫「歴史探訪（14） 戦後日本の社会保障理論と政策の推移──社会保障制度審議会勧告の栄光と挫折」『社会保障』393 号（2004 年春）63、66 頁。

15) 村上貴美子『占領期の福祉政策』（勁草書房、1987 年）218-19 頁。

16) 大内兵衛・近藤文二・吉田秀夫『社会保障勧告の成立と解説』（社会保障調査会、1950 年）。

17) 一圓光彌「戦後日本の社会保障の展開」『社会政策叢書』編集委員会編『戦後社会政策の軌跡』（啓文社、1990 年）；北場勉『戦後社会保障の形成』（中央法規、2000 年）；佐口卓「戦後日本社会保障の焦点（3）」氏原正治郎ほか編『社会保障講座 1　社会保障の思想と理論』（総合労働研究所、1980 年）；社会保障講座編集委員会編『社会保障の思想と理論』（総合労働研究所、1980 年）92 頁；中静未知「医療保険政策の展開過程──『社会保障制度』構想と政策決定過程の『政治化』──」『年報　近代日本研究』15（1993 年）。

18) 石本忠義・藤井良治編著『医療保障の危機』（勁草書房、1984 年）；佐口卓『社会保障概説　第三版』（光生館、1999 年）173-74 頁；大内編『戦後における社会保障の展開』；古賀昭典『新版　社会保障論』（ミネルヴァ書房、2001 年）5 頁；末高信・安井信夫『現代の社会保障』（成文堂、1970 年）152-56 頁；村上貴美子『戦後所得保障制度の検証』（勁草書房、2000 年）94 頁。

19) 岩瀬俊郎『国民皆保険制度を考える』（本の泉社、2004 年）31-33 頁；杉山章子『占領期の医療改革』（勁草書房、1995 年）102 頁。

20) 小山路男『現代医療保障論』（社会保険新報社、1969 年）21 頁。

21) 一圓「戦後日本の社会保障の展開」258 頁；丸山博編・大内兵衛ほか監修『講座社会保障　3　日本における社会保障制度の現実』（至誠堂、1960 年）9 頁。

22) 氏原正治郎『日本労働問題研究』（東京大学出版会、1966 年）334 頁。

23) 社会保障講座編集委員会編『社会保障の思想と理論』70-71 頁；井上・公文「歴史探訪（14）　戦後日本の社会保障理論と政策の推移──社会保障制度審議会勧告の栄光と挫折」66-67 頁。

24) 丸山編・大内ほか監修『講座社会保障　3』251 頁；大内・近藤・吉田『社会保障勧告の成立と解説』161 頁；福武直『社会保障論断章』（東京大学出版会、1983 年）123 頁。

25) 吉原健二・和田勝『日本医療保険制度史』（東洋経済新報社、1999 年）第 2 部；岩崎榮・高柳和江編『人間医療学』（南山堂、1997 年）73 頁。

26) 大河内一男『社会政策』（有斐閣、1963 年）202-06 頁。

27) 丸山編・大内ほか監修『講座社会保障　3』120 頁。

28) 佐口『社会保障概説』；与田柾「社会保障制度の生成過程」松尾均編『社会保障読本』（東洋経済新報社、1967 年）50-51 頁。

29) 社会保障講座編集委員会編『社会保障の思想と理論』72、86 頁。

30) 岩瀬『国民皆保険制度を考える』31-33 頁。
31) 横山和彦「戦後日本の社会保障の展開」東大社会科学研究所編『福祉国家　5　日本の経済と福祉』(東京大学出版会、1985 年) 10 頁。
32) 工藤恒夫「日本の社会保障プラン──1950 年『勧告』の『基本的考え方』」『経済学論纂』35 巻 5・6 号 (1995 年 2 月) 301-03 頁；工藤恒夫「『社会保障における社会保険』とは何か──制度審 50 年『勧告』と社会保険」『賃金と社会保障』1154 号 (1995 年 5 月 25 日) 24 頁。
33) 白石孝『戦後日本通商政策史』(税務経理協会、1983 年) 3 頁；末高・安井『現代の社会保障』133-35 頁。
34) 竹前栄治・中村隆英監修『GHQ 日本占領史』二三巻「社会福祉」(日本図書センター、1998 年) 33 頁。
35) 黒木利克『日本社会保障』(弘文堂、1959 年) 44 頁。
36) 労働省職業安定局編『失業対策年鑑』昭和二十六年版 (労働法令協会、1952 年) 2-3 頁。
37) 小山『現代医療保障論』23 頁。
38) 同書、15 頁；大内兵衛ほか監修『講座社会保障　3　日本における社会保障制度の歴史』(至誠堂、1959 年) 105 頁；近藤文二『日本の社会保障の歴史』(厚生出版社、1974 年) 57 頁。
39) 厚生省の要求が 30 億円だったという説もある。また、当時の社会局長の証言では、1946 年度予算として閣議決定となったのは 2 億円だった。『占領期における社会福祉資料に関する研究報告書』(社会福祉研究所、1978 年) 279、299、316-18 頁；菅沼隆『被占領期社会福祉分析』(ミネルヴァ書房、2005 年) 154 頁。
40) 天川晃ほか編『GHQ 日本占領史　第 24 巻　社会保障』(日本図書センター、1996 年) 4 頁；杉山『占領期の医療改革』97 頁；小山路男編著『戦後医療保障の証言』(総合労働研究所、1985 年) 48-49 頁；社会保障講座編集委員会編『社会保障講座　第 1 巻　社会保障の思想と理論』(総合労働研究所、1980 年) 29 頁。
41) 伊藤周平『社会保障史恩恵から権利へ：イギリスと日本の比較研究』(青木書店、1994 年) 177 頁；末高・安井『現代の社会保障』133 頁。
42) 社会保障講座編集委員会編『社会保障講座 1　社会保障の思想と理論』(総合労働研究所、1980 年) 69 頁；小山『現代医療保障論』14 頁；小島徳雄「社会保障制度に関する勧告の意義と其の価値について」『健康保険』4 巻 12 号 (1950 年 12 月)。
43) 小島徳雄「社会保障制度研究試案要綱について」『官業労働研究所』4 巻 9 号 (1950 年 9 月) 33 頁。
44) 井上・公文「戦後日本の社会保障理論と政策の推移」63 頁；「社会保障制度審議会設置法 (昭和 23 年法律第 266 号)」http://www.geocities.jp/nakanolib/hou/hs23-266.htm (2008 年 10 月 5 日アクセス)。
45) 末高・安井『現代の社会保障』147-48 頁。
46) 中静未知『医療保険の行政と政治：1895-1954』(吉川弘文館、1998 年) 306-08 頁；

大内・近藤・吉田『社会保障勧告の成立と解説』51頁。

47) ドッジラインに関しては以下参照。Yoneyuki Sugita, *Pitfall or Panacea The Irony of US Power in Occupied Japan, 1945-1952*（New York and London: Routledge, 2003）Chapter 3；杉田米行『ヘゲモニーの逆説——アジア太平洋戦争と米国の東アジア政策、1941年～1952年』（世界思想社、1999年）第七章。

48) 中静「医療保険政策の展開過程」18頁；横山和彦・田多英範編著『日本社会保障の歴史』（学文社、1991年）125頁；吉原・和田『日本医療保険制度史』126頁；大内編『戦後における社会保障の展開』101頁。

49) 厚生省医務局編『医制百年史　記述編』（ぎょうせい、1976年）460頁；吉田秀夫「社会保障の現状と後退の諸動向」『社会労働研究』4号（1955年10月）86頁。

50)「資料　健康保険組合に対する国庫負担金に関する資料説明」『健康保険』第3巻第1号（1949年1月）30頁。

51)「社会保障制度審議会・総会（第四回）・速記録」昭和二十四年七月二十三日、分館-06-018-00・平12社審00004100〔以下、総会（第四回）〕（国立公文書館）。

52) 総会（第四回）。

53) 総理府社会保障制度審議会事務局編『社会保障制度審議会十年の歩み』（社会保険法規研究会、1961年）78-79頁。

54) 総会（第四回）。

55)「社会保障制度審議会・総会（第六回）・速記録（2）」昭和二十四年九月十三日、分館-06-018-00・平12社審00007100〔以下、総会（第六回-2）〕（国立公文書館）。

56) 総会（第六回-2）。

57)「社会保障制度審議会・総会（第五回）・速記録」昭和二十四年八月二十四日、分館-06-018-00・平12社審00005100〔以下、総会（第五回）〕（国立公文書館）。

58) 総会（第六回-2）。

59) 中静『医療保険の行政と政治』310-11頁；末高・安井『現代の社会保障』148-49頁；大内・近藤・吉田『社会保障勧告の成立と解説』58-59頁。

60) 井上英夫「生活保護法の形成過程と機能（中）」『早稲田法学会誌』28号（1977年）54頁。

61)「社会保障制度審議会・総会（第六回）・速記録（1）」昭和二十四年九月十三日、分館-06-018-00・平12社審00006100〔以下、総会（第六回-1）〕（国立公文書館）。

62)「社会保障制度審議会の経過（No.7の続き）」『健康保険』3巻9号（1949年9月）22頁。

63) 総会（第五回）。

64) 総会（第六回-1）。

65) 総会（第六回-2）。

66) 総会（第六回-1）。

67)「社会保障制度審議会の経過」『健康保険』3巻10号（1949年10月）31、33-34頁；末高・安井『現代の社会保障』143-45、149-51頁；大内・近藤・吉田『社会保障勧告

の成立と解説』59-62、92 頁。

68) 総会（第五回）。
69) 「起草特別委員会（第 1 回 – 第 3 回）」『日本医師会雑誌』23 巻 11 号（1949 年 11 月）788 頁。
70) 高橋裕子「戦後日本における社会保障制度構想――『社会保障制度に関する勧告』の形成過程」107 頁。
71) 近藤文二「社会保障制度確立のための覚え書」『社会保険旬報』第 236 号（昭和 22 年 7 月 15 日）4 頁。
72) 「起草特別委員会（第 1 回 – 第 3 回）」792-93 頁。
73) 健康保険組合連合会「社会保障制度審議会の経過」『健康保険』3 巻 11 号、56 頁。
74) 「社会保障制度審議会・総会（第八回）・速記録（2）」昭和二十四年十一月十四日、分館 -06-018-00・平 12 社審 00011100〔以下、総会（第八回 – 2）〕（国立公文書館）。
75) 総会（第八回 – 2）。
76) 同速記録。
77) 大内・近藤・吉田『社会保障勧告の成立と解説』66-67 頁；社会保障研究所編『日本社会保障資料Ⅰ』（至誠堂、1981 年）170-71 頁。
78) 大内・近藤・吉田『社会保障勧告の成立と解説』75-77 頁。
79) 「社会保障制度に関する安田幹事試案の概貌」『社会保険旬報』247 号（1950 年 5 月 1 日）13 頁。
80) 大内・近藤・吉田『社会保障勧告の成立と解説』83-84 頁。
81) 同書、79-80 頁。
82) 園乾治「『社会保障制度に関する勧告』の成立」『三田学会雑誌』44 巻 1 号（1951 年 1 月）41 頁。
83) 「健康保険組合連合会の社会保障制度第二次案」『社会保険旬報』250 号（1950 年 6 月 1 日）9-10 頁。
84) 大内・近藤・吉田『社会保障勧告の成立と解説』85-90、98-135 頁；「社会保障制度研究試案要綱」『国民健康保険情報』第 11 号（1950 年 7 月 15 日）2-14 頁；社会保障研究所編『日本社会保障資料Ⅰ』171-87 頁；中静『医療保険の行政と政治』311 頁。
85) 武見太郎「日本医師会としての意見」『月刊社会保障』（1950 年 7 月）18 頁。
86) 大内・近藤・吉田『社会保障勧告の成立と解説』145-53 頁。
87) 坂野万蔵「社会保障制度研究試案批判」『社会保険旬報』257 号（1950 年 8 月 11 日）8 頁。
88) 「サムス局長の勧告とその反響」『月刊社会保障』4（9）（1950 年 9 月）12 頁；宮尾武男「勧告を続けて（上）」『健康保険』4 巻 10 号（1950 年 10 月）17 頁。
89) 大内・近藤・吉田『社会保障勧告の成立と解説』154 頁。
90) 「社会保障制度審議会・総会（第十七回）・速記録」昭和二十五年九月二十九日、分館 -06-018-00・平 12 社審 00017100〔以下、総会（第十七回）〕（国立公文書館）。
91) 総会（第十七回）。

92) 同速記録。
93) 大内・近藤・吉田『社会保障勧告の成立と解説』155-61 頁。
94) 「社会保障制度審議会予備報告に対する批判」『国民健康保険情報』14・15 号（1950 年 11 月）3-4、6 頁；高嶋「戦後日本における社会保障制度構想」109 頁；宮尾武男「勧告を繞りて（下）」『健康保険』4 巻 11 号（1950 年 11 月）11 頁。
95) 仲田良夫「社会保障えの勧告に関する諸問題」『月刊社会保障』第 4 巻 12 号（1950 年 12 月）11 頁。
96) 井上「生活保護法の形成過程と機能（中）」46 頁。
97) 杉山『占領期の医療改革』103 頁。
98) 「社会保障制度に関する勧告」（昭和二十五年十月十六日）http://www.max.hi-ho.ne.jp/nvcc/KANKO25.HTM（2008 年 10 月 4 日アクセス）。
99) 京極高宣『21 世紀型社会保障の展望』（法研、2001 年）17、141 頁。
100) 大河内一男『社会保障入門』（青林書院新社、1979 年）38、40、44 頁。
101) 末高信「社会保障の沿革と医療制度について」『国民健康保険情報』第 13 号（1950 年 9 月 25 日）3 頁。
102) 小島「社会保障制度研究試案要綱について」30 頁；大河内一男「社会保障の意味するもの」『社会保険旬報』235 号（1950 年 1 月 1 日）7 頁。
103) 小山編著『戦後医療保障の証言』65 頁。
104) 近藤文二「勧告の前途」『月刊社会保障』第 4 巻 11 号（1950 年 11 月）1 頁。
105) 佐口卓『医療保険論』（有斐閣、1974 年）110 頁。
106) 松本浩太郎『社会保険と社会保障』（労働文化社、1949 年）42 頁。
107) 平田富太郎「健康保険と社会保障」『労働問題研究』37 号（1949 年 11 月）20、26 頁。
108) 西尾雅七、坂寄俊雄編『人びとの健康と社会保障』（法律文化社、1978 年）7 頁。
109) 安田巌「社会保障制度えの課題」『社会保険旬報』271 号（1951 年 1 月 1 日）5 頁；千葉光儀「社会保障えの現段階的要請」『社会保険旬報』301 号（1951 年 11 月 1 日）4 頁。
110) 大内兵衛「国民健康保険危機突破大会メッセージ」『社会保険旬報』271 号、18 頁。
111) 福田昌子「第 26 回社会保障制度審議会席上に於ける橋本厚生大臣の談話を省みて」『社会保険旬報』298 号（1951 年 10 月 1 日）5 頁。
112) 小林幾次郎「社会保障の財政経済的機能」『経済集志』21 巻 2 号（1951 年）2、6 頁。
113) 大河内一男ほか編『現代労働問題講座　第 8　社会保障と福利厚生』（有斐閣、1967 年）31 頁。
114) 橋尾俊夫「社会保障と財政経済」『社会保険時報』25（7）（1951 年 7 月）7 頁。
115) 近藤文二『社会保険』（岩波書店、1963 年）387 頁。
116) 近藤文二「医療保障の方法」『国民健康保険情報』第 24 号（1951 年 10 月）4 頁。
117) 「第一回社会保障制度審議会議事速記録」昭和二十四年五月十九日、分館-06-018-00・平 12 社審 00001100（国立公文書館）。
118) 氏原正治郎「国民生活と社会保障」『社会保険時報』24 巻 10 号（1950 年 10 月）11-12 頁。

119）大熊一郎・地主重美編『福祉社会への選択』（勁草書房、1984年）18頁。
120）社会保障制度審議会事務局編『社会保障の展開と将来：社会保障制度審議会五十年の歴史』（法研、2000年）92頁。
121）佐口『医療保険論』104頁。
122）友納武人「社会保険の社会扶助えの転落」『社会保険時報』25（4）（1951年4月）。
123）藤井良治『社会保障の現代的課題』（光生館、1994年）25頁。
124）佐口『医療保険論』105頁。

第4章

福祉国家に関する意識の日米比較

菊澤佐江子

はじめに

　医療は、人々の生の可能性を大きく左右する。それゆえ医療は人々の主要な関心事であり続けてきた。「福祉国家」といわれるように、現在、大半の先進諸国では、国家が何らかの形で公的に医療に関与している。しかし、その関与のあり方は、国民がお互いの生をどのようにとらえ、集団間でどのようにそれを保障しようとするかによって、実に多様である。同様に、一国のみをみても、医療のあり方は、人々の意識の変化に伴い、時代とともに変化する。
　1970年代以来、先進諸国では共通に「福祉国家の危機」が叫ばれ、新保守主義の台頭等、「大きくなりすぎた政府」に歯止めをかけようとする動き（以下、小さい政府志向）がみられるようになった。日本においても、急速な高齢化とともに拡大する国の社会保障支出を懸念する声は決して小さくない。とりわけ、医療・年金政策の見直しは、これらが社会保障支出に占める割合の大きさからも（1995年度現在、51.8％は年金関係、37.1％は医療関係支出）、絶えず政策論争の争点となってきた。
　こうした動きの下、福祉国家研究においてこれまでアメリカ型と大陸ヨーロッパ型のハイブリッドと位置づけられてきた日本について、その大陸ヨーロッパ的な福祉国家要素が限界を迎え政策転換を求められているとの指摘がある。政策転換の方向については、「小さい政府志向」にみる限り、アメリ

カ型の方向が志向されているようにもみられるが、その実態について統一的な見解は得られていない。果たして日本の医療制度はアメリカ型の小さい政府を志向していくのだろうか。あるいは、別の活路を見出し進んでいくのだろうか。そもそも国民はどのような方向性を求めているのだろうか。

本章では、政策的には大きい問題でありながら、これまで比較的とり上げられることの少なかった医療にまつわる社会意識の日米比較を通じて、これらの問いを検討し、今後の日本の医療政策を考えるうえでの一助となることを試みる。

1 福祉国家論における日本と米国の位置づけ

福祉国家研究には、各国の福祉国家の共通点や相違点を理解・分析する目的で発展した福祉国家類型論という研究領域がある。この領域における代表的な議論に、ゴスタ・エスピン-アンデルセン（Gøsta Esping-Andersen）の類型論がある[1]。これによると、福祉国家はその構造によって大きく三つのレジーム類型（自由主義、保守主義、社会民主主義）に分類される。各類型は、①脱商品化指標（市民が、健康上、年齢上の理由で必要と考えたとき、「仕事、収入や一般的福祉を失うことなく、自由に、働かないという選択ができる」ようにする機能）、②階層化指標（福祉国家の、「社会構造を制度化」し「社会関係を形づくる能動的な」機能）という二つの指標値によって裏づけられる[2]。

たとえば、自由主義レジームにおいては、資源の配分が主に市場にゆだねられ、国の福祉政策が最低水準の厳しい資力調査[3]を伴うものに限られるため、脱商品化の度合いは小さく、公的福祉に依存する少数者と市場の福祉サービスを利用する多数派という、社会の二重構造化が進む傾向にある。自由主義に比べ、保守主義レジームに属する国では、国は国民の福祉により大きな役割を果たし、脱商品化の度合いも大きいが、その役割はあくまで家族の福祉的機能を前提として補う程度のものであり、また社会保険制度が職域

別に分化しているため、保障内容は職種等の地位に依拠するとともに、専業主婦は除外される傾向にある。したがって、このレジームに属する福祉国家では、職種等の地位による格差が維持される。三類型の中で最も国家の果たす役割が大きく、脱商品化の度合いも大きいのが、最後の社会民主主義レジームであり、普遍的な社会保険制度や広範なサービスによって「最低限のニードを基準とした平等ではなく、最も高い水準での平等」[4]を全階層に保障するという特徴をもっている。

　日本と米国は、政治経済的状況において多くの共通性をもつ一方、文化的背景が大きく異なる[5]。福祉国家類型論においても、日本と米国はやや異なる類型にあるものと位置づけられてきた。たとえば、エスピン-アンデルセンの類型論においては、米国が自由主義的レジームの典型国と位置づけられる一方、日本は「社会保険制度の職域別の分化や家族主義という点では、保守主義的レジーム（コーポラティスト・タイプ）の性格をもつが、年金・医療における私的部門の役割の大きさという点では、自由主義的レジーム（リベラル・タイプ）の性格も兼ね備え、ハイブリッド型の様相を呈している」[6]、あるいは、「リベラル・タイプの要素を多分にもつコーポラティスト・タイプ」[7]と評価されてきた。ただし近年は、福祉国家の危機をめぐる近年の議論の中で、日本の特徴の一つとされてきた保守主義的あるいはコーポラティスト的な福祉国家のあり方はさまざまな意味で限界を迎えており、レジーム・シフトを要請されているという指摘がある[8]。しかし、改革の方向性として、日本がどういう方向に向かっているのかという点については、まだ統一的な見解は得られていない。

2　福祉国家と医療をめぐる意識

　既存の福祉国家研究においては、政策の起源や発展に関する政策研究に比べ、国民の意識を問う研究は希少である。しかし、国民の意識についての研究は、政策の背景にある社会状況や、集団の政策支持パターンやその度合い

を理解したり、またそういった社会や集団のあり方と政治システム全般への支持との関わり等を知る重要な窓口を提供する[9]。また、国民意識は、過去そして現在の医療システムのあり方を反映するとともに、政策者が今後の医療政策を考案するにあたって現在および将来の社会的圧力として配慮を余儀なくされるものでもある[10]。これらの点で、医療政策についての国民意識の実態を明らかにすることは、理論的のみならず、実社会においても有用であると思われる。

　福祉国家と国民の意識については、これまで年金・福祉政策に関する研究が多くなされているが、この中で、エスピン-アンデルセンの示す三つのレジームについては、社会意識（公平感、所得の平等と分配についての意識等）がレジームにより異なることが論じられまた報告されている[11]。より具体的には、全市民に平等の権利を与えるような社会民主主義的福祉国家では「大きな政府」を受容する意識、自由主義的福祉国家システムでは市場至上主義的な価値観、保守主義的福祉国家ではその中間的な価値観がみられると論じられ、こうしたパターンの存在は、個人と国の責任のあり方や、（脱税等の形で）国をだますことを正当とするような意識において実証されている[12]。

　また、レジーム間では、平均的意識のみならず、各国の集団間の意識差のパターンが異なるという指摘もある。たとえば、ステファン・スヴァルフォルス（Stefan Svallfors）によると、レジーム特有の集団間の葛藤構造を反映して、自由主義的福祉国家は、社会階層の低い者と高い者との間に意識差が顕著にみられ、保守主義的福祉国家では、労働市場において安定的地位を占める「インサイダー」（フルタイム被雇用者）と労働市場へのアタッチメントの弱い地位にある「アウトサイダー」（退職者、無職、専業主婦、パート等）との意識差が、社会民主主義的福祉国家では、公的セクターで多数を占める女性と私的セクターで多数を占める男性との間で顕著な意識差がみられると論じている[13]。これは、多くの社会的資源（またはそれを制御する力）をもち医療・福祉政策により多くを支払っている（または少なくともそう感じていると思われる）集団ほど、保険料や税という形で医療・福祉政策に多くを支払う傾向があるため、医療政策に対する自分の投入コストが享受する

恩恵よりも少ないと感じやすく、医療政策における政府の役割を縮小し、医療費を抑制すべきであると考える傾向にある、という議論にもとづくものである（**資源保有者の反発仮説**）[14]。ここで、社会的資源とは、経済的な収入や収入を得ることに関わる社会関係資源を指す。レジームごとに、この社会的資源の布置のあり方が異なることにより、どの集団間にどの程度の意識差が生じるかが影響を受けるのである[15]。

　ただし、社会民主主義的福祉国家については、労使の利益を代表する組織が福祉政策の形成過程への参加を通じて、政府と協調的関係を結ぶなかで、階層等に関わらず市民が一様に福祉国家を支持する傾向が強く、集団間の意識差がみられないとする見解（**合意仮説**）の妥当性も考えられる[16]。また、自由主義的福祉国家については、中間層（中間階層、中年層）にある者ほど、福祉国家の発展に伴う保険料・税金の引き上げ等に抵抗し、医療において「小さい政府」を志向するとする議論もある（**中間層の反発仮説**）[17]。中間層の人々は、自分たちは生活のために懸命に働いているのに、その税金が、低階層の人々が自助努力をせず生活するために使われ、また自分たちより裕福な階層の者がそのような政策支援していることに不満をもつというのである[18]。同様に、ライフステージ上の中間層である中年層も、家庭責任が重くなるなか、その税金が、高齢者の生活に使われたり、負担の軽いリベラルな若年層がこれを支持することに不満をもつ可能性が予想される。

　欧米の実証研究によると、欧米の福祉国家における政府の一般的な介入についての意識については、資源保有者の反発仮説が支持を得ているようであるが[19]、既存研究の多くは、社会保障政策全般に関する一般的な意識を分析したものが多く、医療政策に関する国民の意識を分析した研究は希少である。限られた研究によると、米国では医療政策への満足度等について、医療を必要としている集団は満足を示す傾向が強い一方、より多くの税金を負担している集団（高い社会階層、中年層）ほど医療政策に不満を示す傾向が強いという報告がなされているが[20]、研究数がきわめて限られており、統一的な見解が得られているとは言い難い。日本についても、医療政策に関する意識についての研究は、官庁や民間による調査に限られるとともに、その結

果はまちまちで、社会集団ごとの意識差の分析もごく限られている。たとえば、旧厚生省の「1998年公的・民間サービスの機能基礎調査」によると、今後の公的医療保険の給付と負担について、「公的医療保険を賄うために税や社会保険料が増えていくのは仕方ない」とする回答が全体の4割以上を占め、「税や社会保険料の負担も自己負担もある程度増やす」とする回答が3割弱、そして「税や社会保険料の負担を増やさないようにするために、自己負担額を増やす」とする回答は約14%にすぎない。一方、生命保険センターによる「2001年生活保障に関する調査」では、現行の公的医療保険料を「高い」と評価する者が7割以上を占め、今後の医療保障についても公的保障の充実志向が自助努力志向を上回っている。

集団ごとの意識差については、医療をめぐる意識の研究は皆無といってよく、医療以外の福祉政策についての意識を分析した研究も少なくその結果は一様ではない。たとえば、「政府は豊かな人からの税金を増やしてでも、恵まれない人への福祉を充実させるべきだ」といった平等意識は、高年齢、郡部居住、低学歴、高所得の者に強くみられたとする報告がある一方で[21]、一般的な社会政策に関わる意識（「増税しても社会支出を増やすべきだ」）や年金政策をめぐる意識については、ごく一部を除いて、社会的属性による意識の差はほとんどみられなかったという報告もある[22]。

日米両国において、増加する政府の医療支出を前に、国民は何を感じ、医療政策としてどのような方向を志向しているのであろうか。こうした意識にはどのような社会的文脈が関わっているのだろうか。果たして、日本の国民意識およびそのパターンは米国のそれと近似しつつあるのだろうか。本論は、医療政策に関する「小さい政府」志向の現状とその規定要因について日米比較を行うことを通じて、これらの疑問の一端を明らかにすることを試みる。

3　データと方法

分析には、政府の役割に関する意識の国際調査データ「International

Social Survey Programs（ISSP）Role of Government III（ZA 2900）」を用いた[23]。データには、23カ国の調査結果が含まれるが、本研究はこのうち日本と米国の調査データを利用した。日本調査は、全国の16歳以上の男女を母集団とし、層化無作為抽出法によって抽出された1,800人を対象に、日本放送文化研究所によって1996年に行われた。このうちデータに含まれているのは、訪問面接調査が完了した1,249人である（有効回答率69%）。米国調査は、シカゴ大学世論研究所（NORC）が全国の18歳以上の男女を母集団として定期的に行っている世論調査（GSS）のモジュールとして、同じく1996年に行ったものである。GSS本体についての有効回答率は64%で、このうちデータに含まれているのは、当該モジュールについて訪問面接調査が完了した1,332人である[24]。

国の医療政策の今後のあり方に関する意識（医療における「小さい政府」志向）の指標には、「政府の医療支出のあり方」「医療提供に政府が責任をもつことの是非」「主たる病院の運営主体」についての項目を選び、被説明変数として使用した。この際、両項目とも、変数の得点が高いほど「小さい政府」志向が強いことを示すように得点化した。具体的には、「政府の医療支出のあり方」については、医療に政府はより多く（または少なく）お金を使うべきだと思うかという項目について、1＝「多く」、2＝「同程度」、3＝「少なく」とした。「医療提供に政府が責任をもつことの是非」は、病人に医療を提供することは政府の責任であるべきか否かという項目については、1＝「断固そうあるべき」（断固賛成）、2＝「恐らくそうあるべき」（弱い賛成）、3＝「恐らくそうあるべきでない」（弱い反対）、4＝「断固そうあるべきでない」（断固反対）とした。「主たる病院の運営主体」についての意識は、病院は主に民間または政府（国、自治体）によって運営されるべきだと思うかという項目を用い、「民間」（＝1）または「政府（国、自治体）」（＝0）と得点化した。説明変数には、年齢（実数）、教育（教育年数）、世帯年収（実数・$10,000単位）[25]、就業状況（フルタイム、自営、パート、退職、専業主婦、無職）、政治的左派を用いた。就業状況は、各就業形態をとるか否かを二件法で査定した。政治的左派は、日本については、コードブックを参考に、支

持政党が共産党または社会民主党とする回答を1、それ以外の回答を0とし、米国については、自分自身を通常、共和党派（Republican）、民主党派（Democrat）、独立（Independent）のいずれと考えるか、という項目を用い、民主党派という回答を1、それ以外の回答を0とした[26]。

分析に用いたサンプル特性は表1に示す通りである。平均すると、日本サンプルは米国サンプルより、若干年齢が高く（日本46.05歳、米国43.46歳）、教育年数がやや短く（日本12.15年、米国13.53年）、世帯年収がやや高く（日本$5,800、米国$3,900）、フルタイムの割合が低い一方で自営業・専業主婦の割合が高く、左派に該当する者の割合が少ないという傾向がみられるが、全体としてサンプル特性は共通している。

分析にあたっては、STATA6を用い、「主たる病院の運営主体」に関する意識についてはロジスティック回帰分析を、残る二項目については多変量回帰分析を行った[27]。これらの二項目については、多項ロジスティック回帰分析も行い得るが、日米比較という本研究の目的上、被説明変数を順序尺度とみて解釈の容易な多変量回帰分析を行った[28]。すべての分析において、説明変数に、年齢や社会階層などの社会的地位のみを含むモデル（モデル1）、

表1　サンプル特性

変数	日本 (N=794)		米国 (N=992)		平均値の差
	平均値	標準誤差	平均値	標準誤差	
年齢（歳）	46.05	16.77	43.46	15.78	***
教育（年）	12.15	2.67	13.53	2.75	***
世帯年収（$10,000）	0.58	0.30	0.39	0.23	***
就業状況					
フルタイム（フルタイム=1、その他=0）	0.52	0.50	0.60	0.49	***
自営業（自営業=1、その他=0）	0.17	0.38	0.13	0.33	**
パート（パート=1、その他=0）	0.12	0.32	0.13	0.34	
退職者（退職者=1、その他=0）	0.08	0.27	0.10	0.30	
専業主婦（専業主婦=1、その他=0）	0.19	0.39	0.10	0.30	***
無職者（無職者=1、その他=0）	0.03	0.18	0.04	0.20	
左派（左派=1、その他=0）	0.12	0.33	0.33	0.47	***

*p≤.05　**p≤.01　***p≤.001

これに年齢や社会階層の二乗項を加えたモデル（モデル2）の二つのモデルを最尤法（maximum likelihood method）により推定し、モデル1で合意仮説と資源保有者の反発仮説を、モデル2で中間層の反発仮説を検証した。

4　結　果

　図1～図3は、日米両国における国の医療政策の今後のあり方に関する国民意識の状況を示している。まず、今後の政府の医療支出については、図1に示すように、両国とも意外にも「多く」または「ずっと多く」の医療支出を求める者の割合が多数を占めている。ただし、両国を比較すると、平均値には有意差がみられ（p<0.001）、日本では米国以上に多くの医療支出を求める声が大きいことが明らかである。日本人で政府の医療支出を「ずっと多く」すべきと答えた人の割合は43.3％で、米国で同じ回答をした人の割合（17.4％）の約二倍に相当する。通常日本人はあまり極端な回答値で回答しない傾向がある[29]ことを踏まえると、著しい結果であるといえよう。次に、図2は医療提供に政府が責任をもつことの是非に関する意識の結果であるが、図1と同様、医療提供に政府が責任を負うことについても、「断固賛成」または「弱い賛成」とする回答者が両国とも多数を占めているが、日米間では「断固賛成」とする者の割合が日本では約5割（48.9％）を占め、米国（38.3％）と比べて10％ほど多い。また「弱い反対」「断固反対」のいずれにおいても米国の割合が高く、結果的に、日本の意識の平均値は有意に米国より大きくなっている（p<0.001）。図3に示すように、主たる病院の運営主体については、「民間」が主たる病院の運営主体であるべきとする者の割合が両国とも半数以上を占めるが、その割合は米国で74.4％、日本で57.9％と米国で高い。見方をかえれば、政府（国・自治体）が主たる病院の運営主体であるべきとする者は日本で約4割を超えるが、米国では3割に満たない（25.6％）。

　日米両国とも、実際のサービスの主たる担い手は民間である。また医療費は年々増加傾向にあるが、いずれの国においても、こうしたシステムの現状・

動向を全体的には是認する傾向が強い。しかし、国民医療保険を通じて政府が国民全体の医療に責任を担っている日本においては、こうした制度のない米国に比べ、政府の責任を重視し、より多くの医療支出を求め、運営主体に国・自治体を求める傾向は強く、全体として「小さい政府」を求める動きは、

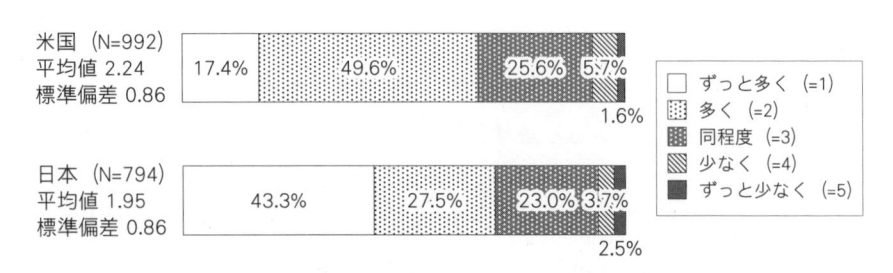

米国 (N=992) 平均値 2.24 標準偏差 0.86 : 17.4% / 49.6% / 25.6% / 5.7% / 1.6%
日本 (N=794) 平均値 1.95 標準偏差 0.86 : 43.3% / 27.5% / 23.0% / 3.7% / 2.5%

凡例：ずっと多く (=1)、多く (=2)、同程度 (=3)、少なく (=4)、ずっと少なく (=5)

図1　政府の医療支出のあり方に関する意識（1996年）

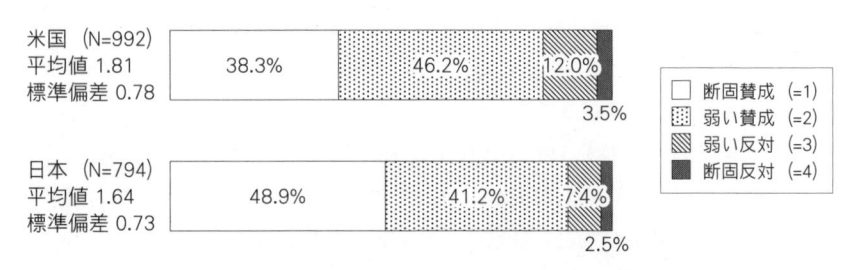

米国 (N=992) 平均値 1.81 標準偏差 0.78 : 38.3% / 46.2% / 12.0% / 3.5%
日本 (N=794) 平均値 1.64 標準偏差 0.73 : 48.9% / 41.2% / 7.4% / 2.5%

凡例：断固賛成 (=1)、弱い賛成 (=2)、弱い反対 (=3)、断固反対 (=4)

図2　医療提供に政府が責任をもつことの是非に関する意識（1996年）

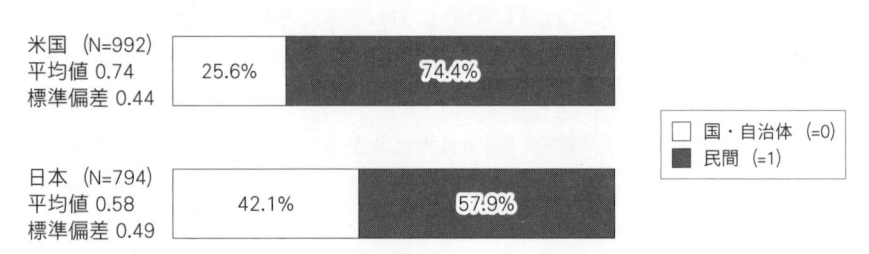

米国 (N=992) 平均値 0.74 標準偏差 0.44 : 25.6% / 74.4%
日本 (N=794) 平均値 0.58 標準偏差 0.49 : 42.1% / 57.9%

凡例：国・自治体 (=0)、民間 (=1)

図3　主たる病院の運営主体についての意識（1996年）

米国より弱いようである。

　次に、こうした意識を支える社会的文脈を比較検討するために、個々の項目（支出、責任、サービスの担い手）について、医療政策のあり方に関する意識の社会的規定要因の分析を行った。まず、表2は、今後の政府の医療支出のあり方に関する意識について多変量回帰分析を行った結果である。まず、日本について特徴的なのは、社会的地位と政府の医療支出のあり方に関する意識の関連がほとんどみられないことである。モデル1、モデル2ともに、統計的に有意な結果がみられたのは年齢のみで、年齢が大きいほど政府の医療支出を「少なく」と答える傾向がみられた。一方、米国については、モデル1において教育年数が長く、世帯年収が多く、左派でない者ほど政府の医療支出を「少なく」と答える傾向がみられ、モデル2においても、同様に左派であるか否かによって意識に有意な差がみられた。日米を比較すると、とくに世帯年収の影響に有意差がみられた。ただし、モデル2の年齢や社会階層の二乗項を加えた部分については、両国とも有意な結果は得られず、中間層の反発モデルはいずれの国においても支持されない内容となっている。

　次に、表3は、医療提供に政府が責任をもつことの是非に関する回帰分析の結果である。まずモデル1においては、表2同様、日本については社会的地位の影響がほとんどみられないが、米国については年齢が高く、教育年数が長く、世帯年収が多く、左派でないことが、医療提供に政府が責任をもつことに対する否定的な意識と関わっているという結果が得られ、これらの変数についての日米間の有意差が検証された。モデル2においても、日本については社会的地位の影響がみられない一方、米国では左派であるか否かによって意識に有意な差がみられた。モデル2の年齢や社会階層の二乗項を加えた部分については、両国とも有意な結果は得られなかった。

　最後に、表4は、主たる病院の運営主体は民間であるべきとする意識についてのロジスティック回帰分析の結果である。モデル1によると、「病院は主に民間によって運営されるべき」とする見解について、日本では年齢が高い者に肯定的、フルタイムの者に比べてパートや無職の者に否定的な回答傾向がみられた。米国については、年齢、教育、世帯年収、といった社会階層

表2　今後の政府の医療支出のあり方に関する意識の回帰分析

	モデル1		モデル2	
	日本	米国	日本	米国
年齢	0.01**	0.00†	0.02†	0.00
	(0.00)	(0.00)	(0.01)	(0.01)
教育（年）	0.00	0.03**	−0.02	−0.05
	(0.02)	(0.01)	(0.09)	(0.06)
世帯年収	−0.02	0.06***	−0.02	0.09†
(10,000$)	(0.14)	(0.01)	(0.05)	(0.05)
就業状況[a]				
自営業	0.06	−0.15†	0.06	−0.15†
	(0.11)	(0.08)	(0.11)	(0.08)
パート	0.02	0.03	0.02	0.03
	(0.12)	(0.08)	(0.12)	(0.08)
退職者	−0.14	0.19†	−0.08	0.18
	(0.16)	(0.12)	(0.17)	(0.12)
専業主婦	−0.01	0.02	−0.01	0.02
	(0.10)	(0.10)	(0.10)	(0.10)
無職者	−0.04	0.06	0.02	0.07
	(0.21)	(0.14)	(0.22)	(0.14)
左派	−0.14	−0.33***	−0.14	−0.33***
	(0.11)	(0.06)	(0.11)	(0.06)
（年齢）^{2}			0.00	0.00
			(0.00)	(0.00)
（教育）^{2}			0.00	0.00
			(0.00)	(0.00)
（世帯年収）^{2}			0.00	0.00
			(0.00)	(0.00)
定数項	1.69***	1.55***	1.53**	2.08***
	(0.25)	(0.17)	(0.57)	(0.47)
R^2	0.02	0.08	0.02	0.08
F	1.95*	9.41***	1.59†	7.21***
N	794	992	794	992

† $p≤.10$　* $p≤.05$　** $p≤.01$；表中（　）内の数値は標準誤差
網カケ部分は日米間に有意な差異あり($p≤.05$)；a 比較群はフルタイム就業者

表3　医療提供に政府が責任をもつことの是非に関する回帰分析

	モデル1		モデル2	
	日本	米国	日本	米国
年齢	0.00	0.00*	0.00	0.01
	(0.00)	(0.00)	(0.01)	(0.01)
教育（年）	−0.02	0.04***	0.02	0.07
	(0.01)	(0.01)	(0.06)	(0.05)
世帯年収	0.01	0.05***	0.04	0.05
(10,000$)	(0.01)	(0.01)	(0.04)	(0.04)
就業状況 [a]				
自営業	0.00	−0.03	0.00	−0.03
	(0.08)	(0.07)	(0.08)	(0.07)
パート	0.13	0.06	0.13	0.06
	(0.09)	(0.07)	(0.09)	(0.07)
退職者	0.06	0.07	0.11	0.08
	(0.12)	(0.10)	(0.12)	(0.11)
専業主婦	0.04	−0.09	0.05	−0.08
	(0.07)	(0.08)	(0.07)	(0.09)
無職者	0.15	−0.01	0.19	−0.01
	(0.15)	(0.12)	(0.16)	(0.12)
左派	−0.01	−0.33***	−0.01	−0.33***
	(0.08)	(0.05)	(0.08)	(0.05)
(年齢)^2			0.00	0.00
			(0.00)	(0.00)
(教育)^2			0.00	0.00
			(0.00)	(0.00)
(世帯年収)^2			0.00	0.00
			(0.00)	(0.00)
定数項	1.84***	0.96***	1.44***	0.75†
	(0.18)	(0.15)	(0.41)	(0.41)
R^2	0.01	0.10	0.01	0.10
F	0.60	12.64***	0.62	9.48***
N	794	992	794	992

† $p \leq .10$　* $p \leq .05$　** $p \leq .01$；表中（　）内の数値は標準誤差
網カケ部分は日米間に有意な差異あり（$p \leq .05$）；a 比較群はフルタイム就業者

表4　あるべき病院の運営主体を民間とする意識の二項ロジスティック回帰分析

	モデル1		モデル2	
	日本	米国	日本	米国
年齢	0.02***	0.03***	0.04	0.02
	(0.01)	(0.01)	(0.03)	(0.03)
教育（年）	0.05	0.07*	−0.04	0.01
	(0.03)	(0.03)	(0.18)	(0.18)
世帯年収	−0.02	0.17***	0.09	0.25†
(10,000$)	(0.03)	(0.04)	(0.10)	(0.13)
就業状況[a]				
自営業	0.00	−0.07	0.00	−0.07
	(0.22)	(0.25)	(0.22)	(0.25)
パート	−0.58*	0.21	−0.57*	0.22
	(0.25)	(0.23)	(0.25)	(0.23)
退職者	−0.07	0.23	0.08	0.19
	(0.34)	(0.38)	(0.37)	(0.42)
専業主婦	−0.14	0.09	−0.13	0.11
	(0.21)	(0.27)	(0.21)	(0.27)
無職者	−1.00*	0.03	−0.84†	0.06
	(0.43)	(0.37)	(0.44)	(0.37)
左派	−0.40†	−0.52***	−0.40†	−0.52***
	(0.22)	(0.16)	(0.22)	(0.16)
(年齢)^2			0.00	0.00
			(0.00)	(0.00)
(教育)^2			0.00	0.00
			(0.01)	(0.01)
(世帯年収)^2			−0.01	−0.01
			(0.00)	(0.01)
定数項	−0.96†	−1.79***	−1.07	−1.37
	(0.52)	(0.50)	(1.19)	(1.33)
R^2	29.60**	90.20***	31.69**	90.77***
F	9.00	9.00	12.00	12.00
N	794	992	794	992

† $p \leq .10$　* $p \leq .05$　** $p \leq .01$；表中（　）内の数値は標準誤差
網カケ部分は日米間に有意な差異あり（$p \leq .05$）；a 比較群はフルタイム就業者

が高い者ほど肯定的な回答傾向がみられ、政治的に左派の立場をとる者に否定的な回答傾向がみられる一方、就業状況による意識差はみられなかった。日米間を比較すると、とくに、世帯年収、パートという就業状況の影響に有意差がみられた。モデル2においても、日本についてはパート就業であるか否か、米国においては左派であるか否かによって意識に有意な差がみられ、パートという就業状況の影響に日米差がみられた。しかし、ここでも、モデル2の年齢や社会階層の二乗項を加えた部分については、両国とも有意な結果は得られなかった。

5 考　察

「福祉国家の危機」とはいえ、意外にも、日米両国とも、政府が医療に責任をもち、さらに医療支出を増やすべきだと考えている国民が多数派を占め、病院の運営主体についての見解を除き、医療政策には総じて「大きい政府」が望まれているようである。国民医療保険制度のない米国においてもこうした傾向がみられたことは意外ではあるが、やはり、「人の生に関わる医療」ゆえの結果なのかもしれない。経済的なリスクであれば、所得や資産に恵まれれば痛切に感じることは少なくなり、自ずとそれを保障する政策への関心が薄まる者も出てこよう。しかし、いくら経済的に豊かになっても、およそ人としてこの世に生を受けた者で、死を免れる者はいない。病に罹り生を脅かされる経験は、程度の差こそあれ、誰もが経験するものであり、そうした生にまつわる経験の共通性が、医療のあり方に関する国民意識を、全体的に底上げしている可能性がある。

ただし、日米両国を比較すると、米国人に比べ日本人の「大きい政府」志向は強い。また、これらの意識を規定するメカニズムも日米では大きく異なっている。米国については総じて「資源保有者の反発仮説」が支持されるが、日本については、「合意仮説」が支持されたのである。日本では、なぜこれほどまでに、社会的地位や政治的立場に関わらず、医療を充実しそこに公的

資金を投入することに国民の合意が得られているのだろうか。この理由の一つは、日本では国民医療保険の下、一定水準の医療サービスが、社会的地位にかかわらず平等に提供され、また事実、国民の大半がその恩恵を受けていることにあると思われる。また労使の利益を代表する組織が政府と協調的関係を結ぶなかでこうした制度が発展した経緯も影響しているかもしれない。あるいは、「意識の等質性」ということに限れば、米国と比して長い歴史をもち、文化的・民族的なばらつきが少なく、国土面積がきわめて小さいといった地理的・文化的特徴も「国民の合意」に寄与している可能性がある。ただし、こうした議論はまだ仮説の域を出ず、その検証が今後の課題として残される。

なお、分析対象となる意識によっては、いくらかは米国との共通性もみられる。たとえば、「主な病院の運営主体を民間とすること」については、パート・無職の者に比べてフルタイムの者がより肯定的な回答をする傾向、すなわち「資源保有者の反発仮説」を支持する結果がみられた。税負担という点では、医療提供は民間が行うほうが国民の負担は少なくなる。相対的に多くの税金を支払うフルタイムの者は、パートや無職の者に比べて、公的機関が提供する医療について、自分が支払っている保険料や税金に見合うだけの恩恵を感じていないのかもしれない。ただし、この傾向は一貫してみられるものではなく、パターンとしては弱いものである[30]。

おわりに

本章では、医療にまつわる社会意識の日米比較を通して、日本の医療の今後のあり方をめぐる日本人の意識の特徴を考察した。結論からいえば、1996年現在、日本の世論は、「福祉国家の危機」を前に、少なくとも医療分野においては米国ほどには医療費の削減や政府の責任の軽減という形でこの危機に対応すべきであると考えてはいない。むしろ、国民の大半が、ほぼ一様に、政府が医療に責任をもち、医療支出をさらに増やすべきであると考えている。所得、就業状況、年齢等、保険料の負担に係る社会的文脈によって、多少の

温度差はみられるが、その意識差は、米国に比べるとなきに等しいものである。国民意識を手がかりとしてみる限り、医療政策のあり方を考えるにあたり、日本と米国には考慮すべき社会的文脈が異なるようである。今後の日本の医療のあり方を考えるうえでは、こうした国民の意識動向をさらに慎重に見守る必要があると思われる。

第4章 注

1) Esping-Andersen, Gøsta, *Three worlds of welfare capitalism* (Princeton: Princeton University Press, 1990)〔岡沢憲芙・宮本太郎監訳、ゴスタ・エスピン-アンデルセン『福祉資本主義の三つの世界』(ミネルヴァ書房、2001年)〕。
2) *Ibid.*, pp. 9-143.
3) 受給資格の有無を確かめるために、事前に行われる所得や保有資産状況の調査。ミーンズ・テストともいう。
4) Esping-Andersen, *Three worlds of welfare capitalism*, p. 27.
5) Haug, Marie Hiroko Akiyama, Georgeana Tryban, Kyoichi Sonoda, and May Wykle. 1991. "Self Care: Japan and the U.S. Compared," *Social Science and Medicine* 33 (9), pp. 1011-22.
6) 平岡公一「福祉国家研究における社会学的アプローチ」三重野卓・平岡公一編『福祉政策の理論と実際』(東信堂、2000年) 203頁; Esping-Andersen, Gøsta, "Hybrid or Unique? The Japanese Welfare State between Europe and America," *Journal of European Social Policy*, 9-3, (1997), pp. 179-89.
7) 埋橋孝文『現代福祉国家の国際比較——日本モデルの位置づけと展望』(日本評論社、1997年) 160頁。
8) コーポラティズムの弱体化は、たとえば、年金や医療制度の分立から統合への動きや、出生率の低下等に見受けられるとされている (G. エスピン-アンデルセン『福祉資本主義の三つの世界』、i-xvi)。
9) Katz, Daniel and University of Michigan Survey Research Center, *Bureaucratic Encounters: A Pilot Study in the Evaluation of Government Services* (Ann Arbor: Survey Research Center Institute for Social Research University of Michigan, 1975).
10) Erikson, Robert S., Michael MacKuen, and James A. Stimson *The Macro Polity* (New York: Cambridge University Press, 2002).
11) Arts, Wil and John Gelissen, "Welfare States, Solidarity and Justice Principles: Does the Type Really Matter?" *Acta Sociologica* 44 (2001), pp. 283-99; Svallfors,

Stefan, "Worlds of Welfare and Attitudes to Redistribution: A Comparison of eight Western Nations," *European Sociological Review* 13(2) (1997), pp. 283-304; Gundelach, P., "National Value Differences: Modernization or Institutionalization?" *International Journal of Comparative Sociology* 35 (1994), pp. 37-58.
12) Gundelach, "National Value Differences."
13) Svallfors, Stefan, "Worlds of Welfare and Attitudes to Redistribution."; Svallfors, Stefan, "Class, Attitudes and the Welfare State: Sweden in Comparative Perspective," *Social Policy & Administration* 38 (2) (2004), pp. 119-38.
14) Pescosolido, Bernice A., Carol A. Boyer, and Wai Ying Tsui, "Medical Care in the Welfare State: A Cross-National Study of Public Evaluations," *Journal of Health and Social Behavior* 26 (1985), pp. 276-97; Friedman M, "The line we dare not cross: The fragility of freedom at '60' percent," *Encounter* 47 (1976), pp. 8-14.
15) なお、政治的右派は左派に比べ企業利益を代表する者が多いことから、政治的志向も社会的資源の指標と考えられることがある。
16) Pescosolido, et al., "Medical Care in the Welfare State," p. 278.
17) Wilensky, Harold L, *The Welfare State and Equality* (Berkeley: University of California Press, 1975); Wilensky, Harold L, *Rich Democracies* (Berkeley: University of California Press, 2001).
18) Wilensky, *Rich Democracies*, p. 392.
19) Svallfors, Stefan, "Worlds of Welfare and Attitudes to Redistribution."; Andreß Hans- Jürgen and Thorsten Heien, "Four Worlds of Welfare State Attitudes? A Comparison of germany, Norway, and the United States," *European Sociological Review* 17 (4) (2001), pp. 337-56.
20) Pescosolido, et al., "Medical Care in the Welfare State."; Olafsdottir S, Bernice A. Pescosolido, Saeko Kikuzawa, "Converging Medical Systems? A Dynamic View of Public Attitudes in the United States, Australia, Great Britain, Germany, and Italy," Paper Presented at Annual Meeting of American Sociological Association in Atlanta, 2002.
21) 小林久高「政治イデオロギーは政治参加にどう影響するのか：現代日本における参加と平等のイデオロギー」海野道郎編『日本の階層システム2　公平感と政治意識』（東京大学出版会、2000年）173-94頁。
22) 上村泰裕「福祉国家は今なお支持されているか」佐藤博樹ほか編『社会調査の公開データ』（東京大学出版会、2000年）211-26頁。；菊澤佐江子「福祉国家と社会意識――年金政策にかかる意識の国際比較――」『ソシオロジ』152（2005年）93-108頁。
23) データは、Inter-University Consortium for Political and Social Research（Ann Arbor, Michigan）より入手した。
24) これらの調査の詳細は、コードブック（Zentralarchiv für emprische sozialforschung. *Codebook ZA Study 2900 ISSP1996 Role of Government III* (1996)）を参照のこと。

25) 世帯年収の単位については、日本円でなされていた回答を外国為替レート1米ドル＝116円（2007年8月末現在）で換算した。
26) コードブックには、各国の回答項目をもとに、政治的立場（左派、右派）について再コードした変数があり、日米についてはこうした回答に依拠した再コードがなされている。
27) Long, JS., *Regression Models for Categorical and Limited Dependent Variables* (Sage, Thousand Oaks, CA, 1997).
28) 多項ロジスティック回帰分析を用いた結果の詳細は、菊澤佐江子「『福祉国家の危機』と医療――本当に『小さい政府』は志向されているのか？」『保健医療社会学論集』15巻1号（2004）13-24頁を参照のこと。
29) Lincoln, James R. and Arne L. Kalleberg, *Culture, Control, and Commitment* (New York: Cambridge University Press, 1990).
30) なお、「政府の医療支出のあり方についての意識」「主な病院の運営主体を民間とすること」においては、医療費を減らしたり、運営主体を民間とすることに肯定的な傾向は、年齢とともに強くなるという結果が示されたが、さらに詳細な分析によると、「大きい政府」に反発している者はとくに中年層に多いようである。

第5章

政府・企業・個人
――現代アメリカにおける医療保障制度改革をめぐる対立の構図――

天野　拓

はじめに

　他の先進諸国と比較した場合、アメリカの医療保障制度は、特異な性格を有する。最も重要なのは、国民皆保険制度が存在せず、公的医療保障が高齢者や低所得者層など一部の層に限定されている点であろう。アメリカの医療保障制度の中核をなすのは、むしろ1930～40年代以降急速な発展を遂げた、民間保険である。しかしこうした制度は、現在さまざまな問題に直面している。第一は、無保険者の増加である。アメリカでは、公的医療保障の受給資格をもたず、民間保険に加入する経済的な余裕や加入機会に恵まれない人々は、無保険者となるしかない。その数は2006年時点で、約4700万人にのぼる。第二は、医療費の高騰である。政府による全体的な規制の不在もあり、他の先進諸国と比較しても、アメリカの医療費は国内総生産（GDP）比率16％以上とずば抜けて高い。こうした問題は、とりわけ1980年代後半以降深刻化し、広く注目を集めるようになった。1990年代以降のアメリカで、医療保障制度改革が重要な政治課題として浮上したのは、そのためである。
　もちろん、改革それ自体は、これまでも幾度となく政治問題化してきた。しかし注目すべきなのは、1990年代以降の医療保障制度改革をめぐる政党政治が、これまでとは性格を異にする点である。とりわけ重要なのは、民主、共和両党の掲げる政策が大きく変化するとともに、改革の内容や方向性をめ

ぐる対立が、激化した点であろう。1990年代以降のアメリカで、改革への気運が高まりをみせているにもかかわらず、それが進展していない背景には、まさにこうした対立の激化が存在する。本章は、以上のような両党の政策的立場の変容と対立の激化を中心とした、1990年代以降の医療保障制度改革をめぐる政党政治の変容について考察することを目的としている。そしてそれを通じて、改革をめぐる対立の構図を明らかにするとともに、現在アメリカで改革が難航している背景要因について、光を当てたいと思う。

では、1990年代以降の医療保障制度改革をめぐる政党政治の変容を、どのような分析視点からとらえればよいだろうか。その際本章が焦点を当てるのは、政府、企業、個人、それぞれの役割を重視する、三つの改革アプローチの存在である。これらのアプローチに着目した場合、従来までの民主党はリベラル派を中心に、公的医療保障の拡張や公的規制の強化など、政府が医療保障制度において果たす役割を重視してきた。しかし、1980年代以降台頭してきた穏健派は、従来までリベラル派が主張してきた公的医療保障の拡張（そして公的な規制の強化）は必要最小限度にとどめ、むしろ既存の民間保険制度、とりわけ企業雇用者提供保険の存在を重視し、その拡張やそのもとでの市場競争の促進——企業の役割を重視したアプローチ——によって問題への対処を図ろうとしている。これに対して、共和党は歴史的に、改革それ自体に消極的な「現状維持」の姿勢をとってきた。その基本的な立場は、民主党が推進しようとする政府の役割拡張を目的とした改革に慎重な姿勢をとる一方で、民間保険制度の自生的な発展を支持する点にあった。しかし、1980年代以降党内で保守派が台頭するにつれて、その政策的立場は大きく変化する。新たに、個人の自由と自己責任を重視する立場——個人の役割を重視するアプローチ——から、既存の医療保障制度のラディカルな改革を図ろうとしているのである。

以上のように、とりわけ1990年代以降、民主党が、政府から企業の役割を重視する方向へと、その改革アプローチの重点を変化させる一方で、共和党は、新たに個人の役割を重視した、ラディカルな改革路線を打ち出しつつある。その結果、改革の内容や方向性をめぐる対立は、激しいものとなった。

政府のみならず企業の役割を重視した改革を行おうとする民主党と、現状維持ではなく、新たに個人の役割を重視した改革を推進しようとする共和党との間の対立へと変化したのである。しかし同時に、民主党内も、改革アプローチに関して一枚岩ではなく、政府と企業、いずれの役割を重視すべきかをめぐり、リベラル派と穏健派の間に無視し得ない路線対立が存在する点も、重要である。すなわち、1990年代以降の医療保障制度改革をめぐる政党政治においては、政府、企業、個人いずれの役割を重視した改革を行うかをめぐり、激しい対立が生じているのである。

　こうした対立関係が重要なのは、それが政治的な合意形成を困難なものにし、抜本的な改革を難航させているためである。実際1990年代以降、改革への気運が高まりをみせているにもかかわらず、政府、企業、個人いずれの改革アプローチも、広範な支持を獲得するにはいたっていない。まさに現代アメリカの医療保障制度改革が直面する課題は、以上のような改革アプローチをめぐる対立をどのように調停しつつ、改革を進めていくのか、という点にある。

　以下本章では、1990年代以降の改革をめぐる政党政治の変容について、より詳しい考察を試みたい。そしてそれを通じて、現代アメリカの医療保障制度改革をめぐる対立の構図について、さらには現在改革が難航している背景要因について、明らかにしたい。まず第1節では、アメリカの医療保障制度とその問題点について概観したうえで、政府、企業、個人それぞれの役割を重視する三つの改革アプローチの存在に焦点をあてつつ、1990年代以降の改革をめぐる政党政治の変容を考察するという、本論の分析視点について明確なものにする。続く第2節から第4節では、医療保障制度改革をめぐる政党政治の変容について、クリントン政権の国民皆保険制度改革期(1990年代前半)(第2節)、漸進的な改革期(1990年代後半)(第3節)、ブッシュ政権下の改革期(2001年以降)(第4節)という三つの時期区分のもとに、具体的な考察を行う。そして最後に、本章の考察をまとめるとともに、現代アメリカの医療保障制度改革が直面する課題について、若干の考察を加えたいと思う(第5節)。

1 現代アメリカの医療保障制度改革と政党政治
——政府、企業、個人

アメリカの医療保障制度の問題点と三つの改革アプローチ

　アメリカには、日本や多くのヨーロッパ諸国のような国民皆保険制度が存在しない。公的医療保障は一部特定層を対象としたものに限定されており、1965年に成立した、メディケアとメディケイドの二つを軸とする。このうち、メディケアは、連邦政府が運営する、65歳以上の高齢者や障害者などを対象とした公的保険制度であり、2006年現在の加入者は約4034万人（13.6％）である[1]。他方メディケイドは、主に低所得者を対象とする医療扶助制度であり、加入者は2006年時点で約3828万人（12.9％）にのぼる。1997年にはその補完的存在として、州児童医療保険プログラム（State Children's Health Insurance Program：以下、SCHIP）が新たに創設された。

　公的医療保障が限定的である一方、アメリカの医療保障制度の中核をなすのは、民間保険である。とりわけ、企業が民間保険と契約し多くの保険料を負担することによって、従業員に対して保険給付を提供するシステム（雇用者提供保険）が支配的な位置を占めてきた。具体的には、約1億7700万人、全国民の約6割が、職場を通じて民間保険に加入している。こうした企業が提供する民間保険制度は、①第二次世界大戦中、賃金引き上げが凍結される一方で、フリンジ・ベネフィット（付加給付）としての保険給付の提供は賃金統制から除外されたこと、②内国歳入庁が、雇用者提供保険の保険料を課税対象から除外するなどの、税的優遇措置をとったこと、③製造業など主要な労働組合が、雇用者からの医療保険給付を、労使交渉の主要な要求として掲げたこと、などの要因を背景に発展を遂げた[2]。

　他方、職場を介さず、個人で直接民間保険を購買し、加入している人々も存在する。自営業者、早期退職者、職場で保険給付の提供を受けていない人々などが、これにあたる。しかし、その数は全体の一割にも満たず、雇用者提供保険の加入者と比較すると、少数にとどまる。個人で直接民間保険を購買

する場合、雇用者提供保険のケースのような、税制的な優遇措置が存在しない。また、雇用者が拠出しない分、個人の保険料負担は重くなる。さらに、民間保険者による保険加入審査のために、過去に病歴があったり健康状態の悪い人間は、不利な状況に置かれる。以上の理由から、個人購買保険の加入者は、相対的に少数にとどまっているのである。

　重要なのは、こうしたアメリカの医療保障制度が、現在深刻な問題に直面している点である。問題の第一は、無保険者の増加である。その数は、とりわけ1980年代後半以降急増しはじめ、1990年代末には一時期減少傾向に転じたものの、2001年以降再び増加し、2007年には約4700万人（15.8％）にまで達した。無保険者は、年齢からみると、主に18歳から64歳までの成人から構成される。65歳以上の高齢者はメディケア、18歳までの児童はメディケイドやSCHIPといった公的医療保障の受給資格をもつ可能性が高いためである。次に、労働・雇用状況という側面からみた場合、無保険者は実はその多くが勤労者（約2760万人）であり、保険給付を提供していない中小企業の労働者に多い。また、比率的にみれば、ヒスパニック（34.1％）、アフリカ系（20.5％）、アジア系（15.5％）などマイノリティに集中する傾向にある。さらに所得の点からみれば、当然家庭所得の低い層に多いが、中産階級の間にも、無視し得ない割合存在する。具体的には、年収が25,000ドル未満の家庭の約25％、25,000ドル以上50,000ドル未満の家庭の約21.1％、50,000ドル以上75,000ドル未満の家庭の約14.4％が無保険者である[3]。

　無保険者の増加と並んで、医療費の高騰も深刻な問題である。アメリカの医療費は1970年代以降急騰し、1980年代に入るとGDPの10％を突破、現在は16％を越えるまでに達した。その要因は、多岐にわたる。たとえば、①メディケア、メディケイドの創設、②国民総生産（GDP）の成長に象徴される、国民の医療に対する支払い能力の増大、③複雑な医療保障制度を背景とする管理運営コストの増加、④政府による全体的な規制が弱体ななかでの、高度な医療技術の積極的な導入や処方薬価格の高騰、⑤他の国にもまして、医療サービスの支払い者（需要者）側よりも供給者側が、市場において大きな権限を有してきた点（たとえば、医師や病院の診療活動の自由や診療

報酬の自己決定権限が尊重されてきた点）などの要因が重要である[4]。

こうした問題は、経済のグローバル化の進展、労働・雇用構造の変容、経済不況および失業者の増加などを背景に、とりわけ1980年代後半以降深刻化し、中間層を含む広範な国民の関心を集めるようになった[5]。1990年代以降のアメリカにおいて、医療保障制度改革がきわめて重要な政治課題として浮上したのは、そのためである。もちろんアメリカでも、過去何度か、改革の必要性自体は政治問題化してきた。しかし重要なのは、1990年代以降、医療保障制度改革をめぐる政党政治が、大きく変容した点である。とりわけ重要なのは、民主・共和両党が掲げる政策が大きく変化するとともに、改革の内容や方向性をめぐり、激しい対立が生じた点であろう。では、以上のような改革をめぐる政党政治の変容を、どのような視点からとらえればよいであろうか。

本章は、この点について、医療保障制度において、政府、企業、個人それぞれが果たす役割を重視する三つの改革アプローチの存在に焦点をあてつつ、考察を行う。すなわち、①政府が資金拠出し運営する公的医療保障制度（そして公的規制）を重視するアプローチ、②民間保険制度のなかで中心的な位置を占める、企業雇用者が主な資金拠出者として提供する民間保険の存在を重視するアプローチ、③個人が直接保険料を負担して選択・購買する民間保険や、個々人による医療費の拠出・管理を重視するアプローチ、の三つである。社会保障一般同様、医療保障制度の主な機能は、疾病や負傷など不慮に生じる経済上のリスクに対処する点にある。医療保障制度改革にあたり、政府、企業、個人それぞれの役割を重視する三つの改革アプローチの特質は、大きくは、こうしたリスクに対処するにあたって、三者いずれの役割を重視するか、という点から位置づけることが可能である。すなわち、リスクへの対処にあたり、公的医療保障のもとでの政府による保険プールや公的扶助を重視するか、企業雇用者が提供する民間保険によるリスクのプーリングを重視するか、あるいは、リスクへの対処にあたってより個人（あるいはその家族）の責任──すなわち「自助」──を重視するのか、という点である[6]。

民主、共和両党の政策的立場の変容

　以上の三つの改革アプローチの存在に焦点を当てた場合、従来の民主党は、リベラル派（左派）を中心に、政府が医療保障制度において果たす役割を重視し、その拡張を図ってきた。その背景には、医療は万人の権利であり、それは政府による公的保険制度によって実現されるという、「リベラリズム」の理念が存在していた（このリベラリズムとは、経済・社会保障の領域に限定した場合、1930年代ニューディール期の一連の政策に象徴されるように、政府の公的な介入によって、経済的・社会的な不平等を是正しようとする立場をさす）。とりわけ党内リベラル派は、多くの無保険者の存在に象徴されるように現在支配的な民間保険制度は不平等であり、また管理運営面で非効率的であるために医療費の高騰を招いているとの立場から、政府による公的医療保障の拡張（そして公的な規制の強化）により、無保険者問題や医療費の高騰に対処しようとしてきた。リベラル派の最終的な目標は、現行の民間保険制度の縮小・廃棄であり、カナダのような、政府が一元的に管理する「シングル・ペイヤー・システム」のもとでの国民皆保険制度の実現だった[7]。1960年代まで、民主党内で支配的な位置を占めていたのは、このリベラル派（左派）であった。

　しかし、1980年代以降民主党内では、従来までの「大きな政府」「高福祉・高負担」路線では国民の支持を得ることはできないとして、新たに穏健派（右派）勢力が台頭する。1960年代末以降、大統領選挙で敗北を重ねるなど、民主党の党勢には明らかな陰りがみえはじめた。実際、1980年には、「小さな政府」を掲げる共和党のロナルド・レーガン（Ronald Reagan）に地すべり的な大敗を喫し、その後の1984年、1988年大統領選挙でも、民主党候補者は敗北した。こうしたなか、党内では、民主党の政策がリベラル左派の急進的な立場に偏りすぎており、中道で穏健的な有権者の平均的な生活感覚からあまりに遊離してしまっているのではないか、という反省が生じ始めた。そして、その反省のなかから、党内では新たに穏健派勢力が台頭していくことになる[8]。1981年に設立された保守民主党フォーラム（Conservative Democratic Forum　現在のブルードッグズ・コアリションの前身）や、

1985年に成立した民主党指導者協議会（Democratic Leadership Council）などが、これにあたる。このうち、とりわけ後者のイデオロギー的な特質は、従来までの「保守」でも「リベラル」でもない、「第三の道（third way）」を模索する点にあった。

　これら穏健派は、医療保障制度改革にあたっても、従来までリベラル派が主張してきたような、公的医療保障の拡張（そして公的な規制）は最小限度にとどめ、むしろ既存の民間保険制度の存在を重視し、その拡張や市場競争の促進によって問題への対処を図ろうとしている。とりわけ、企業雇用者提供保険の維持・拡張を重視し、税額控除（tax credit）などによる企業雇用者の保険給付への支援や、雇用者と契約した民間保険プラン（とりわけマネジドケア）間の市場競争の促進などの政策を推進しようとしているのである。このように、穏健派の台頭とともに、医療保障制度改革をめぐる民主党の政策的立場は、政府の役割を重視するアプローチから、企業の役割を重視するアプローチ──雇用者提供保険を中心とする民間保険制度に依拠した改革路線──へと変化している[9]。

　これに対して共和党は歴史的に、民主党と比較して、ボランタリズム（自主主義）に依拠する立場から現状維持の立場をとり、医療保障制度改革それ自体に消極的な立場をとってきた。その基本的な立場は、民主党が推し進めようとする公的医療保障の拡張（そして公的規制の強化）に消極的な姿勢をとるとともに、民間保険制度の可能な限り自生的な発展を支持する点にあった。しかし、1980年代以降党内で保守派が台頭するにつれて、その政策的立場も大きく変化する。かつての共和党は、北部を主要な地盤とし中道派が多数を占める政党だった。しかしそれ以後、徐々に党内では保守派が台頭していく。1980年の大統領選挙におけるレーガンの勝利は、その象徴的事件であり、その後もニュート・ギングリッチ（Newt Ginglich）などを中心に、党内保守派はその政治的な影響力を拡大していった。

　保守派台頭の第一の要因は、南部における政治変動である。1960年代以降、伝統的に民主党の堅い地盤であった保守的な南部において、共和党はその勢力を拡張させた。公民権法の制定に象徴されるような、民主党のリベラルな

姿勢に対して、南部の保守的な有権者が反発する中、共和党内の保守派は、保守的白人有権者に訴えかけることによって、南部での支持拡大を図ったのである。第二は、利益団体政治の変容である。1960～70年代以降、共和党内では、宗教右派団体、中小企業団体、反増税団体などが政治活動を活発化させ、保守派議員を中心に、党との連携関係を強化するようになった。また、保守系のシンクタンクも新たに台頭した。こうしたイデオロギー色が強く、また政党と一体化する傾向の強い団体が新たに興隆した結果、共和党内では保守派が勢力を拡大するようになったのである[10]。

　共和党保守派の医療保障制度改革についての基本的な立場は、以下のようなものである。現在のアメリカの医療保障制度のもとでは、保険の選択・提供や医療費の拠出・管理の点で、政府や企業が大きな役割を果たしている。しかし、こうしたシステムのもとでは、個人の自由な保険選択（そして市場競争）が制限されるとともに、加入者が直接医療費を拠出・認知する機会が乏しいため、コスト意識が働きにくい。以上の問題点に対処するために、党内保守派は、税額控除により個人が直接民間保険を選択・購買するシステムや、医療貯蓄口座（health/medical savings account）のもとに（あるいはより一般的には、消費者側の自己負担（cost sharing）の増額によって）、個々人が自ら医療費を拠出・管理するシステムを推進し、政府や企業よりもむしろ、個人の自由と自己責任に依拠した「消費者主導医療（consumer-driven health care）」の実現を図ろうとしているのである[11]。

対立の激化と改革の難航

　以上のように、とりわけ1990年代以降、民主党が、政府から企業の役割を重視する方向へと、その改革アプローチの重点を変化させる一方で、共和党は、新たに個人の役割を重視した、ラディカルな改革アプローチを打ち出しつつある。

　その結果、改革の内容や方向性をめぐる対立は、激しいものとなった。従来までの両党の対立は、政府の役割拡張を重視する立場から、改革に積極的な姿勢をとる民主党と、改革自体に消極的で、現状維持的な立場をとる共和

党との間の対立だった。しかし1990年代以降、両党の対立は、より明確なかたちで、改革の内容や方向性それ自体をめぐるものへと変化する。すなわち、政府のみならず企業の役割を重視した改革を行おうとする民主党と、現状維持ではなく、新たに個人の役割を重視した改革を推進しようとする共和党との間の対立へと変化したのである。しかし同時に、民主党内も、改革アプローチに関して一枚岩ではなく、政府と企業、いずれの役割を重視すべきかをめぐり、リベラル派と穏健派の間に無視し得ない路線対立が存在する点も、重要である。すなわち、1990年代以降の医療保障制度改革をめぐる政党政治においては、政府、企業、個人いずれの役割を重視した改革を行うかをめぐり、激しい対立が生じているのである。こうした改革アプローチをめぐる対立の構図を、いささか図式的にとらえれば、表1のようになろう。

以上のような対立関係が重要なのは、それが政治的な合意形成を困難なものにし、抜本的な改革を難航させているためである。実際1990年代以降、改革への気運が高まりをみせているにもかかわらず、政府、企業、個人いずれの改革アプローチも、広範な支持を獲得するには至っていない。一方の、民主党リベラル派が掲げてきた、公的医療保障（そして公的規制）の大幅な拡張に基づいた改革は、共和党のみならず、「大きな政府」に慎重な民主党内穏健派からも、支持をとりつけることが困難になっている。他方で、共和党が新たに推進しようとしている個人の自由と自己責任に依拠した改革に対しては、民主党のリベラル派だけでなく穏健派も激しく反発しており、両党間対立の激化を招いている。しかし同時に、民主党穏健派が掲げる、企業雇用者提供保険の維持・拡張に基づいた「第三の道」的な改革路線も、必ずしも広範な支持を得るには至っていない。後述するように、1993-94年のクリントン政権の国民皆保険制度改革はこうしたアプローチに依拠したものだったが、それは共和党だけでなく民主党リベラル派からも、反発を招くことになったのである。

すなわち1990年代以降、改革への気運が高まりをみせているにもかかわらず、医療保障制度改革が難航している背景要因の一つは、まさに政府、企業、個人いずれの役割を重視するかという点をめぐる、改革アプローチ間対

表1　現代アメリカにおける医療保障制度改革をめぐる対立の構図

政党（党派）	民主党リベラル派	民主党穏健派	共和党
イデオロギー	リベラリズム	「第三の道」	保守主義
改革アプローチの重点	政府	企業	個人
無保険者削減の手段	公的医療保障の拡張	企業雇用者が提供する民間保険の拡張	個人購買保険の促進　医療貯蓄口座の促進
医療費抑制の手段	政府による公的な規制　一元的な公的医療保障制度の導入による管理運営の集権化・合理化	保険プラン間の競争促進　公的医療保障の民営化を一定程度促進	医療貯蓄口座の促進　コスト・シェアリングの推進　保険プラン間の競争促進　公的医療保障の民営化
既存の民間保険制度の位置づけ	縮小・廃棄	その問題点に対処する一方で、維持・拡張	より個人の自由と自己責任を重視する方向へと変革
財政的手法	増税	税額控除	税額控除・医療貯蓄口座
改革の規模	抜本的（国民皆保険）	漸進的改革…→国民皆保険	漸進的
具体的アプローチ	シングル・ペイヤー	「管理された競争」	消費者主導医療
概観	政府による公的医療保障制度の拡張によって、すべての人間が平等に保険に加入するシステムを構築する。政府のもとでの一元的な国民皆保険制度の構築（さらに公的規制の強化）によって、管理運営コストの削減を図るなどして、医療費を抑制する。	公的医療保障（や公的規制）は必要最低限度に抑え、むしろ現在支配的な位置を占める、雇用者が提供する民間保険の維持・拡充を図る。ただし、雇用者に保険給付の提供や保険料の支払いを義務付けること(employer mandate)には反対し、あくまで税額控除の提供などにより、自発的に従業員への保険提供を促す。	個人が自由と自己責任のもとに直接保険を購買したり、個人が自ら医療費を拠出・管理するシステムを重視する。そのため、税額控除の提供、医療貯蓄口座の創設、コスト・シェアリングの増額などを促進する。消費者がコスト意識をもって、そして自由な選択のもとに、医療サービスを購買するシステムの導入を図る。

立の激化に求めることができる。以下の節では、この点について、1990年代以降の改革をめぐる政策過程の概観を通じて、より具体的に考察したいと思う。

2 クリントン政権の国民皆保険制度改革の失敗（1990年代前半）

クリントン政権の成立と改革への着手

　1990年代の医療保障制度改革は、無保険者の増加や医療費の高騰を抜本的に解決しようとする試みから始まった。クリントン政権による国民皆保険制度改革が、それである。その背景には、問題自体の深刻化という要因が存在した。1980年代後半以降無保険者の数は急増し、1989年の約3340万人から1993年には約3970万人にまで達した。また医療費も高騰し、そのGDP比率は、1980年の約9.3％から、1993年には13.9％にまで上昇した。1990年代に入り、改革への気運が一気に高まったのは、そのためである。さらに、1991年11月5日のペンシルヴァニア州上院補欠選挙において、医療保障制度改革の必要性を強く訴えた民主党候補のハリス・ウォーフォード（Harris Wofford）が当選を果たしたことも、広く政界に改革の重要性を認知させることに貢献した。その結果、医療保障制度改革は、1992年大統領選挙における、重要な政治的争点として浮上する。こうしたなか、民主党候補のビル・クリントン（Bill Clinton）は、国民皆保険制度の導入を政治的公約として前面に押し出し選挙戦を戦い、勝利を収めた[12]。

　1993年1月の発足後、クリントン政権はすぐに、政治的公約の目玉である国民皆保険制度改革に着手した。1月25日、閣僚や官僚からなる「国民医療保険改革に関するタスク・フォース」を創設し、その座長として妻のヒラリー・クリントン（Hillary Clinton）を任命したのである。しかし、どのような改革を行うかという点について、民主党内には深刻な対立が存在した。従来の民主党は、リベラリズムに依拠する立場から政府の役割を重視し、公的医療保障の拡張によって全国民の医療保障加入を保障するとともに、現行の民間保険制度の縮小・廃棄を主張してきた。今回も、党内リベラル派（左派）の多くは、同様の立場をとっており、カナダのような「シングル・ペイヤー・システム」に基づいた国民皆保険制度の導入を支持していた。

　しかし、1980年代後半以降台頭してきた民主党内穏健派（右派）は、リ

ベラル派の掲げる改革は「大きな政府」につながるとして批判的であり、実現も困難であると考えていた。代わりに、党内穏健派が支持していたのは、「管理された競争（managed competition）」と呼ばれる改革案である。これは、現行の企業雇用者提供保険を中心とした民間保険制度に依拠し、最低限度の公的な介入（消費者への情報提供や権限の付与など）のもとに、国民の保険加入を促進し、さらにはマネジドケア・プランを中心とする民間保険間の市場競争によって医療費の抑制を図ろうとするものだった[13]。クリントン陣営は、すでに大統領選挙期間中から、こうした深刻な党内対立の存在を意識しつつ、自らの改革案を作成する必要性に迫られていた。

政府か企業か——民主党内における路線対立の激化

　クリントン政権が改革案を正式に公表したのは、1993年9月22日である。その内容は、企業雇用者に対して従業員の保険料の支払いを義務づけるとともに、新設の医療保険購買組合を通じた保険加入を定め、さらにマネジドケアなど民間保険プラン間の競争や保険料規制・予算総枠制度の導入などによって、医療費の抑制を図ろうとするものだった。すなわち、企業の役割を重視し、企業雇用者に対する保険料拠出の義務づけによって無保険者の削減を図るとともに、民間保険プラン間の市場競争の促進によって医療費の抑制を実現しようとするものであり、基本的に「管理された競争」アプローチに立脚した、党内穏健派の立場に沿ったものだった。しかし重要なのは、同時に予算総枠制度の導入や保険料規制など公的な規制の強化も盛り込まれており、リベラルな立場から一定の修正が施されていた点である[14]。すなわち政権の改革案は、企業の役割を重視する党内穏健派と、政府の役割を重視するリベラル派との中間を行く内容だったのである。クリントン政権は、まさに両者の主張を盛り込むことによって、党内のとりまとめを図ろうとした。

　しかし、党内リベラル派は、政権の改革案に強く反発した。リベラル派の多くは、やはり政府の役割の大幅な拡張に依拠した「シングル・ペイヤー・システム」のもとでの国民皆保険制度の導入を主張していたのである。その指導的な立場にあったのが、下院議員のジム・マクダーモット（Jim

McDermott）だった。リベラル派のなかには、可能な限り政権に協力しようとする議員も存在したが、クリントンが党内穏健派に妥協し、改革案が保守的な方向に傾斜していくことに危惧を抱く議員も多かった。マクダーモットは、すでに 1993 年 3 月 3 日には、シングル・ペイヤー・システムに基づいた独自の法案を提出しており、その後も政権の改革案を、既存の企業雇用者提供保険を中心とする制度を維持し、民間保険会社の権限を温存するものであるとして批判し続けた[15]。

クリントン政権にとって痛手であったのは、以上のようにリベラル派が離反しただけでなく、同時に穏健派の支持も十分に固めることができなかった点である。政権の改革案には、予算総枠制度の導入や保険料規制、さらには保険料拠出の義務づけなど、公的規制の強化が盛り込まれていたが、党内穏健派は批判的だったのである。穏健派は、そうした政府の役割拡張を含まない、純粋なかたちでの「管理された競争」アプローチを支持していた。その結果、ジム・クーパー（Jim Cooper）らが独自の改革案を提出するなど、党内穏健派の一部も政権に反旗を翻すことになった[16]。

このように民主党内には、医療保障制度改革を行うにあたって、政府の役割を重視するか、それとも企業の役割を重視するか、という点について、激しい対立が存在した。リベラル派が政府の役割拡張に依拠した改革案を打ち出していたのに対して、穏健派はそれが「大きな政府」につながるとの懸念から、企業雇用者が提供する民間保険に依拠した改革案を打ち出していたのである。

共和党の反対──個人の自由と自己責任に依拠した代替案の提出

しかし、クリントン政権の改革案に最も激しく反発したのは、共和党だった。共和党内にも、医療保障制度改革は国民も高い関心を示しており、むやみに反対すべきではないという意見も存在した。しかし、ギングリッチなど党内保守派は、当初から、クリントン政権の改革に反対し、それを挫折に追い込むことによって、民主党や政権側にダメージを与えようとしていた[17]。最終的には、来る選挙戦に有利に働くとの思惑、保守系知識人であるウィリ

アム・クリストル（William Kristol）の働きかけ、利益団体からの圧力などを背景に、党内保守派が主導する強硬姿勢のもとに共和党は団結していく。中小企業団体や民間保険団体と連携しつつ、政権の改革案に対して、激しい反対運動を展開したのである。

しかし注目すべきなのは、これら保守派が、クリントン政権の改革にただ反対していたわけではなく、個人の役割を重視した独自の代替案を提出していた点である[18]。たとえば、上院保守派のドン・ニックルズ（Don Nickles）は、明確に個人に依拠した改革案を提出していた。彼の法案は、保守系シンクタンクであるヘリテージ財団のアイディアに基づいたものであり、個人の自由と自己責任に依拠した改革を推し進めようとするものだった。下院で18人、上院で24人の議員によって共同提出された、「消費者選択医療保障法（Consumer Choice Health Security Act）」と名づけられたその法案の特徴は、現行の雇用者提供保険のみが税的優遇措置を受けている状況は不平等であり、またそれが保険選択の自由やコスト意識の醸成、さらには転職の機会を妨げているとの立場から、個人が自由に民間保険プランを選択し、購買するシステムを促進しようとする点にあった。具体的には、個人による保険購買に際して、還付可能な税額控除を提供すること、さらに、もし被用者が現在雇用者に提供されている以外の保険を選択する場合、雇用者はその給付内容分の資金を提供しなければならないこと、などの内容が盛り込まれていた[19]。

さらに、同じく党内保守派のフィル・グラム（Phil Gramm）らも、個人の自由と自己責任を重視する独自の改革案を提出していた。グラムの法案は、ケイトー研究所、そして全米政策分析センター（National Center for Policy Analysis）のジョン・グッドマン（John Goodman）のアイディアに依拠したものだった。グラム案の中心に位置するのは、医療貯蓄口座（詳しくは後述）である。すなわち、企業雇用者は、従業員に対して、高免責額で高額の医療費がかかる疾病などのみをカバーする医療保険を提供することを条件に、医療貯蓄口座を創設することが認められる。雇用者は、その際の保険料や口座への預け入れ分について財政援助するが、基本的に個々人が口

座の医療費を管理しなければならない[20]。このグラム法案に盛り込まれた医療貯蓄口座は、その後、共和党保守派が推し進める医療保障制度改革案において、中核的な位置を占めることになる。

　以上のように、クリントン政権の改革をめぐっては、政府、企業、個人、いずれの役割を重視した改革を行うか、という点をめぐり、重要な対立が生じた。民主党内リベラル派は政府の役割拡大に基づくラディカルな改革を主張していたが、穏健派は主に企業の役割を重視した改革案を提出しており、民主党内は分裂していた。他方、共和党は保守派を中心に、政権の改革案に激しく反発する一方で、個人の自由と自己責任に依拠した独自の改革案を提出していたのである。こうした政府、企業、個人いずれの役割を重視すべきかという点をめぐる深刻な対立の結果、政治的な合意形成は困難なものとなり、改革案の審議は難航をきわめた。その結果1994年の9月、改革は事実上失敗に終わる。これは、クリントン政権、そして民主党にとって、大きなダメージとなった。実際、その直後に行われた中間選挙において、民主党は上下院で40年ぶりに多数を失うという、歴史的な敗北を喫したのである。

3　漸進的な改革へ（1990年代後半）

医療保険の携行性と責任に関する法律
──民間保険の規制と医療貯蓄口座の実験的開始

　クリントン政権による改革の挫折と中間選挙での民主党の大敗は、国民皆保険制度の導入といった抜本的な改革がいかに困難であるかを、象徴的に示すものだった。その結果、1990年代後半以降は、より漸進的な改革によって問題に対処しようとする試みが支配的となる。そうしたなか、二つの注目すべき改革が実現した。第一は、1996年に成立した「医療保険の携行性と責任に関する法律（Health Insurance Portability and Accountability Act）」である。これは、労働者が転職により無保険者に転落する危険性に対処するための法律であり、新たな職場での保険加入をより容易なものにするととも

に、民間保険が病歴などによって保険加入を拒否することを一定程度制限するものだった。すなわち、主に民間保険制度の規制を目的とするものであり、その漸進的な性格もあり、民主党のエドワード・ケネディ（Edward Kennedy）と共和党のナンシー・カッセバウム（Nancy Kassebaum）の共同提案のもとに、超党派的な支持を得て成立した[21]。

　この法律に関して第一に重要なのは、民主党が、既存の企業雇用者提供保険を中心とした民間保険制度に依拠し、その問題点を修正していくという、漸進的な改革路線へと明確に転換した点である。また第二に注目すべきなのは、法律の中に、実験的ではあるが、医療貯蓄口座に対する税的な優遇措置の開始が盛り込まれていた点である。先に少しふれたが、医療貯蓄口座とは、医療費支払いのための口座であり、口座への預け入れも引出しも非課税とされる。口座開設のためには、高免責額の民間保険プラン（これは企業が提供しても、個人自らが購買してもよい）への加入が前提であり、免責額までの医療費をこの口座から支払うことができる。個々人は、口座のもとで、自らの医療費を自由と自己責任のもとに管理しなければならないため、コスト意識が高まり、医療費の抑制に効果的とされる。また、高免責額の民間保険プランは保険料が一般に安価なために、無保険者の削減にもつながるとされる[22]。

　共和党は、無保険者の削減や医療費の抑制につながるとして、法律に口座の開始を盛り込むことを強く主張した。しかし、民主党議員の多くは、それは健康で豊かな人間のみを利するものであり、また必ずしも無保険者問題の解決にはならない、と批判した。一方で、健康で豊かな人間は、口座開設によりメリットを得る可能性が高いため、伝統的な（より給付内容の充実した）企業雇用者が提供する保険プランから離脱するかもしれない。しかし、健康上問題のある貧困層にはメリットが少ないため、従来までの保険プランに残る可能性が高い。その結果、伝統的な保険プランの保険料は高騰し、最終的には無保険者の削減はおろか、その増加につながりかねない[23]。

　こうした民主党による強硬な反対のために、最終的には、法律に医療貯蓄口座に対する税的な優遇措置が盛り込まれたものの、あくまで実験的なパイロット・プロジェクトとして開始されることになった。具体的には、(1)対

象は従業員50名以下の企業の労働者、自営業者、そして無保険者とする、(2)試行期間は1997年の1月から4年間とし、その後加入資格を更に拡大するかを改めて決定する、(3)試行数の上限は75万とする、などの条件が課せられることになった[24]。

財政均衡法と州児童医療保険プログラムの成立
——「小さな政府」下の無保険者対策

医療保険の携行性と責任に関する法律と並んで、1990年代後半に実現した漸進的な医療保障制度改革として重要なのが、1997年に成立した「財政均衡法（Balanced Budget Act）」である。この法律が重要なのは、第一に、公的医療保険であるメディケア予算の削減と、プログラムの民営化が盛り込まれていた点である。

1965年の成立以降、メディケア医療費は急騰し、1995年には連邦政府予算の10％以上を占めるまでになった。こうしたなか、1994年の中間選挙で大勝した共和党は、均衡財政実現のためにはメディケア予算の削減は不可避であるとし、5年間で2700億ドルの削減を提案するとともに、受給者が民間保険プランや医療貯蓄口座などさまざまな選択肢から受給を選択できる制度の導入によって、医療費を抑制することを主張したのである。しかし、民主党は共和党の法案に激しく反発し、1995年末には、共和党多数議会のもとで上下院を通過した法案に対してクリントン大統領が拒否権を発動し、議会が閉鎖状態になる事態にまで発展した。

ただし実際には、クリントン政権や民主党の多くは、予算の削減や民営化それ自体にはむしろ賛同しており、その規模や性格を問題にしていただけであった。その結果、1997年に入ると、両党間の合意のもと、メディケア予算を5年間で1150億ドル削減し、新たに「メディケア・プラス・チョイス（Medicare + Choice）」という制度のもと、受給者が民間保険プランや医療貯蓄口座のなかから加入プランを選択できるとする法律が成立した[25]。再び共和党は、医療貯蓄口座の導入に成功し、39万人のメディケア受給者に、新たに口座開設が認められることになったのである。

このように、公的保険に対する財政拠出の削減やプログラムの民営化を内容とした法律が、民主党の支持を得て成立したことは、政府の役割を重視する、その改革路線が大きく変化しつつあることを明確に示すものだった。しかし、法律には同時に、公的医療保障の拡張に基づく、注目すべき無保険者対策も盛り込まれていた。州児童医療保険プログラム（SCHIP）である。すでに述べたように、「大きな政府」に対する抵抗感が、共和党のみならず民主党内にも広がるなか、公的医療保障の拡張はますます困難な状態にあった。こうしたなか、党内リベラル派は、まず小規模ではあるが合意形成のより容易な、無保険者児童を対象とした公的医療保障の拡張ならば、超党派的な支持が得やすく、実現可能性も高いのではないか、と考えたのである。改革の牽引役となったのは、民主党リベラル派のケネディであり、民主党は団結して改革を支持した。他方共和党内には、「大きな政府」につながりかねないとして、慎重な意見もみられた。しかし、対象が児童に限定されていたこと、また共和党保守派の有力議員であるオーリン・ハッチ（Orrin Hatch）が積極的に支持したことなどから、最終的には超党派的な支持のもと、財政均衡法の一環として、SCHIPは成立をみた。これは、連邦政府が公的資金を助成し、州政府が無保険者児童に対して医療保障を給付するプログラムを支援する制度であり、主に連邦の貧困レベル200％以下の世帯の児童を対象としたものだった[26]。

　SCHIPの実現は、確かに民主党にとっては大きな成果であったが、同時に「大きな政府」への反感が高まり、保守主義が台頭するなかで、公的医療保障の拡張――すなわち政府の役割の拡張――がいかに困難であるかという点を象徴的に示す事例でもあった。第一に、それは児童という特定層に限定されていた。従来までも、公的医療保障の拡張に基づく無保険者対策は、すべて政治的合意形成の得やすい高齢者や貧困層などの特定層に限定されてきたが、今回もそのパターンをなぞるものだった。第二に、SCHIPは、「エンタイトルメント（受給資格付与）」ではなく「ブロック・グラント（定額の補助金）」的な性格が強く、5年間で234億ドルという予算上限が設定されていた。第三に、1965年にメディケア・メディケイドが成立した際は、民主

党などリベラル派勢力には、それは国民皆保険制度実現への第一歩として強く意識されていた。しかし今回は、そうした展望は必ずしも明確ではなかった。

税額控除と医療貯蓄口座アプローチの浸透——政府から企業、さらには個人へ

実際 SCHIP 以降、公的医療保障の拡張に基づいた無保険者政策は、それ以上は進まなかった。たとえばクリントン大統領は、1998年の1月に、メディケアの拡張による無保険者政策を提案したが、十分な支持を得られなかったのである。大統領の提案は、メディケアの受給開始年齢を65歳から55歳に引き下げ、55歳以上の人間でも任意にメディケアに加入できる制度を、新たに創設しようとするものだった[27]。しかし、共和党が激しく反対したほか、民主党内でも、リベラル派は支持したが、穏健派の中には難色を示す議員も多く、必ずしも本格的な議論の対象とはならなかった。むしろ、民主党内では穏健派を中心に、公的医療保障の拡張ではなく、税額控除のもとに民間保険、とりわけ企業雇用者提供保険を拡張することによって無保険者問題に対処するのが、より現実的であるとの声が高まりつつあった。

この税額控除とは、所得税から差し引くことのできる額をさす。すなわち、税額控除を用いた無保険者政策とは、保険料の一部（あるいは全額）を税額控除とすることによって、無保険者が医療保険を購買するのを援助しようとするものである。こうした政策は、これまでは一般的に、保守的な改革アプローチとみなされてきた。実際それは、1970年代初頭に、アメリカ医師会などによって、民主党が推進する公的保険の拡張に対する代替案として提案され[28]、その後は、基本的にヘリテージ財団など保守勢力によって推進されてきたのである。保守勢力が税額控除を好むのは、公的医療保障の拡張や公的規制なしに、また増税ではなく税金を差し引くことによって、民間保険の購買を促すことができるためである。民主党穏健派は新たに、税額控除に依拠し、民間保険、たとえば企業雇用者提供保険を拡張することによって、無保険者問題に対処することを主張したのである。とりわけ1997年ごろから、民主党穏健派のシンクタンクである進歩的政策研究所（Progressive Policy Institute）は、税額控除による無保険者政策を積極的に推進し始めた[29]。

これも、民主党の改革路線の変容を、象徴的に示す事例であった。

　他方、共和党は、ますます個人の役割を重視した改革路線へと傾斜していた。すでに共和党は、1996年の医療保険の携行性と責任に関する法律によって医療貯蓄口座の実験的な開始にこぎつけ、さらに翌年の財政均衡法において、メディケア受給者が口座の開設を選択できる制度の導入に成功した。こうした動きは、その後ますます強まる。たとえば1997年以降、新たに「患者の権利」の保障問題が政治問題化する。これは、1980年代以降急速に発展したマネジドケアが医療費抑制を重視するあまり、十分な医療を受けられないとの批判を受けて、保険加入者に対して十全な医療サービスを受ける権利を保障するための法案だった。この「患者の権利」の保障法案に対して、共和党保守派は、医療費の高騰につながるとして慎重な姿勢をとった。マネジドケア規制は、保険料の高騰をもたらし、結果的に無保険者の増加につながると主張したのである。共和党保守派はその代わり、マネジドケア規制を最小限度にとどめるとともに、むしろ医療貯蓄口座のさらなる拡大によって、無保険者問題に処するべきであるとし、すべての納税者に対して口座開設が認められるよう求めた。また、個人で民間保険を購買する人間や自営業者に対する税的な優遇措置を拡大するなど、個人購買保険の促進を主張した。共和党保守派は、民主党の「患者の権利」保障法案に対して、以上のような規定が盛り込まれた代替案を、強く推し進めたのである[30]。

4　ブッシュ政権期の改革（2001年以降）

個人の自由と自己責任を重視したブッシュ政権の改革

　このように1990年代以降、共和党の掲げる医療保障制度改革は、ますます個人の自由と自己責任に依拠したものへと変化した。もちろん共和党は、中小企業雇用者の従業員への保険給付提供の支援など、企業の役割を重視した政策も打ち出してはいる。しかし全体的にみて、個人の役割に基づいた改革路線への転換は明白である。こうした傾向は、2001年のブッシュ政権の

誕生によって、さらに進む。政権は、これまで実験的なレベルにとどまってきた改革を本格化させるとともに、はじめてそれを、より包括的な社会構想のなかに明確に位置づけたのである。就任当初から、ブッシュは、890億ドルの税額控除によって、個人購買保険を促す改革案を提示していた。具体的には、企業雇用者によって保険提供を受けていない無保険者に対して、個人については年間1000ドル、家族については3000ドルの税額控除を提供し、直接民間保険の購買を促すことを提案したのである。ブッシュ政権は、以上のような対策によって、新たに600万人が保険に加入できると主張していた[31]。政権の政策は、企業雇用者提供保険から個人購買保険への移行を促すことを目的としたものであり、明確に個人の役割を重視したものだった。

またブッシュ政権は、2003年のメディケア改革法において、医療貯蓄口座の本格的な導入に成功した。この「メディケア処方薬改善近代化法(Medicare Prescription Drug, Improvement, and Modernization Act)」は、政府が、高齢者の処方薬費用に対して、新たに公的な保険給付を保障するものだった。保険給付に際して民間保険プランの果たす役割が大きく、政府の薬価統制権限も制限されていたものの、これによる連邦財政拠出の拡大は必至であり、「大きな政府」につながりかねないとして、一部の保守派勢力は法案に反対していた。それにもかかわらず、ブッシュが法律の制定にこだわった背景には、翌年に控えた大統領選挙に有利に働くとの思惑があった[32]。しかし保守派にとって、歓迎すべき内容も存在した。法律の中には、メディケアのさらなる民営化の促進のほか、現役世代を対象とした医療貯蓄口座の本格的な導入が盛り込まれたのである。具体的には、新たに創設口座数の上限が撤廃されるとともに、個人加入の場合毎年1000ドル、家族加入の場合2000ドル以上の免責額の民間保険に加入することを条件に、医療貯蓄口座の開設が認められることになった。また、65歳を過ぎメディケア受給者となっても、未使用のまま残った資金を、口座に繰り越すことが可能になった[33]。

さらにブッシュは、2004年の大統領選挙を期に、自らの目指す理想的な社会像として新たに「オーナーシップ社会（ownership society）」構想を打

ち出し、そのなかに医療貯蓄口座を明確に位置づけた。この「オーナーシップ社会」とは、国民一人一人が財の所有者として経済的に自立し、自己の自由と自己責任のもとに行動するような社会をさす[34]。そして、その実現のための具体的な政策としては、貯蓄の促進、持家の推進、公的年金の一部個人口座化などとともに、医療貯蓄口座の促進が盛り込まれた。この「オーナーシップ社会」は、個人（とその家族）がより多くの責任やリスクを負う社会を意味するものでもあったが、まさに保守派が1980～90年代以降推し進めようとしてきた改革の、総決算的な意味をもつものであった。

企業か個人か——税額控除をめぐる民主党と共和党の対立

　民主党は、共和党が推し進めようとする医療貯蓄口座の促進については、健康で豊かな人間のみを利するものとして、批判的だった。しかし、両党の政策的立場には、収斂しつつある部分もみられた。すでに述べたように、無保険者対策に税額控除を用いるという点については、共和党のみならず民主党内にも、支持が広がりつつあったのである。興味深いのは、党内穏健派だけでなく、リベラル派のマクダーモットやピート・スターク（Pete Stark）らも、税額控除による民間保険の拡張を唱え始めた点である。実際、マクダーモットは、現在の反政府的な風潮を考慮すれば、このアプローチが唯一実現可能な道である、と述べ、税額控除に基づいた独自の改革案を提出した[35]。これは、党内リベラル派の間でも、公的医療保障の拡張が困難である、との認識が広がっている点を端的に示すものだった。ただし、リベラル派の間には、やはり政府の役割の大幅な拡張に基づく改革を求める声が、依然として強く存在していた点も指摘しておかなければならない。税額控除などによっては、アメリカの医療保障制度が直面する問題の抜本的な解決にはつながらない、との声も根強く存在していたのである。

　このように民主党内に税額控除への支持が広がるなか、2000年以降、超党派の議員による、税額控除を用いた無保険者対策案提出の動きも活発化した。とりわけ注目すべきなのは、2001年の3月に、ジェームズ・ジェフォーズ（James Jeffords）ら3人の共和党議員と5人の民主党議員を中心に提

出された、「医療における安心、平等、アクセス、給付法（Relief, Equity, Access, and Coverage for Health Act）」である。これは、進歩的政策研究所の提案に基づいたものであり、雇用者提供保険に加入していない人間だけでなく、雇用者提供保険にアクセスする機会を有しているが保険料を支払うことのできない人間に対して、税額控除を提供するものだった[36]。また 2002 年には「貿易調整支援改革法（Trade Adjustment Assistance Reform Act）」が成立し、海外貿易のために職を失った人間の保険加入の継続のために税額控除を提供する法律が、超党派的な支持のもとに成立した[37]。

　しかし、税額控除を用いていかなる保険加入を促進するか、という点について、やはり両党の間には埋めがたい溝が存在した。共和党が、税額控除を用いて、主に個人購買保険を促進しようとしていたのに対して、民主党は、主に企業雇用者提供保険を拡張しようとしていたのである。共和党は、「転職障害（job-lock）」の存在、従業員側のコスト意識の弱さ、保険選択の不在など企業雇用者提供保険には問題が多いとし、税額控除を用いて個人購買保険を促進すべきである、と主張した。しかし民主党は、個人保険市場は、アンダーライティングの存在、給付内容の限定性、保険料の高さなど、多くの問題点を抱えているとし、むしろ企業雇用者が提供する民間保険の拡張を、税額控除の提供の主要な目的とすべきである、と考えていた。こうした「企業か個人か」をめぐる対立が、両党間対立の激化を招き、税額控除の提供に基づいた無保険者対策の進展を困難なものにしたのである[38]。

州レベルでの改革の進展と 2008 年大統領選挙における動向

　現在、医療保障制度改革に向けた気運が、再び高まりをみせている。その背景要因としては、無保険者の増加や医療費の高騰とともに、第一に、州レベルで改革が進展している点が重要である。とりわけ注目すべきなのは、2006 年にマサチューセッツ州で、ミット・ロムニー（Mitt Romney）州知事のもと、全州民に医療保障加入を保障する法律が制定された点であろう。マサチューセッツ州の改革の特徴は、個人に何らかの形での医療保障制度加入を義務づける（individual mandate）とともに、低所得者が加入できるよ

う公的医療保障の新たな拡張を図り、さらに企業に対して税的な優遇措置を提供する点にあった[39]。さらに、2006 年の中間選挙での民主党の勝利も、改革への気運を高める引き金となっている。イラク戦争の泥沼化もあり、この選挙において、民主党は 1994 年以降 12 年ぶりに、上下院で多数を獲得した。その後勢いづく民主党は、医療問題を重要な政治課題として掲げ、攻勢を強めている。

　しかし、両党間の対立は根深く、連邦レベルでの改革は進展していない。それは、2007 年の SCHIP 予算の増額をめぐる攻防に、端的にあらわれていた。2007 年は、SCHIP の成立からちょうど十年が経過し、プログラム再授権の時期にあたっていたが、多くの州が深刻な資金難に直面していることもあり、新たに予算増の必要性が議論された。そして民主党は、そのなかで、新たに無保険者児童数の削減のための、予算の大幅増を主張したのである。しかし、ブッシュ政権や共和党保守派は「大きな政府」につながるとして小規模な増額のみを主張し、両者の間には激しい対立が生じた。実際、2007 年の 10 月には、SCHIP 予算を大幅に増額する法案が民主党多数議会のもとに可決されたが、ブッシュ大統領はこれに拒否権を発動した[40]。

　2008 年の大統領選挙戦においても、医療保障制度改革は重要な争点となったが、そのなかでも両党の改革アプローチをめぐる対立は明白なものだった。予備選挙段階から、一方の民主党候補者は、国民皆保険制度の導入などの改革案を打ち出したが、それらは概して、公的医療保障の拡張は最低限度にとどめ、現行の企業雇用者提供保険を中心とした民間保険制度に依拠したものだった。たとえばバラク・オバマ（Barack Obama）の改革案は、児童の保険加入を義務づけるとともに、大企業には従業員への保険給付の提供や無保険者対策のための財政支出を求め、さらに個人や中小企業には税額控除により保険料補助を行う、というものであり、政府のみならず企業の役割に依拠した改革案となっている。ただし、デニス・クシニッチ（Dennis Kucinich）がシングル・ペイヤー・アプローチに基づいた改革案を打ち出すなど、政府の役割を重視すべきである、との声も党内には根強い。これに対して、共和党の多くの候補者は、予備選挙段階から、民主党候補の案を政

府による医療管理や増税につながるものとして批判し、民間・市場原理に依拠した漸進的な改革案を打ち出した。たとえばジョン・マッケイン（John McCain）は、税額控除や医療貯蓄口座などを通じて、個人が自らの自由と自己責任のもとに民間保険に加入するシステムを推奨したのである。

おわりに

　以上本章では、医療保障制度において政府、企業、個人それぞれの果たす役割を重視する三つの改革アプローチの存在に焦点をあてつつ、1990年代以降の医療保障制度改革をめぐる政党政治の変容について考察を行ってきた。そしてそれにより、現代アメリカの医療保障制度改革をめぐる対立の構図について、明らかにした。1990年代以降、一方で、民主党の掲げる政策は、公的医療保障の拡張（そして公的規制の強化）など政府の役割だけでなく、企業雇用者提供保険の維持・拡張など、企業の役割を重視する立場へと変化した。これに対して共和党は、従来までの現状維持的な立場を転換し、個人購買保険や医療貯蓄口座の促進など、個人の自由と自己責任に依拠した改革案を打ち出し、政府や企業が中心的な役割を果たしてきたこれまでの医療保障制度のラディカルな再編を図ろうとしている。まさに1990年代以降、医療保障制度改革をめぐる両党の政策的立場は、大きく変化したといえる。

　重要なのは、その結果、改革の内容や方向性をめぐり激しい対立が生じている点、そしてそれが政治的な合意形成を困難なものにし、改革の進展を阻害している点である。たしかに民主党は穏健派を中心に、これまでの政府の役割の大幅な拡張に基づいた改革アプローチから、企業の役割を重視した路線へとシフトした。しかし他方で共和党は新たに個人の自由と自己責任に依拠した「保守的」なアプローチへと傾斜する傾向にあり、こうした改革アプローチをめぐる対立が、両党間の政治的な合意形成を困難なものにしている。たとえば、税額控除の提供により無保険者問題に対処するという点については、民主、共和両党の立場は一致している。しかし、それを用いて、民主党が主に企業雇用者提供保険を拡張しようとしているのに対して、共和党は主

に個人購買保険を促進しようとしている。こうした「企業か個人か」をめぐる対立が、両党間対立の激化を招いているのである。

　他方、改革を難航させている要因としては、同時に、民主党内の路線対立も重要である。民間保険を重視した路線をとる穏健派に対して、リベラル派は依然として政府の役割拡張に依拠した改革路線を重視する傾向にあり、現在はやや沈静化しつつあるとはいえ、両者の掲げる政策の間にはやはり無視し得ない亀裂が存在する。そしてそれが、民主党が抜本的な改革プランを打ち出すことを、困難なものにしているのである。1993年から1994年にかけてのクリントン政権の国民皆保険制度改革の際には、こうした「政府か企業か」をめぐる党内の路線対立が、政権の改革を挫折に追い込む一つの要因となった。

　以上のように、1990年代以降、改革への気運が高まりをみせているにもかかわらず、医療保障制度改革が難航している背景要因には、政府、企業、個人という、三つの改革アプローチ間対立の激化と、それにともなう政治的な合意形成の困難という要因が存在する。換言すれば、現代アメリカの医療保障制度改革は、政府、企業、個人いずれの役割を重視した改革を行うべきなのか、三者の役割をいかに調停し改革を行うべきか、という重要な課題に直面しているといえる。もちろん、三者の役割は必ずしも対立するものではなく、それぞれを適宜組み合わせた改革も可能である。しかし、いずれの役割をより優先した改革を行うのか、という点について、やはり共和党と民主党の間、さらに民主党の内部でも、リベラル派と穏健派の間に無視し得ない対立が存在するのである。

　こうした改革アプローチをめぐる対立は、今後も改革の進展の前に大きく立ちふさがるであろう。しかし、先にふれたように、マサチューセッツ州では、民主、共和両党、そしてそれぞれの支持団体が、お互いに粘り強い交渉を重ね、最終的な合意に達し、州民皆保険制度を実現した。今後改革を進めるにあたっては、クリントン政権時の改革の失敗など、過去の教訓に学びつつ、州レベルでの改革の成果をどう取り入れていくかが、ますます重要になるのではないだろうか。そしてその際、本論が考察してきたような、政府、

企業、個人、三者の役割をめぐる対立を調停することが、きわめて重要な、そして超克すべき政治課題となることは、間違いないだろう。

第5章　注

1) 以下の保険加入状況に関する数値はすべて、U.S. Census Bureau, *Income, Poverty, and Health Insurance Coverage in the United States: 2006*（Washington D.C.: U.S. Government Printing Office), p. 58 を参照した。
2) Laura A. Scofea, "The Development and Growth of Employer-Provided Health Insurance," *Monthly Labor Review*（March, 1994).
3) 無保険者問題の現状に関しては、拙稿「医療」久保文明編『超大国アメリカの素顔』（ウェッジ、2007年)、「現代アメリカの無保険者問題と医療保険改革」『生命倫理』（通巻18号、2007年)において、より詳しく述べている。
4) Uwe E. Reinhardt et al., "U.S. Health Care Spending in an International Context," *Health Affairs*（May/June, 2004).
5) Nicholas Laham, *Why the United States Lacks a National Health Insurance Program*（Westport: Greenwood Press, 1993), p. 91.
6) 社会保障制度とリスクとの関係については、たとえば、広井良典「リスクと福祉社会」橘木俊詔『リスク学入門1：リスク学とは何か』（岩波書店、2007年)；小塩隆士『社会保障の経済学（第三版)』（日本評論社、2005年)。また、ジェイコブ・ハッカーは、現代アメリカの社会保障制度に生じている変化を、個人や家族によるリスク対処の増大としてとらえ、それを「リスクのプライヴァタイゼーション（risk privatization)」、「大規模なリスク・シフト（great risk shift)」とよんでいる。たとえば、Jacob S. Hacker, *The Great Risk Shift: The Assault on American Jobs, Families, Health Care, and Retirement and How You Can Fight back*（Oxford, New York: Oxford University press, 2006); Jacob S. Hacker, "The Politics of Risk Privatization in U.S. Social Policy," Marc Karnis Landy et al. ed., *Creating Competitive Markets: The Politics of Regulatory Reform*（Brookings Institution Press, 2007).
7) 医療政策におけるリベラリズムの概念については、Thomas Bodenheimer, "The Political Divide in Health Care: A Liberal Perspective," *Health Affairs*（November, 2005).
8) 久保文明「米国民主党の変容：「ニュー・デモクラット・ネットワーク」を中心に」『選挙研究』17号（2002年)。
9) たとえば、民主党指導者協議会のデビッド・ケンダル（David Kendall) らは、次のように述べている。「一方で、多くのリベラル派は、雇用に基づいたシステムを、カナダ方式のシングル・ペイヤー・システムに変えようとしている。他方で多くの保守派は、

雇用者が提供する保険制度を個人購買保険制度に転換させようとしている。我々のプランは、雇用者提供保険システムに基づきつつも、その欠点を補おうとするものだ。」David Kendall et al., "Covering the Uninsured," DLC, *Blueprint Magazine* (February 7, 2001). なお、すでに労働組合や一部の民主党の間では、1970年代後半に、企業雇用者提供保険の拡張に依拠した改革路線を受容する傾向がみられた。この点については、Marie Gottschalk, *The Shadow Welfare State: Labor, Business, and the Politics of Health Care in the United States* (Ithaca and London: Cornell University Press, 2000). しかし、こうした傾向が本格化するのは、やはり党内穏健派の台頭以降であり、1990年代以降ということができる。

10) 久保文明「近年の米共和党の保守化をめぐって：支持団体の連合との関係で」『法学研究』第75巻第1号（2002年）。
11) 保守派の医療保障制度改革に対する基本的な姿勢については、Timothy Stoltfus Jost, *Health Care At Risk: A Critique of the Consumer-Driven Movement* (Durham and London: Duke University Press, 2007); Stuart. M. Butler, "The Conservative Agenda for Incremental Reform," *Health Affairs* 14(1) (1995); Thomas Bodenheimer, "Right-Wing Health Agenda," *Journal of Public Health Policy*, 20(3) (1998).
12) 詳しくは、拙稿「クリントン政権の国民皆医療保険改革をめぐる政治過程」『法学政治学論究』第67号、2005年）。
13) 以下各アプローチの内容については、たとえば、Michael D. Tanner, "Health Care Reform: The Good, the Bad, and the Ugly," *Policy Analysis*, no. 184 (1992).
14) クリントン陣営は、すでに大統領選挙期間中に、こうしたアプローチの選択を決定していた。この点については、Jacob Hacker, *The Road to Nowhere: The Genesis of President Clinton's Plan for Health Security* (Princeton: Princeton University Press, 1997).
15) Alissa J. Rubin et al., "Two Ideological Poles Frame Debate over Reform," *Congressional Quarterly Weekly Report* (January 8, 1994).
16) Alissa J. Rubin, "The Plans: Clinton vs. Cooper," *Congressional Quarterly Weekly Report*, (February 5, 1994).
17) 前掲拙稿、9頁。
18) 保守派のほか、一部の中道派議員も、独自の代替案を提出していた。
19) Stuart M. Butler, "How Clinton and Nickles-Stearns Health Bills Would Affect American Workers," Heritage Foundation, *Issue Bulletin* (April 11, 1994).
20) Andrew Rich, *Think Tanks, Public Policy, and the Politics of Expertise* (Cambridge: CambridgeUniversity Press, 2003), p. 173.
21) *Congressional Quarterly Almanac 1996*, chapter 6, p. 28.
22) "Health Savings Account," *Congressional Digest*, 85 (3) (March, 2006), pp. 70-72.
23) たとえば、"Senate Kills Medical Savings Accounts," *Human Events* (May 3, 1996).

24) *Congressional Quarterly Almanac, 1996*, Chapter 6, pp. 35-37.
25) 拙著『現代アメリカの医療政策と専門家集団』（慶應義塾大学出版会、2006年）、第六章を参照。
26) プログラムの全体像については、The Commonwealth Fund, "the State Children's Health Insurance Program: Past, Present, and Future"（January, 2007）.
27) John M. Broder, "Clinton Proposes Opening Medicare to Those 55 to 65," *New York Times*（January 7, 1998）.
28) Beth Fuchs et al., "Expanding Health Coverage for the Uninsured," *National Health Policy Forum Background Paper*（August 28, 2002）.
29) David Kendall, "Top Ten reasons to Enact a Health Insurance Tax Credit," *Backgrounder*（August 1, 2000）.
30) *Congressional Quarterly Almanac, 1999*, chapter 16, p. 27.
31) Lovern and Jonathan Gardner, "Too Little or Just Right?," *Modern Healthcare*（February 4, 2002）.
32) Walter Shapiro, "GOP writes a sweet prescription and a sour message," *USA Today*（November, 25, 2003）.
33) Kant Patel and Mark E. Rushefsky, *Health Care Politics and Policy in America*（New York: M. E. Sharpe, 2007）, pp. 440-41.
34) Stephen Moore, *Bullish on Bush: How George W. Bush's Ownership Society Will Make America Stronger*（Maryland: Madison Books. 2004）.
35) Michael McCarthy, "Will health Issues Force Compromise in a Divided USA?" *Lancet*（November, 18, 2000）.
36) Robert Cunningham, "Joint Custody," *Health Affairs*（September, 2002）.
37) Jeff Lemieux, "Trade Adjustment and Assistance Act, From Transitional to Universal Health Coverage," *Backgrounder*（September 30, 2003）.
38) Cunningham, "Joint Custody."
39) "Massachusetts, Vermont Emerge As Models for State Reforms," *Inside CMS*（February, 8, 2007）.
40) David Stout, "Bush Vetoes Children's Health Bill," *New York Times*（October 3, 2007）.

第 II 部

医療と倫理

第6章

医師の視点からみた研究倫理
―― 金沢大学附属病院無断臨床試験訴訟を事例として ――

田 代 志 門

はじめに

　本章の課題は、金沢大学附属病院無断臨床試験訴訟（以下、金沢大学訴訟）における被告側（病院側）の主張の論理構造を詳細に読み解くことを通じて、被告側の医師たちが有していた「研究と治療の区別」に関する理解モデルの特質を批判的に吟味することにある。

　金沢大学訴訟については、これまでにも医事法学者による判例解説や、法社会学者を中心とする研究グループの研究書が公刊されており、その概要は広く知られている[1]。本事例の第一の意義は、いわゆる「治験」以外の臨床研究における被験者からのインフォームド・コンセント（以下、IC）の必要性が明示された点にあるが、それ以外にも、内部告発者の処遇や裁判証拠の改ざん問題など、医療と法・倫理全般に関わる興味深い論点を提起している。

　とりわけ、裁判の争点の一つであった「元患者の女性に対して当初行われた処置が、『臨床試験』であったのか、それとも『一般的治療』だったのか[2]」という論点は、改めて仔細に検討すべき内容を含んでいる。というのも、日本ではこうした「研究と治療の区別」に関わる議論蓄積が乏しく、それが研究規制の機能不全の一因となっているからである。実際、こうした現状を反映してか、この問題は金沢大学訴訟における「最大の争点[3]」であると認識されていたにもかかわらず、裁判所は明確な判断を回避している。

そこで本章では、金沢大学訴訟における「研究と治療の区別」に関わる争点を、とくに被告側の医師たちの主張に即して再構成し、これを研究倫理の観点から批判的に考察することを試みたい。なお、あらかじめ結論を述べておけば、本章の検討からは、以下のような医師たちの理解モデルの特質とその問題点が明らかになる。

まず、被告側の医師たちは、「保険適応か否か」という基準によって、「研究」を「調査」と「試験」とに大別したうえで、前者を「医師の裁量権」に委ねられる「研究」だと主張している。さらに、この「調査」のなかには、データの収集のためではなく、「治療法の普及」のために行われるものがあり、それは研究規制の対象外となるという。これはすなわち、「研究」のなかには、他の臨床研究と同等の規制を受ける必要のない「調査」という特別な領域が存在しており、この「調査」は、実質的には日常的な「治療」に等しい、という論理に他ならない。

以上のような「研究と治療の区別」に関する医師たちの理解モデルは、それぞれ一定の合理的な基準を提示している一方で、次のような倫理的問題を抱えている。すなわち、それは、(1)研究としても治療としても十分な成果が見込めない「調査」を許容し、(2)こうした「調査」の実施の際には、「目の前の患者のため」と「集団としての患者のため」という異なる水準の「目的」が区別されない、というものである。これらの論点は、金沢の事例のみならず、今後の日本の研究規制を考えるうえでも示唆に富む、というのが本章の結論である。

なお、本章の構成は以下の通りである。まず第1節では、日本の研究規制システムにおける最大の問題の一つが、「研究と治療の概念的混同」にあることを確認したうえで、これと対比する形で、1970年代のアメリカで形成された「研究と治療の区別」に関する理論モデルの概要とその意義を示す。次に、日本においてはじめて公的な場で研究概念(正確には「比較臨床試験」概念)の問題が争われた金沢大学訴訟の概要とその意義を、主として地裁判決までで区切って示す(第2節)。そのうえで、裁判で展開された「研究と治療の区別」についての被告側の主張を再構成し、その理解モデルの特質と

問題点を明らかにする（第3節）。最後に、そこから抽出された日本の医学研究規制システムの問題点を整理し、今後の課題を示す。

1　争点としての「研究と治療の区別」

日本の研究規制システムの課題

　多くの論者が指摘しているように、日本の研究規制システムの最大の問題点は、「治験」とそれ以外の臨床研究[4]の規制が実質的なダブル・スタンダード状態にあり、統一的な被験者保護政策が行われていないことにある[5]。すなわち、前者は薬事法に基づく省令によって厳しく規制されているのに対し、後者に対しては、わずか数年前に出された法的拘束力のないガイドラインしか存在していない。しかも、このガイドラインは臨床研究全体をカバーしておらず、現実には分野ごとにバラバラに作られた複数のガイドラインが並立している状態にある。

　こうした問題の背後にはさまざまな複合的要因が存在しているが[6]、その一つの要因として、規制すべき対象の定義が十分に吟味されず、研究と治療が混同されて論じられてきたという問題がある[7]。これを端的に示しているのが、「治験」という日本独自の行政用語が有する「曖昧さ」である。通常、「治験」とは、厚生労働省の新薬承認審査のために企業によって行われる臨床試験のことを指しているが、その語源ははっきりしていない。一般的には「治療試験（therapeutic trial）」の略語であるとされるが、「治療経験」の略語ではないか、という説もある[8]。さらに近年では、未承認薬問題解決のために「追加的治験」と「安全性確認試験」が導入されたことに伴い、治験概念自体も変化しつつある[9]。

　このように、日本の研究規制においては、そもそも中心概念であるはずの「治験」という言葉さえ明確に定義されておらず、状況に応じてさまざまに使い分けられている。そのうえ、いずれの意味をとったとしても、「治験」という言葉には治療的なニュアンスが付きまとい、新薬開発のための臨床試

験、すなわち、「研究」という意味は伝わりにくい。その結果、日本においては、「治験は研究か治療かという問題が未だに議論され[10]」、ながらく研究と治療という二つの文脈が「意識的ないしは無意識的に混同され[11]」て語られてきた。

研究と治療を区別する理論モデル

他方で、国際的な医学研究倫理指針においては、「研究と治療の区別」についての比較的明確な規定が存在している。この枠組みは、1970年代にいわゆる「全米委員会[12]」に提出されたアメリカの医師ロバート・J・ルヴァイン（Robert J Levine）の草稿にまで遡ることができる[13]。

ルヴァインが構想した研究と治療を区別する理論モデルは、「意図モデル」と「承認モデル」という二つの基準の組み合わせから構成されている。「意図モデル」とは、基本的には、行為者の「目的」に着目し、それが目の前の患者の治療を「意図」したものか否かによって、研究と治療を区別するものである。これに対し、「承認モデル」とは、行為者の「手段」に着目し、その安全性・有効性が専門職共同体や規制当局によって一種の「承認」を与えられているか否かによって、研究と治療を区別するものである。

すなわち、医師が目の前の患者のために最善を尽くそうという「意図」をもって、一定の集合的「承認」を経た手段を用いて医療行為を行うならば、それは「治療」として分類される。逆に、医師の目的が医学的知識の獲得にあり、未だ十分な根拠のない手段を用いて医療行為を行う場合は、「研究」として分類される。

従来、この二つのモデルは相容れないと考えられていたが、ルヴァインの議論においては、基本的には二つのモデルは矛盾せず、両者は併用できることが強調されている。ただし、こうした立場を採用した場合には、両者が矛盾する「革新的治療（innovative therapy）」とよばれる医療行為の扱いが問題となる。たとえば、外科手術などの場合に、すでに評価が定まった手術方法が利用できず、やむなく新たな術式を用いるような場合がこれにあたる。こうしたケースにおいては、基本的には治療意図が前面に出ており、「意図

モデル」に従えば「治療」となるが、その手段は「承認」されておらず、この点では「研究」として分類されることになる。

ルヴァインは、結論としては、「革新的治療」は直ちに「研究」であるとはいえないものの、できるかぎり「研究のように」遂行されるべきだと主張している。これは、基本的には広い範囲に研究規制の網の目をかけることで、被験者保護を強固なものとするとともに、そうした「革新」の積み重ねが医学的知識の発展につながるよう配慮したものであった。

以上のルヴァインの枠組みは、全米委員会の「ベルモント・レポート[14]」に採用され、アメリカ国内における標準的なモデルとなっただけではなく、後の国際的な研究倫理ガイドラインにおいても、基本的な前提として共有されている[15]。これは、それ以前の両者の曖昧な区分と、それゆえに引き起こされていた研究規制の機能不全を是正していくうえで、重要な知的貢献であった。じっさい、生命倫理学者のアルバート・ジョンセン（Albert Jonsen）は、全米委員会の最大の貢献の一つを、この「研究と治療の区別」の議論に求めている[16]。

そこで以下では、本節で概観したルヴァインの理論枠組みを念頭におきつつ、金沢大学訴訟の事例検討を進めることによって、被告側の医師＝研究者の「研究と治療の区別」に関する理解モデルの特質を明らかにしていくことにしたい。

2　訴訟の概要と意義

本節では、金沢大学訴訟の概略を示したうえで、一連の訴訟プロセスのなかで、「臨床試験か一般的治療か」という争点がどのように展開していったのかを跡付けていく。なお、以下の記述は、主に地裁判決の事実認定に基づいて筆者が再構成したものであり、必ずしも原告側もしくは被告側、どちらかの主張に沿ったものではない。また、その際に、判決文など一般に公開されているものに加え、原告側遺族の許可を得て閲覧した裁判記録にも依拠し

て記述を組み立てている点を、あらかじめ付言しておく[17]。

訴訟の経緯

　原告Aは、1997年5月に地元の診療所で「子宮筋腫」の病名で子宮全摘術を受けたが、その後の経過が思わしくなく、同年11月に金沢大学附属病院において「子宮頚部断端癌」と診断され、開腹手術を受けた。その際、手術は成功したが、一部に摘出不可能な腫瘍が見つかったため、主治医より追加治療としてシスプラチンによる抗癌剤治療（CP療法）が提案された。Aとその家族は、この治療法の投与方法や副作用に関する説明を受けてこれに同意し、翌年1月から治療が開始された。ただし、この抗癌剤治療の副作用があまりにも激しかったため、Aと家族は知人を介して同大産婦人科の別の医師に相談した。ここでAは、この治療が同科で実施されていた「クリニカルトライアル」の一部であったことを知る。

　この「クリニカルトライアル」は、金沢大学附属病院産婦人科I教授を代表世話人とする北陸GOG研究会によって、1995年9月から実施されていたものである。研究計画書(プロトコール)によれば、その目的は、高用量のCAP療法とCP療法を無作為に割り振り、その結果を比較することによって、卵巣癌に対する最適な治療法を確立することにあった[18]。Aは、この「トライアル」の存在を知らされないままに被験者として登録され、CP療法を割り当てられていたことになる[19]。

　Aはこの事実を知って驚き、その後病院を移ったが、末期癌であったため、まもなく亡くなった。その後、遺族がAの遺志を引き継ぎ、無断で「クリニカルトライアル」の被験者にされた精神的苦痛に対し、1080万円の損害賠償を求めて、1999年6月に金沢地裁に提訴した。2003年2月、金沢地裁は、同意を得ることなくAを被験者としたことは、患者の人格権の侵害であるという原告側の主張を認め、国に165万円の損害賠償の支払いを命じる判決を下した。被告側はこの判決を不服として控訴したが、2005年4月の高裁判決でも基本的には被告側の主張が認められ、現在ではこの高裁判決が確定している[20]。

なお、この高裁判決を受けて、金沢大学は2005年6月に「インフォームド・コンセント調査委員会」を設置、翌年1月に、この「クリニカルトライアル」におけるICの不十分さを認める調査結果を明らかにし、Aを含む24人の患者本人や遺族に謝罪する方針を示している。

訴訟の位置づけ
　先述したように、金沢大学訴訟が注目されたのは、この裁判で問題になったのが治験以外の臨床試験であり、判決において、こうした試験におけるICの必要性が明記されたことにある[21]。また、社会的意義としては、この裁判によって、臨床試験における被験者保護という問題が改めて注目されたという点があげられる。じっさい、医事法学者の甲斐克則は、2000年の愛知県がんセンター治験訴訟判決に続いて、この判決が出たことで、「いまや臨床試験をめぐる法的判断において被験者保護を重視した一定の潮流[22]」が形成された、と評価している。
　ただしその一方で、判決の細部に立ち入って考察した場合、この判決が治験以外の臨床試験におけるICの必要性を一般的に規定しているかどうかについては、曖昧な点が残されている。というのも、冒頭でも述べたように、この「クリニカルトライアル」が「臨床試験」にあたるか否かについては、裁判所は直接的な判断を回避しているからである。
　そもそも、金沢大学訴訟においては、被告側と原告側のあいだで「比較臨床試験とはなにか」という論点をめぐって、激しい論争が繰り広げられていた。原告側は、Aに対して行われた抗癌剤治療は「比較臨床試験」に他ならず、参加にあたっては、日常診療とは別のICが必要であると主張した。これに対し、被告側の医師たちは、この「クリニカルトライアル」は医師の裁量権で行われる範囲の医療行為であって「比較臨床試験」の定義には当たらないと反論した。こうした両者の主張に対して、裁判所は、臨床試験にあたるかどうかはICの必要性に直接関係しないとして、両者の主張をともに退けている[23]。

ルヴァインの理論モデルからの考察

こうした裁判所の判断については、無益な概念論争からは手を引き、具体的な医療行為に着目した点を評価する論者もいるが[24]、その一方で、この「クリニカルトライアル」は「診療ではなく研究、それも典型的な医学実験の一つ[25]」であるがゆえに、裁判所は踏み込んだ判断をすべきだったという批判もある。じっさい、先述したルヴァインの理論モデルに従えば、この「クリニカルトライアル」は「研究」として分類されることになると考えられる。

まず「意図モデル」に従えば、当該「クリニカルトライアル」には、「研究」の目的や手順を記した「研究」計画書が存在しており、そこに明らかな「研究目的」（高用量のCA／CAP療法の比較）が記されている以上、典型的な「研究」となる。また、「承認モデル」に従えば、この「クリニカルトライアル」が、通常よりも「高用量」のCP／CAP療法を手段として用いていたことが重要となる。もちろん、この「高用量」の医学的妥当性については、原告側と被告側とが激しく対立しているが、地裁判決でも示されたように、少なくとも「それまでの一般的な医療慣行から踏み出した内容[26]」であったことは確かである。それゆえ、承認モデルに準拠した場合でも、この「クリニカルトライアル」は「研究」とみなされるのが妥当であろう。いずれにしても、この「区別」モデルの意義は、なるべく多くの研究に規制の網の目をかけて、被験者保護を徹底させることにあるのだから、こうした場合にも研究水準のICは必要であったと考えるのが自然である。

しかしながら、先にも述べたように、地裁判決においては、最終的に被告側の「臨床試験ではない」という主張は否定されていない。それどころか、後の高裁判決にいたっては、むしろ積極的に「臨床試験ではない」という主張を認めるような記述さえ散見される[27]。だとすれば、なぜこのように一見「非合理的」にみえる医師側の主張を裁判所が受容したのか、その根拠が問われなければならない。

そこで次節では、この点に関する被告側の立論を詳細に辿り、どのような点でそれが説得的な主張足りえているのかを明らかにしたうえで、その問題点を考察していくことにしたい。

3 医師側の主張の論理構成とその批判的考察

「調査」と「試験」の区別

　金沢大学訴訟において、医師側がまず展開したのが、この「クリニカルトライアル」はそもそも「比較臨床試験」の定義には含まれない、とする一種の「定義論[28]」であった。医師側の主張によれば、「比較臨床試験」とは、「基本的には、医薬品の承認申請のため、製薬企業からの依頼によって行われるもの[29]」ないしは、「有効性の確立していない薬品若しくは再評価が必要な医薬品について行われるもの[30]」となる。それゆえ、今回の「クリニカルトライアル」の対象がすでに標準的治療であるCP／CAP療法である以上、これは「比較臨床試験」にあたらないことになる。

　ここからわかるのは、医師たちにとって「比較臨床試験」という言葉は、ほぼ「治験」と同義で使用されており、「治験以外の臨床研究」に対しては、この言葉の使用は不適切だと理解されていることである。先述したように、こうした用語法は国際的には通用しないとはいえ、日本の研究規制が「治験」のみを特別扱いしている現状を考えれば、現場の医師たちにとっては、それほど不自然な発想ではない。

　それでは、彼らの行った「クリニカルトライアル」は何にあたるのだろうか。この疑問に答えるために被告側の医師たちが展開したのが、「臨床研究」全体を「研究」水準のICが必要な「臨床試験」と日常的なICで十分な「保険診療」とに二分したうえで、この「クリニカルトライアル」を後者の一つである「比較調査」として位置づける、という論法である[31]（表1参照）。

　この枠組みに従うならば、研究水準のICが必要な「臨床試験」であるか否かは、まずもって研究対象となる手段が「保険適応か否か」によって決まることになる。たとえ「臨床研究」であったとしても、その手段が「保険適応」であるならば、「医師の裁量権」に委ねられることになり、研究水準のICは必要ない。それゆえ、今回のケースのように、すでに「保険適応」であるCP療法とCAP療法の効果を比較するだけの「クリニカルトライアル」

表1　大学病院における「臨床研究」の類型[32]

臨床研究	臨床試験	I	新薬の開発（治験）	
		II	市販後調査	
		III	院内臨床試験	① 市販医薬品の保健適応外使用
				② 院内特殊製剤の製造と使用
		IV	遺伝子治療や新たな手術式等の開発研究（試験研究）	
	保険診療		症例研究	
			比較調査	

においては、日常診療のICで事足りる、というのが彼らの主張であった。

　言い換えるならば、この枠組みは、「保険適応か否か」という「手段」の妥当性に関する社会的基準（「承認モデル」）を用いて「研究と治療の区別」を行ったもの、とみることができる。もちろん、被告側の医師たちの主張それ自体としては、「研究か治療か」という区別ではなく、「試験か調査か」という「研究」内の区別を強調したものに過ぎない。とはいえその一方で、最終的に「調査」カテゴリーは「医師の裁量権」にゆだねられるのだとすれば、それは実質的には「保険適応か否か」という基準によって「研究と治療の区別」を行っているに等しい。

　以上のように、一種の「承認モデル」を用いて、研究水準のICが不必要な「クリニカルトライアル」であることを主張したのが第一の論拠だとすれば、次の論拠は、「意図モデル」を用いて、目的の水準でも「治療」に区分されることを主張したものである。それが、今回の「クリニカルトライアル」の目的は、「治療ガイドラインの普及」にあったという第二の主張である。

「クリニカルトライアル」による治療法の普及

　被告側の主張によれば、当時、I教授は海外データや臨床経験から「高用量」のCP／CAP療法の有用性を確信しており、こうした高用量の抗癌剤療法を普及させることが必要だと考えていた。そこで、金沢大学ではまず「高用量」のCP／CAP療法についての治療ガイドラインを作成し、これを地域の関連病院に普及させるために「クリニカルトライアル」として実施したと

いう。たとえば、この点について、地裁判決では以下のように被告側の主張が整理されている[33]。

　これは、当時、北陸地方の多くの病院で、卵巣癌の化学療法が十分に効果が上がる方法で行われていないのではないかと憂慮される状況にあったため、被告病院が、卵巣癌に対する CAP 療法と CP 療法について、国内外の研究成果の分析や臨床経験の集積等から最も治療効果のあるものとして採用していた投与量及び投与方法の臨床結果を統計上明確にし、各関連病院に最良の治療方法を示すことを目的としたものであった[34]。

すなわち、被告側の医師たちによれば、この「クリニカルトライアル」の真の目的は、「新しい医学的知識の生成」にはなく、いわば「治療法の普及」にあったことになる。もちろん、その過程には、「臨床結果を統計上明確にする」という「研究」目的も含まれているが、これは単なる治療成績の集積として副次的に位置づけられている。それゆえ、医師たちは、この「クリニカルトライアル」は、むしろ日常的な「治療」行為の一環であり、研究規制の対象とはならない、と考えていた。じっさい、この点について、I 教授は裁判所に提出した「陳述書」のなかで、2003 年に示された「臨床研究に関する倫理指針」に言及しながら、以下のように述べている。

　同指針（「臨床研究に関する倫理指針」）の「第 1　基本的考え方」のうち、「2　適用範囲」において、その適用範囲を「(1) この指針は、社会の理解と協力を得つつ、医療の進歩のために実施される臨床研究を対象とし、これに携わるすべての関係者に遵守を求めるものである。」とし、例外として、「①診断及び治療のみを目的とした医療行為」を挙げています。
　本件クリニカルトライアルは、北陸地方の医師に適切な投与量を示し、適切な治療を行うことを目的としており、「治療のみを目的とした医療行為」に当たると考えられます。

第 6 章　医師の視点からみた研究倫理　｜　139

したがって、現在施行されている倫理指針に照らしても、平成10年当時行われた本件クリニカルトライアルは、その適用がなく、文書によるインフォームド・コンセントを必要としない臨床研究の範疇にあると考えられます[35]。

　ここでは、「治療のみを目的とした医療行為」には、「治療法の普及」のような教育啓発活動も含まれることを前提としたうえで、「治療目的か否か」という「目的」の水準でも「研究と治療の区別」が試みられている。いわば、先にみた「保険適応か否か」という「承認モデル」に基づく基準に加えて、「治療目的か否か」という「意図モデル」が活用されているのである。

被告側の主張の「説得力」
　以上みてきたように、「高用量」に関する医学的妥当性の評価をいったん棚上げにした場合、「保険適応か否か」という「手段」に基づいて研究と治療を区別するという論理には、それなりの説得力がある。すなわち、Aに対して行われた処置は、すでに標準的治療法となっているCP療法であり、そのこと自体に危険性はなかったという主張がそれである。
　ただし、手段の適切性だけでは彼らの行為の倫理性は担保されえない。あわせて、「何のために行われたのか」という「意図」の水準もまた、行為の妥当性に関わる重要な基準となる。とりわけ、ICの必要性が焦点となっている場合には、この論点を避けて通ることはできない。じっさい、医師たちも「意図」や「目的」について述べる必要を感じていたからこそ、上記の概念論に続けて、この「クリニカルトライアル」が治療法の普及のためのものであるという主張を行ったのである。
　では、こうした被告側の主張にはどのような問題があるのだろうか。この点について、原告側は以下のように反論している。まず、手段の妥当性については、「調査」と「試験」の区別は恣意的であるうえ、CP／CAP療法は「高用量」であり、当時の医療水準から逸脱するものであった。また、「意図」については、研究計画書が存在し、そこにCP／CAP療法の比較が目的だと

記されている以上、真の目的が「治療」にあったとは認めがたい[36]。これは先述したルヴァインの枠組みに基づく考察の結果とも一致するものであり、本章の立場からも妥当な批判であると思われる。じっさい、裁判所も「臨床試験か否か」という論点については判断を回避したとはいえ、これら原告の反論の一部を妥当なものとして受け入れたからこそ、基本的には原告勝訴の判決が下されたのであろう。

しかしその一方で、実は後者の「意図」に関わる問題のなかには、裁判において十分に検討されてなかった倫理的問題が残されている。それは、医師たちが展開した「治療法の普及」という目的は、そもそも「治療」といえるのか、という問題である。この論点は、真の「意図」が「治療」にあったのか、「研究」にあったのか、という原告側と被告側の論争の陰に隠れて、必ずしも主題化されなかった。ところが著者のみるところでは、この「治療法の普及ためのクリニカルトライアル」という論理には、より深刻な倫理的問題が隠されている。そこで以下では、この点に関する医師側の理解モデルの問題点を指摘し、本章の考察を締めくくることにしたい。

「研究」として行われない「研究」

まず指摘できるのは、「クリニカルトライアル」を「治療法の普及」として行うという発想が、一種の科学的非行の常態化を許容してしまうという問題である。これを最もよく表しているのは、研究計画に先立って、治療ガイドラインが作られるという「手順のおかしさ」である。通常、研究者は未知のこと、何か不明なことがあり、それを確かめるために研究を行う。この場合、治療ガイドラインはそうした研究の「結果」として作成されるべきものである。にもかかわらず、金沢大学の事例においては、研究結果に先立って、欧米のデータと臨床経験から、I 教授らは高用量の CP／CAP 療法がすでに最適な治療法だと確信しており、それゆえ、この「クリニカルトライアル」にはせいぜいそれを追認する程度の意義しか認めていない。むしろ、彼らにとって、「クリニカルトライアル」は、画一的な投与量と投与スケジュールを関連病院に普及させるための「手段」でしかなかった。

こうした事実から浮かび上がってくるのは、「研究」が「研究」として行われていない、という事態に他ならない。結局のところ、こうした状況においては、「治療」としても「研究」としても十分な成果の見込めない医療行為が漫然と進行していくことになる。これは当の患者にとっても、また本来ならば研究成果の恩恵を受けるはずの患者たちにとっても不幸な結果ではないだろうか。「治療法の普及としてのクリニカルトライアル」という論理が帰結する問題は、まずこの点にある。

医療における個と集団のディレンマ

しかし、問題はそれだけではない。より深刻な問題は、I教授たちがこうした「クリニカルトライアル」は、「治療のみを目的とした医療行為」である、と即座に判断している点にある。その真意は定かではないが、裁判記録から伺えるI教授らの思考の流れは次のようなものであろう。

北陸地方の病院は、欧米では標準的になっている高用量の抗癌剤治療を、副作用を恐れてきちんと実行していない。しかし、副作用を抑える薬を適切に使いながら、高用量で行わなければ、抗癌剤治療は適切な効き目を示さない。だとすれば、大学病院がリーダーシップをとって、その基準をあまねく地域の関連病院に普及させなければならない。それによって、北陸地方で適切な抗癌剤治療が広まることは、結果として個々の患者の「治療」につながるだろう。ここではすでに欧米で明らかになっている「クリニカルトライアル」のデータなどたいした意味はない。私たちはあくまでも「患者のため」にやっているのである。どうしてこうした行為が、「治験」のような厳しい規制をうける必要があるのか。

こうした思考法は、一見合理的な発想のようにみえ、「クリニカルトライアル」が「治療のみを目的とする医療行為」であるという主張にもそれなりの根拠があるように思われる。じっさい、こうした主張を受けて、地裁判決にも、「本件クリニカルトライアルの目的は、北陸地域において高用量化学療法を定着させることにあったと認められる[37]」という一文が織り込まれている。しかしその一方で、この主張の前提となっている「治療のみを目的

とした医療行為」の内実に立ち戻って考えてみると、ここには大きな錯誤が生じていることがわかる。

　通常、研究倫理の文脈においては、研究という営為が、「目の前の患者のためにベストを尽くす」という医療の基本原則を裏切ってしまうということが問題となる。そこでは、いわば「個と集団のディレンマ」が問題の根底として認識されている[38]。すなわち、研究という「集団」を対象とした医療行為は、結果として個々の患者に恩恵をもたらす可能性があるとはいえ、いまここにいる目の前の患者「個人」の利益とは必ずしも一致しない。この両者のディレンマこそ、臨床研究の根本的な倫理問題となる。

　翻って、I教授らの主張においては、こうした「個と集団のディレンマ」はほとんど意識されていない。というのも、目の前の患者に対する最善を尽くす、という実践が、「治療法の普及」によって集団としての患者に恩恵をもたらす、という実践と矛盾なく一致しており、そのどちらもが「治療のみを目的とした医療行為」として同じ範疇に属するものと認識されているからである。

　言い換えるならば、I教授らの主張においては、「この患者のため」と「患者たちのため」という二つの異なる水準の目的がまったく区別されていない。いわば、「患者たちのため」に行う「治療法の普及」が、自動的に目の前の「この患者」へと恩恵をもたらすと想定されている。こうした前提がなければ、「治療法の普及」のために行った「クリニカルトライアル」は、「治療のみを目的とした医療行為」である、という結論は導き出せない。

　しかしながら、もしこうした論理を認めた場合には、一切の研究倫理はその意味を失ってしまう。もちろん、あらゆる医療は「患者のため」を目指す。ただし、その「患者」は、目の前の「この患者」なのか、将来の「患者たち」なのかによって、許容される行為は変わってくる。この点、「研究」は、究極的には目の前の患者のために行われるものではない。むしろ、目の前の患者を「犠牲」としつつも、より多くの患者たちのために医学的知識を前進させていく営みである[39]。だとすれば、その際に、無制限な「犠牲」は許されず、この両者の微妙なバランスを保ちつつ、医療システム全体を豊かにし

ていくという営みのなかにこそ、研究倫理の、ひいては医療倫理の本質的な課題がある。

この点において、「治療法の普及のためのクリニカルトライアル」は「治療のみを目的とする医療行為」であるという被告側の主張には、深刻な倫理的問題がある。というよりは、むしろ、本来は検討されるべき倫理的問題を隠蔽してしまう。この両者の区別を消去することによって、あたかも医療現場において「個と集団のディレンマ」など存在しないような状況が生まれてしまうのである。こうした「隠蔽」の危険性に気づかせてくれること、ここにこそ、われわれが金沢大学訴訟から学ぶべき最大の教訓があるのではないだろうか。

おわりに

ここまで、本章では金沢大学訴訟を事例として、被告側の医師＝研究者の有する「研究と治療の区別」に関する理解モデルについて考察してきた。はじめに述べたように、日本では「研究と治療の区別」について十分な議論が行われておらず、それが研究規制の機能不全の一因となっている。こうした現状のなかで、金沢大学訴訟は、この問題について、現場の医師たちがどのように認識しているかを率直に表明している稀有な事例であり、そこから学べるものは少なくない。

とりわけ、本章が注目したのは、被告側の医師たちが展開した「本件クリニカルトライアルは臨床試験ではない」という、一見すると奇妙な主張であった。これは直感的には不合理な主張のように思えるものの、判決においては、一定の説得力があるものとして受け入れられていた。そこで、こうした彼らの主張を再構成した結果、その「説得力」を担保している「根拠」として、次の二点が確認できた。

（1）被告側の医師たちは「研究と治療の区別」ではなく、「研究」内の区別を重視しており、そこでは「保険適応か否か」という基準によって、「試験」と「調査」とが区別されている。（2）問題の「クリニカルトライアル」は医

学的知識の生成というよりはむしろ、治療方法の普及のために行われており、こうした「クリニカルトライアル」は「治療のみを目的とする医療行為」として考えられている。

　上記の認識のうち、これまでもっぱら (1)の区別の恣意性が批判されてきたが、著者のみるところでは、(2)の問題がより深刻な倫理的混乱を引き起こしている。というのも、それはまず何よりも、「研究」が「研究」として行われないことが常態化し、「研究」としても「治療」としても十分な成果が生まれないことを帰結するからである。さらに、この認識においては、「治療のみを目的とする」という表現が、「集団としての患者」と「個としての患者」の区別なく使われており、この区別を廃棄した場合には、研究倫理はその意義を失ってしまう。

　以上の考察からは、日本の研究規制を有効なものとしていくためには、まず「調査」と呼ばれる「研究」の実態を把握したうえで、「治療のため」という言葉の内実を文脈に即して細かく検討していく必要がある、という示唆が得られる。こうした作業を抜きにして、欧米の規制枠組みをそのままもってきても、現実には有効な政策足りえないだろう。金沢大学訴訟における概念論争からは、こうした貴重な教訓が得られる。

　その一方で、本章では十分に展開できなかった課題も多い。たとえば、「調査」と「試験」の区別の背景にある行政の研究規制政策の問題や、この「クリニカルトライアル」に関係していた製薬企業と大学病院との関係、裁判で提出された専門家の「意見書」の問題などがこれにあたる[40]。これらの論点を考察することは、医療と経済や医療と法など、異なる社会システムとの関連から医療のあり方を問うことになる。

　また、よりマクロな視点からは、金沢大学訴訟の背景にある、日本における研究と治療の概念的混乱がなぜ、どのようにして形成されたのかという歴史的な問いを考察する必要がある[41]。ここには、医学的知識の開発を欧米諸国に委ねてきたという後発先進国特有の医療事情や、人事に加えて、研究・診療・教育という多様な医師の機能を一手に引き受けてきた「医局」の問題などが含まれるだろう[42]。いずれにしても、これらの課題を追求し、「医学

研究」という側面から、日本の医療システム全体の特質を解明していくことは、積み残された大きな課題である。

第6章　注

1) 橋本雄太郎「臨床試験の対象にすることについて患者の明確な同意を得ないで行った場合に、医師が患者の自己決定権を侵害し、診療契約にも違反したものであるとされた事例」『判例評論』547 号（2004 年）173-77 頁。光石忠敬「判例紹介　金沢大学病院無断臨床試験事件」『年報医事法学』20 号（2005 年）122-31 頁。仲正昌樹・打出喜義・仁木恒夫『「人体実験」と患者の人格権──金沢大学付属病院無断臨床試験訴訟をめぐって』、（御茶の水書房、2003 年）。仲正昌樹『自己再想像の〈法〉──生権力と自己決定の狭間で』（御茶の水書房、2005 年）。仲正昌樹・打出喜義・安西明子・仁木恒夫『「人体実験」と法──金沢大学附属病院無断臨床試験訴訟をめぐって』（御茶の水書房、2006 年）。
2) 仲正ほか『「人体実験」と患者の人格権』27 頁。
3) 前掲書 27 頁。
4) 本章においては、「臨床研究（clinical research）」という概念は、人体の一部もしくは全体を対象とした研究すべてを指す。また「臨床試験（clinical trial）」は、臨床研究のなかでも、新しい医学技術の有効性と安全性を評価するために、研究計画書に基づいて行われる侵襲行為を指し、医薬品等の開発に際して実施される「治験」よりも広い概念として使用する（広義の「臨床試験」）。これら概念の整理については、以下を参照。光石忠敬「『臨床試験』に対する法と倫理」内藤周幸編『臨床試験』（薬事日報社、2003 年）209-64 頁。
5) 櫛島次郎・井上悠輔・深萱恵一・米本昌平「被験者保護法制のあり方 (1)──アメリカ、フランス、台湾の現状と課題の検討から考える」、『Studies 生命・人間・科学』6 号（2002 年）1-115 頁。栗原千絵子「研究対象者保護法が必要とされる理由──『第Ⅰ相（フェーズ・ワン）試験』を中心に」、『情況　第三期』5 巻 4 号（2004 年）100-07 頁。
6) その一つとして、一般的に日本社会において法律への信頼感が薄いという問題も指摘されている。詳しくは、以下を参照。位田隆一「医療を規律するソフト・ローの意義」樋口範雄・土屋裕子編『生命倫理と法』（弘文堂、2005 年）70-98 頁。
7) 拙稿「医療倫理における「研究と治療の区別」の歴史的意義─日米比較の視点から」『臨床倫理学』4 号（2006 年）95-115 頁。
8) 横田嘉彦「初めに言葉ありき」『臨床評価』32 巻 2・3 号（2005 年）653-54 頁。
9) 具体的には、これによって、未承認薬の「使用機会の提供」までもが治験概念に含まれるようになった点があげられる。詳しくは、以下を参照。関根秀人・上田慶二・栗原雅直・清水直容・光石忠敬・景山茂「混合診療問題・未承認薬問題が治験制度にもたらすインパクト」『臨床評価』32 巻 1 号（2005 年）149-212 頁。

10) 横田「初めに言葉ありき」653頁。
11) 光石「『臨床試験』に対する法と倫理」223頁。
12) 正式名称は「生物医学・行動科学研究の被験者保護のための全米委員会（National Commission for the Protection of Human Subjects of Biomedical and Behavioral Research)」である。以下、「全米委員会」と表記。
13) なお、ルヴァインの理論モデルの詳細な検討については、以下を参照。拙稿「研究と診療を区別する二つのモデル——ヘルシンキ宣言からベルモント・レポートへ」『医学哲学 医学倫理』25号（2007年）21-9頁。
14) National Commission for the Protection of Human Subjects of Biomedical and Behavioral Research, *The Belmont Report: Ethical Principles and Guidelines for the Protection of Human Subjects of Research*, (Washington D.C.: U.S. Government Printing Office, 1979). 翻訳として、津谷喜一郎・光石忠敬・栗原千絵子訳「ベルモント・レポート——研究における被験者保護のための倫理原則とガイドライン」『臨床評価』28巻3号（2001年）559-68頁。
15) 具体的には、国際医科学評議会（the Council for International Organizations of Medical Sciences, CIOMS）の倫理ガイドラインや世界医師会のヘルシンキ宣言の改訂に影響を与えた。詳しくは、以下を参照。R. J. Levine・津谷喜一郎・坂上正道・光石忠敬・川合眞一・佐藤恵子・掛江直子「医薬品開発のグローバリゼーション時代における臨床試験の倫理」（座談会）『臨床評価』26巻（1999年）341-80頁。R. J. Levine, P. Lurie and S. W. Lagakos（構成：栗原千絵子）「ヘルシンキ宣言改訂をめぐる議論——Levine, Lurie, Lagakosによるコメントとその背景」『臨床評価』28巻（2001年）409-22頁。
16) A. Jonsen, *The Birth of Bioethics*（New York: Oxford U.P., 1998), p. 151.
17) なお、裁判資料の閲覧に関しては、原告代理人の打出喜義医師（金沢大学）にご協力頂いた。また、裁判資料の読み方に関しては、辻純一郎氏（J&T Institute）にご教授頂いた。記して感謝したい。
18) 「クリニカルトライアル——卵巣癌（I）」と題されたプロトコールに記載された目的は以下の通り。「卵巣癌の最適な治療法を確立するために、II期以上の症例を対象として、今回高用量CAPとCP療法で無作為比較試験をすることにより、患者の長期予後の改善における有用性を検討する。あわせて高用量の化学療法におけるG-CSFの臨床的有用性についても検討する」。ただし、当時、CP療法とCAP療法は同じ効果を持つ標準的治療法としてすでに確立しており、その結果を比較することの科学的意義はほとんどなかったと考えられる。なお、この点に関連して、原告側は、この「トライアル」の真の目的は、この研究と同期間に行われていた別の臨床試験の被験者を集めるためであると主張したが、判決では認められなかった。詳しくは、以下を参照。打出喜義「日常診療と臨床研究の狭間で——同意なき臨床試験裁判から」『臨床倫理学』4号（2006年）41-55頁。
19) ただし、開始後にAに腎機能障害が認められたため、1サイクル目でCP療法は中止

され、1998年3月より、前年12月に認可されていたタキソール療法に切り替えられている。

20) なお、高裁判決ですでに原告勝訴が確定していたものの、部分的に被告側の主張が採用され、賠償金額も72万円に減額されるなど、原告側にとっては一審判決よりも判断が後退していたため、その後この点を不服として原告側は上告したが、2006年4月に上告は棄却された。

21) この点について、医事法学者の橋本雄太郎は、地裁判決の意義を「『新薬以外の臨床試験にも医師には患者への説明をする義務がある』という厳格なインフォームドコンセントの必要性を、裁判例として初めて明確に認めた」点にある、と述べている。橋本、「臨床試験の対象にすることについて患者の明確な同意を得ないで行った場合に、医師が患者の自己決定権を侵害し、診療契約にも違反したものであるとされた事例」、175頁。なお、金沢大学訴訟以前の治験・臨床試験に関する訴訟については、以下を参照。辻純一郎「臨床研究中の事故と被害者救済──愛知県癌センター治験薬254S判決及び筑波大アクチノマイシンD判決を素材に」平出慶道先生・高窪利一先生古希記念論文集編集委員会編『現代企業・金融法の課題（下）』（信山社、2001年）515-40頁。

22) 甲斐克則『被験者保護と刑法』（成文堂、2005年）154頁。ただし、高裁判決に関しては光石と同様、この流れに逆行するものとして厳しく批判している。

23) その代わりに、裁判所が提示したのが「他事目的論」という独特の論理である。「他事目的論」とは、端的には、研究のICが必要かどうかは、「比較臨床試験」にあたるか否かによっては決まらないとしたうえで、(1)治療以外の目的が存在し、(2)それが治療行為に影響する場合には、他事目的についてのICが必要だと主張するものであった。地裁判決においては、今回のケースでは、裁判所は主に、「無作為割付」と「投与量や投与スケジュールの固定化」が具体的な「治療行為への影響」にあたると判断し、結論としては、今回のケースはIC取得義務があったと認定している。

24) 仲正ほか『「人体実験」と法』138頁。

25) 光石「判例紹介」126頁。

26) 地裁判決30頁。

27) たとえば、以下の引用を参照。「本件クリニカルトライアルは、…治療を主たる目的としたものであって、被控訴人らが主張するような、新薬や治療法の有効性や安全性の評価を第1目的として、人を用いて、意図的に開始される科学的実験という意味での『比較臨床試験』とはいえない…。」この問題の一因は、原告側が「研究を第1目的として」という形で、研究と治療のどちらが「第1目的」かという判断を含んだ「比較臨床試験」の定義を提示したことにもある。光石もこの点は指摘しているが、ベルモント・レポートと同様に、「研究目的が含まれる」という定義を採用していれば、この点は回避できたと考えられる。

28) 仲正ほか『「人体実験」と患者の人格権』13頁。

29) 地裁判決13頁。なお地裁判決の全文は以下を参照。『判例時報』1814号（2004年）123-35頁。

30) 地裁判決 14 頁。
31) なお、このように、「研究」のなかに「治療より」の第三の領域を設けるという発想は、初期のヘルシンキ宣言で試みられ、こんにちの国際的な研究倫理の枠組みにおいてはすでに否定されている。以下を参照。拙稿「研究と診療を区別する二つのモデル」、25-7 頁。
32) この表は、被告側の証拠（乙第 30 号証）に含まれる図を簡略化したものである。この証拠とは、当時の金沢大学附属病院の IRB 委員長および治験管理センター長名義で提出された「意見書」であり、後に地裁判決に先立つ被告側の準備書面でも頻繁に引用されている。
33) さらに、彼らのこうした主張は、判決においても概ね肯定的に解釈されており、「治療ガイドラインの普及のため」という目的は、「治療目的」の一部として認められている。例えば、高裁判決の以下の一文を参照。「…本件クリニカルトライアルは、卵巣がんに対する標準的な化学療法として既に確立されていた CAP 療法及び CP 療法を、その適応のある患者に対して本件治療指針で定める投与方法とほぼ同内容で実施することを通じて、当該患者に対する治療成績を上げ、そのことにより北陸地区における医療機関が卵巣がん患者に行う化学療法を本件治療指針と同内容のものとして標準化しようとしたものということができる…。」（高裁判決、32 頁）
34) 地裁判決 14 頁。
35) 乙第 69 号証 7 頁。
36) 加えて、原告側はこの「クリニカルトライアル」は同時期に行われていた別の試験の被験者確保のために行われたと主張し、被告側には隠された真の目的があったとも指摘している。この点については、注 18 を参照。
37) 地裁判決 30 頁。
38) C. Fried, *Medical Experimentation: Personal Integrity and Social Policy* (Amsterdam: North-Holland Publishing Company, 1974). 翻訳として、内藤周幸・光石忠敬訳『医学実験──無作為化臨床試験の論理と倫理』（篠原出版、1987 年）。
39)「犠牲としての人体実験」という視点については、以下を参照。H. Jonas, 1969, "Philosophical Reflection on Experimenting with Human Subjects," *Daedalus*, 98 (2) (1969), pp. 219-47. 翻訳として、谷田信一訳「人間の被験者を使った実験についての哲学的考察」加藤尚武・飯田亘之編『バイオエシックス最新資料集（続編）』（千葉大学教養学部総合科目運営委員会、1988 年）97-128 頁。
40) 調査／試験の二分法については、1994 年の改訂 GPMSP（「医薬品の市販後調査の実施に関する基準」）において、「特別調査」が「試験」と「調査」に分けられたことが、その起源だと考えられる。また、「意見書」の問題については、下記を参照。鳥集徹「撤回された『意見書』──金沢大学病院『同意なき臨床試験』裁判」『論座』131 号（2006 年）148-53 頁。
41) この点については、以下を参照。拙稿「被験者保護システムの構築に向けて」『臨床倫理学』4 号（2006 年）3-8 頁。
42) なお、金沢大学訴訟の問題を「医局」制度との関連で論じたものとして、以下を参照。

仲正昌樹「医学研究と患者の『人格権』——人体実験におけるインフォームド・コンセントが意味するもの」『社会科学研究』58巻2号（2007年）71-91頁。

第7章

遺伝子医療時代における倫理規範と法政策
―生命倫理学と法学の知的連携にむけて―

瀬戸山 晃一

はじめに――偶然から選択へ

　生命科学の最前線には目まぐるしい動きがある。とりわけ我々の遺伝子をめぐる研究の進歩は、それにとくに興味関心を抱いていない者であっても、病気を引き起こす遺伝子の特定とその機能の解明や遺伝子治療への道を開く新発見などのさまざまな遺伝子関連のニュースが頻繁に耳に入ってくることによって認識させられる。これらの人間の遺伝子解析とその医学的応用の社会的に重要な意味は、人間の生死や体質、そして身体的特徴や生物学的能力など、これまでは我々の手の及ばない自然の生命による**偶然**（chance）の産物であったものの多くを、技術の利用という人間の自己決定により一定の範囲で操作することが可能な我々の**選択**（choice）の問題へと変えるという点にある。

　生命倫理学は、これまで医者や専門家による専断的決定の問題性を指摘し、患者の自己決定を確保することにその一つの学問的使命があった。そしてそれは医療におけるインフォームド・コンセントの定着という形で、ある程度の目的を達成したといえる。そして今、問われ始めていることは、「オーダー（テーラー）・メード医療」などの表現に象徴されているように、ますます選択肢を広げていく医療技術のどこまでを我々の自己決定に委ねてよいのかという問題であり、遺伝子時代の到来は、この問いを、国境を越えたグロ

ーバルな緊急の課題にするものであるといえる。だが、これら加速度的に増殖する遺伝子医療の選択肢とそれを利用する自己決定の正当化範囲に従来の生命倫理学や法理論は、はたして公正で理論的整合性のとれた具体的な処方箋を打ち出すことができているのであろうか。

　遺伝子医療の時代にすでに突入し、これらの問題がより現実的な課題となってきているなかで、我が国においても基本的な倫理的指導規範と考察土俵の構築が社会的に要請されている。そのような一つの試みが現代米国の生命倫理学をリードしてきたアレン・ブキャナン（Allen Buchanan）、ノーマン・ダニエルズ（Norman Daniels）、ダニエル・ウィクラー（Daniel Wikler）、ダン・ブロック（Dan W. Brock）という4名の共同作業によってなされ、2000年に『偶然から選択へ：遺伝子時代の正義』[1]として世に問われた。そして、この著書で展開された論点をめぐって、サンディエゴ・ロースクール（University of San Diego School of Law）[2]で2日間のシンポジウムが開かれ、そこでの議論内容が2002年夏の『サンディエゴ・ロー・レビュー』に掲載されている。そこで、上記の4名の生命倫理学者によって提起された問題と議論アプローチに対し、法学者を含むシンポジウムにおける論客たちがどのような批判的な議論を展開しているのかを本章で整理することによって、今後日本において遺伝子医療時代に問われなければならない倫理的規範と法的諸問題や法政策を同一の議論テーブルに載せ考察する際の一つの知的枠組みを提供したい。

1　遺伝子医療の進展が提起する主要論点

　法学者でありハーバード大学を生化学と歴史学の優等成績で卒業しているアルタイ・ライ（Arti K. Rai）は、シンポジウムの序文（pp. 649-50、以下同様にカッコ内の頁数は、ローレビューの該当頁を示す）において、これまで平等主義的正義論者たちは、もっぱら社会的不平等を問題とし、公正な社会（just society）は、そのような社会的な不平等を是正することを要求

するべきであると主張する一方で、**自然的**不平等は正義論においては周縁的な問題とされてきた点を指摘する。しかし、遺伝子医療の発展によって生物的能力を増強する遺伝子的介入の利用可能性が高まってくると、社会的不平等と自然的不平等の境界線は曖昧になってくると彼女はいう。

　このように遺伝子時代の到来は、不可避的に「偶然」を「選択」の問題とすることを余儀なくし、既存の道徳理論や政治哲学理論、そして生命倫理学が想定してきた前提や概念枠組みを再考する機会を与えてくれる。シンポジウムが共通の議論の対象としている著書『偶然から選択へ』は、まさにこれらの問題を丹念に検討したものである。この本については、すでに森本直子氏によって紹介がなされているので[3]、詳しくはそちらに譲り、本章ではそれらを批判的に考察しているシンポジウムでの諸論文の議論内容を概観することで、倫理規範の再検討と今後の法政策を模索することにしたい。その前に議論の主要な論点のいくつかを予め整理しておくことにする。

　(1) 遺伝子時代における公平な医療資源分配の問題：社会的不平等と自然的不平等。

　(2) 遺伝子医療技術の利用の平等問題：病気の**治療**（treatment）と身体的特質や能力・健康の**増強**（enhancement）の区別の道徳的・法政策的含意。

　(3) 遺伝子医療が「平等」「分配的正義」「能力・功績主義」などの基本的価値理念や民主主義などの制度に与える理論的・現実的含意：遺伝子医療技術の発展によって引き起こされる新たな諸問題は、既存の道徳・政治哲学理論では解決できず、それらに修正を迫るものであるといえるのか？

　(4) 遺伝子介入と生殖の自由の問題：出生前の遺伝子検査の結果により堕胎をしたり、着床前の遺伝子介入によって障害を除去することの是非、およびこのような命の選別と優生学との関係や障害者に対する社会的含意。

　(5) 4の問題と関連して、重度の遺伝子疾患をもって生まれてきた者が、医師や親の道徳的・法的責任を問うことを認めるべきか？

　(6) 遺伝子的介入の臨床利用を実施するうえで必要なヒトを対象とした研究をめぐる倫理上・実際上の問題ならびに遺伝子工学の進歩による伝統的な種の境界線の曖昧化が引き起こす道徳的責務の問題。

(7) 著書『偶然から選択へ』の基本的考察アプローチとして採用されているロールズ的正議論から遺伝子差別の問題を考察した場合、いかなる法政策が望ましいといえるのか。

それぞれの論考の詳細な議論内容を紹介する紙幅はないので、以上の主要な論点の観点から諸論文の主張内容を以下みていくことにしたい。

2 生命倫理学者と法学者の対話——諸論文のレビュー

医療における分配的正義——治療／増強に対する国家のとるべき法政策基準

遺伝子技術の発展は、医療における分配的正義の問題、すなわち医療資源配分の平等に対していかなる含意を有するのであろうか。この問題を考察しているのは、シンポジウムの序文も執筆しているアルタイ・ライ（Arti K. Rai）[4]の「遺伝子介入：ヘルス・ケア配分へのもう一つの挑戦」[5]と題する論文である。ライの論文は、資源配分（resource allocation）についての説明からはじまる。すべての者は、適切で相応の最低基準（decent minimum）に見合ったケアを受けられるべきであるという著者たちが提示する**適切なケア標準**（adequate care standard）について批判的検討を加えている。そこで争点になるのは、いかなる遺伝子的な介入を社会はすべての人に平等に提供しなければならないのかということである（pp. 658-59）。

ライの説明によれば、機会の平等の解釈は、大きく二つに分けられる。一つは単に同等の才能と能力を有する者の機会への障壁を取り除くものであり、他方は不運（bad luck）の結果を是正するために積極的に介入するものである。後者はさらに、不平等を社会が構築した産物とみなし、そのような不正な社会構造の結果による不運を是正することを要求する「**社会構築論**」（social structural view）と、不平等を個人の選択や理性により制御不可能なものとしてとらえ、不運の起源が社会的であろうと自然の産物であろうとに関係なく是正を要求する「**運の超理性的見解**」（brute luck view）[6]アプローチに分かれる（pp. 659-60）。ライによれば、遺伝子医療時代に問題に

なっているのは、この後者の自然的（生物的）不平等であり、その是正として『偶然から選択へ』は、人間が有する通常の機能（normal species functioning）の維持・回復を基準とする「適切なケア標準論」を提示している。しかし、ライは、適切なケア標準論は、過剰包摂（Overinclusiveness）であると同時に過小包摂（Underinclusiveness）でもあると批判している。

　すなわち、この基準が「過剰包摂」であるのは、極度の未熟児の集中治療や臓器移植、そして終末期の集中治療などは、通常の機能（normal functioning）を回復させるものであるとみなせるが、高額であるため我々の社会はそれらの治療をすべてのものに提供することができないからである。このような希少性（scarcity）の問題を「適切なケア標準論」を主張する著者たちは十分とらえていないという。また必要性の順位をどのように決定するかについての明確な基準を提示していないとライは批判している。たとえば、1人のがん患者を数年間長生きさせるために一定の金額を使うことは、児童集団に無償の予防接種を提供することと比べてより重要であるか否かについて、「通常の機能」のアプローチは、明確な回答を提示し得ていない点をライは指摘している。遺伝子に基づく治療法が発展していくと、この医療資源の希少性のディレンマは増大するという。なぜなら、これまで治療不可能だった疾患が治療可能となり、より長期間、より多くの者の通常の機能を維持することが可能となり、これらの技術を用いるには、より高額のコストがかかり、それは高齢人口の増大によってさらに拍車がかけられるからである（pp. 661-62）。

　また適切なケア標準が「過小包摂」であるのは、病気（disease）の**治療**（treatment）と**増強**（enhancement）を区別し、適切なケアの範囲を基本的に病気の治療に限定しているからであるとライは主張する。もっとも『偶然から選択へ』の著者は、病気とそうでないものの区別は厳格ではないことを認めている。たとえば、背の低い人が、その原因が脳腫瘍による成長ホルモンの分泌障害による場合のみならず、単に両親の身長が低いことによる遺伝が原因の場合など、必ずしも種が有する通常の機能からの低下的逸脱ではないけれども、個人の機会を著しく損なう自然的不平等への医学的介入は認

めるなど、いくつかの例外は認めている。またライは、病気の意味が変わっていくことも適切なケア標準が過小包摂になる根拠として挙げている。たとえば、通常の人間の機能の遺伝子による増強によって普通の風邪に対する免疫を獲得するならば、そのような免疫を有さない者は病気とみなしうることが可能となるからである（pp. 662-63）。

このような観点からライは、もし病気であることの基準が、機会の平等に著しい不利益的影響を与えることにあるとするならば、結局病気であることとそうでないことの区別は、平等とは何かという問題に置き換えて考察する方が適切であるという。そしてライは、治療と増強の区別論、病気かどうかの基準ではなく、「機会の平等に対する影響」によって評価するべきであるとしている。この新たな基準においては、たとえば、膝の古傷の治療と病気ではないが標準から10％低い分析能力の増強では、増強的介入が治療を優先するべきであると主張している（p. 663）。

ライは、ヘルスケアにおける分配的正義問題は、複雑でいかなる処方箋（見解）も完全ではなく、ある処方箋を批判する者は、より欠点を免れた代替案を提示し得なければならないとし、その考察に論文の後半を充てている。分配的正義の問題に対する『偶然から選択へ』が提示するアプローチに代わるものとしてよく引き合いに出されるのは、民主的政治過程論（democratic political process）であるという。それは、政治的に決定された適切なケアの基準によって問題を解決しようとするものであるが、機会の平等のような規範的な基準が問題となっている場合は、それは万能薬とはならないとライはいう。なぜなら最低基準が、機会の平等を保護するのに十分な水準とならない場合が往々にしてあるからである。したがって、最低水準のケアを手にするために多くのものが自らの資金を使うことが強いられないような基準を設定するべきであると主張する。また、適切なケアの健全な最低限度（robust floor）を保障するだけではなく、上限（ceiling）を設定することも機会の平等を促進するうえで重要であると指摘する。なぜなら、『偶然から選択へ』の著者も指摘しているように、増強のための遺伝子的介入医療への購買力の格差が現状の不正義をさらに悪化させる可能性があるからである。しかし、

一定のきわめて好ましい増強への一律の制限は、闇市場などを生む危険性があり、政策論として必ずしも望ましいとはいえない場合もあると主張している（pp. 664-65）。

ライは、増強に対する政策を考えるうえで二つの区別をするべきであるとする。たとえば、身長の高さのように周囲との関係において相関的な増強（positional enhancement）は、その増強（身長を高くすること）がその人にとって有益な価値（社会でより多く成功する可能性）をもたらす要因となるが、必ずしも社会全体としての利益を増大させるものではない。なぜならば身長のような純粋に関係相関的増強は、他者の身長の高さとの比較においてはじめて価値をもちうるものであり、増強によって皆の背が高くなってしまうと同じ程度背が高いことの価値がなくなってしまうからである。他方、知性のようにその増強が正の外部性（positive externalities）を生み出す増強は、その増強が社会構成員全体に利益となって還元され、もっとも恵まれない人の利益を増大させるものであり、絶対的価値（absolute value）を有するとみなすことができ、またロールズの格差原理に合致するものであるとされる。もっとも、このように増強を区別する明確な線が引けない場合もあるという。たとえば、運動能力などは、それ自体はその増強が観客により多くの楽しみを提供したり参加者自身の効用を増大するという形で正の外部性を生み出しているともいえるからである。したがって、ある特定の増強の是非をめぐる議論は、その増強が、絶対的価値と純粋に相関的な価値との間でどこに収まるかという点に着目する必要があるとライはいう（pp. 665-66）。

ライによれば、政府の規制は、増強が純粋な関係相関的増強か、それとも正の外部性を生み出す増強かによって対応が分かれるべきで、政策論としては、前者に対しては高額の課税、後者に対しては低額の課税政策もしくは助成金政策をとるべきであるとしている。教育的介入は、もう一つのアプローチである。関係相関的増強が及ぼす健康上の危険性や社会構造への悪影響を教育することによって、そのような増強を思いとどまらせることが一定程度可能であると主張している（p. 666）。

最後にライは、一定の予防的介入は、病気の発症自体を防ぎ、治療しなけ

ればならない状況を回避することによって、医療費を削減する可能性を大きく秘めている点を指摘する。そして、政府の政策は、このような予防的介入をすべての人々が享受することのできる基本的なケア・パッケージに取り込むことによって奨励し、また反対に予防的な処置によって回避できたであろう病気の治療に対しては、公的な資金を使うことを拒絶することによって予防的ケアを購入することを促すような政策をとるべきであるとしている（pp. 666-67）。

遺伝子治療と医療保険政策——治療と増強・分配的正義

遺伝子医療が提起する問題を医療の目的の観点から検討しているのは、法学者で保険法を専門とするマーク・ホール（Mark A. Hall）[7]である。彼は、「遺伝子による増強・分配的正義・医療の目的」[8]と題する論考で『偶然から選択へ』の主張の要約から議論を始める。

(1)『偶然から選択へ』の第3章では、遺伝子学（genetics）は、分配的正義の伝統的なとらえ方を変えるものであることが示されている。すなわち、個人的な性格や体質の分配は、分配的正義の及ばない運や自然の力によるものであると最早想定することはできない。ホールは、この問題設定に概念レベルでは賛同している。その第4章では、より具体的なレベルでの分析がなされている。すなわち、遺伝子に起因する病気を治すことと、遺伝子的特質を増強することを異なって考えるべきかが考察されている。治療・矯正と増強は、必ずしも明確な線を引けるものではなく、またその線の位置も変わりうるものであるが、現実的に有意味な区別であるとみなしている（pp. 670-71）。

(2) 医療保険がどれだけカバーするかにおいての基準である「医療上の必要性（medical necessity）」の線引きが恣意的であるという予測されうる区別に対する批判を考察している（p. 671）。

(3) 治療と増強の線引きが恣意的であることは認める。たとえ治療と増強の区別が有意味で現実的であるとしても、何が道徳的に許容可能で、義務的であるのかを説明するものではない。言い換えれば、この区別は過剰包摂で

もあり過小包摂でもある。

(4) ノーマン・ダニエルズ（Norman Daniels）の有名な見解によれば、分配的正義は、各々が公平（fair range）な機会を享受するのに必須である種が有する通常の機能（normal species function）を維持することを社会に要求するというものである（p. 671）。

(5) 『偶然から選択へ』は、なぜ分配的正義は、より完全なレベルの平等を生み出すために遺伝子増強を要求するものではないのかを考察している（pp. 671-72）。

(6) 遺伝子工学は、人間の能力を抜本的に変える有力で安い道具として、機会の格差を大幅に縮小する可能性を秘めている。したがって、ヘルスケアの権原（entitlement）を病気の治療を超えたものとする主張は強くなるであろう。しかし、増強のための遺伝子介入は、あくまで病気モデルからの例外として認めるべきであり、ヘルスケアへの権原の基本的な概念枠組みとはするべきではないと『偶然から選択へ』は主張している（p. 672）。

次に、これらの『偶然から選択へ』の主張に対し、保険法の専門家であるホールは、いかに医療保険が機能するか、そしてなぜ医療保険がそのように構成されているのかという観点から批判的な検討を加えている。

(a) ホールは、まず医療行為における中心的概念が、「病気」の治療から、それを含む病気の予防や「健康（health）」の増進までを含めるより広い概念へと移行してきていることを、現在米国の標準的な医療保険が何をカバーしているかを説明することによって指摘している。これは、言い換えれば医療の必要性基準（medical necessity）が変化してきていることを意味している。たとえば、必ずしも病因学的な病気の治療だけではなく、一定の医療カウンセリングや健康診断などの健康の維持や増進に関わる医療サービスなども保険がカバーしていることなどが指摘される。たとえば、不眠症の原因が何であろうかには関わりなく、保険は通常睡眠薬の処方をカバーする。同様に肥満や高コレステロールや高血圧なども、それが器質的なものか生活習慣的なものかに関わりなく、その症状によって医療上の必要性が判断されていることをホールは指摘している。また、不妊治療や避妊、バイアグラなど

は、ある保険はカバーし他のものはカバーしないが、それは不妊などが「異常」で「病気」かどうかという基準ではなく、その治療の費用や逆選択の危険性など、保険制度を維持するうえでの必要性やプラグマティックな政策的観点から、保険適用の有無が判断されているとホールはいう。これらの例からいえることは、保険が何をカバーするかは、必ずしも統一的な指導原理に基づいているというより、治療費用や医療資源の供給量、そして長期的な影響などのプラグマティックな理由によって決定されている場合が少なくないことを彼は指摘している。したがって、ホールは、病気モデルで医療の必要性を判断することは、一定の限界があると主張する（pp. 674-78）。

（b）次にホールは、遺伝子医療技術の利用を種が有する通常の機能からの逸脱であると我々が考えている「病気や異常」に限定することに賛成しない。なぜなら、たとえば、我々の睡眠時間が現在の半分であっても十分休息しリフレッシュできるように遺伝子を変えることが可能かもしれないし、その場合は効率的な仕事の時間を毎日4時間増やすことができるかもしれないとホールは考えているからである。睡眠の必要性は、自然な生物学的限界なので、その増強は病気モデルでは含まないことになるが、その増強は能力と機会や経験を拡大させる可能性を多く秘めているという。おそらく『偶然から選択へ』の著者たちは、これらの増強は病気モデルの例外であるとするかもしれないが、遺伝子工学の飛躍的発展は、このような例外を多く生むことは明らかであると主張する。また遺伝子工学の驚異的進歩は、「正常（normal）」とは何であり、したがって病気とは何であるのかという社会の認識自体を変化させることになることは明らかであり、現在「増強」と考えられているものも近い将来においては生物学的異常に対する介入とみなされるようになることは十分に考えられるとホールはいう。以上のような理由からホールは、今後、種が有する通常の機能を指導基準として維持し、将来の医療における分配的正義において、遺伝子増強を除外することには道徳的有意味性がないであろうと主張している（pp. 678-80）。

以上のような考察からホールは、結論として分配的正義の目的は、他の重要な社会的倫理的要求を傷つけることのない限りで、機会の平等を技術的に

可能な限り達成することであるととらえ、病気の「治療」と身体的特質や能力、そして健康の「増強」の二分法を医療保険政策の基準とすることに異議を唱えている（p. 680）。

遺伝子介入と生殖の自由——障害と不法行為責任認定の是非

　遺伝子医療の発展は、個人的選択と制度的選択（institutional choice）に対しても新たな含意を有している。社会の遺伝子的健康を改善する公衆衛生モデル（public health model）と個人の選択を強調する個人的サービスモデル（personal service model）という両極端の間の第三のアプローチを『偶然から選択へ』の著者たちは模索している[9]。個人的選択と制度的選択の問題が顕著に現れるのは、たとえば生殖医療においてである。遺伝子介入と生殖の自由について論じた『偶然から選択へ』の第6章に対して批判的なコメントを展開しているのは、アレクサンダー・モーガン・キャプロン（Alexander Morgan Capron）[10]である。彼は、「リベラル遺伝子学の名による生殖の自由の処罰」[11]と題する論文で、著者たちの遺伝子的介入に対する種々の正義概念の含意の丹念な分析に多大の敬意を表明しつつも、それらの道徳的原理の社会政策への適用の仕方に対して異議を唱えている。まずキャプロンは、生殖の自由は、ある特定の個人（女性）のみに帰属するものではなく、個人的自律（individual autonomy）の観点からは説明できないことを確認する。なぜなら生殖の決断は、カップルによるものだからである（pp. 685-67）。そのうえで『偶然から選択へ』の道徳原理の分析の生殖の自由に対する政策についての応用に対して批判的考察を加えている。キャプロンがその具体的な問題としてとり上げているのは、重度の遺伝子疾患をもって生まれてきた者が、医師や親の道徳的・法的責任を問うことを認めるべきかという問題である。必要な遺伝子情報を過失によって親に提供しなかったため、子どもが重度の遺伝子疾患をもって生まれてきた場合に、その子どもが医者や病院を訴えることは判例で拒絶されている。そのような訴えを拒絶する裁判所や論者の見解の論拠は、法的人間が存在する前には権利侵害（wrong）は起きておらず、遺伝子疾患は子どもの存在に由来しており、したがって損害は子

どもが享受したであろう正常な状態からの減損の観点からは評価できないというものである（p. 687）。この裁判所の見解を批判する点では、『偶然から選択へ』もキャプロンも同じ立場にある。しかし、『偶然から選択へ』の著者たちは、医療従事者のみではなく、親も子どもが遺伝子疾患を背負うことになることを防ぐための行為に出なかったことに対しても責任を負うべきであると主張しているが、キャプロンはそれに異議を唱える（p. 688）。

キャプロンの解釈によれば『偶然から選択へ』の著者たちは、政府が生殖の自由に介入し堕胎や断種を強要することには反対しているが、罰金や民事的損害賠償を課すことによって、子どもが遺伝子疾患をもって生まれてくることを親が抑制する社会政策に賛同しているようにも思えるとする。しかし、キャプロンは遺伝子疾患を有する子どもを生む親の決断の刑事あるいは民事責任を問う法政策には異議を唱える。さらに彼は、遺伝子に欠陥もつ子を産むことによって親は道徳的な不正（moral wrong）を犯しているとする『偶然から選択へ』の結論を批判している（pp. 688-89）。彼の考えによると、親の道徳的責任を問うことを疑問に付す根拠が少なくとも四つ存在しているという。

（1）『偶然から選択へ』は、加害（harm）という概念を不適切に定義している。すなわち、生きるに値しない不法行為による生命（wrongful life）[12]と生に負担（burden）はかけるが生の価値を奪うものではない不法行為による障害（wrongful disability）を区別し、前者は加害を与えており、後者は加害ではないとしているが、キャプロンによれば、そう区別することは恣意的であるとする。なぜなら道徳的に不正であるとするに足る負担とはいかなるものかを決める明確な基準はないと考えているからである（p. 689）。

（2）親の不正行為（wrongdoing）として遺伝子疾患をもつ子を生むことをとらえることは、優生学への道を逆戻りする可能性がある。もし子どもへの加害ということを問題にするならば、それは親の無知や基本的なヘルスケアサービスにアクセスできなかったために防ぐことのできなかった害としてとらえるべきで、それ以外の意味を加害に含めることにキャプロンは反対している（p. 690）。

(3) 親が遺伝子カウンセラーから起こりうる危険性と害の程度などについてのすべての情報を得てもなお遺伝子疾患をもつ子を生む場合、それは道徳的に過ちを犯している（moral wrongdoers）とみなすよりは、関係する情報に異なった評価をしている人たち（親）であるとみなすほうが適切であるとキャプロンはいう。つまり、親は、子どもは遺伝子疾患によって極度に負担を背負った生を強いられることになるかもしれないが、それでも生に値すると考えているかもしれないからである。また『偶然から選択へ』の論理だと、このような考えをもつ親は、遺伝子疾患の診断方法と、遺伝子治療がなかった時代には道徳的に非難されないのに、遺伝子工学が発達するにしたがって道徳的に非難されることになってしまう矛盾をキャプロンは指摘している（pp. 690-91）。

　(4) 親が遺伝子疾患をもつ子を生むことで、道徳的に不正行為を行ったとみなすことに対する道徳的根拠を疑うもう一つの理由は、もし親の子に対する責任を認めてしまうと、誕生（人生）のスタートにおいて不利益を及ぼす親の経済的水準や人種、親から遺伝した容姿の醜さや能力の低さなどの属性といったおよそすべての不利益的要因に対し親は責任をとらされることになりかねないからであるとキャプロンはいう。彼は、誕生の身体的状態によって親が子どもに不法行為を行ったとする子どもの訴えを認めることを拒絶したZepeda v. Zepedaの訴訟におけるイリノイ巡回裁判所の判決理由に同様の見解を見出す（p. 691）。

　以上の理由をもって、キャプロンは、遺伝子欠陥をもつ子を生んだことに対し、子どもから親が民法や刑法上の責任を問われることを認める法政策および親が道徳的不正を犯したとみなすこと両方に反対している。そして、親は子どもの遺伝子疾患を防ぐことに道徳責任を有するとする『偶然から選択へ』の結論は、結局のところリベラルな遺伝子学の名の下に生殖の自由を処罰することになり、また生殖の自由の旗印のもとに新たな優生学を生み出すことになる危険性があるとキャプロンは警鐘を鳴らしている（pp. 691-92）。

遺伝子介入と障害者──障害の社会構築論

　人間への遺伝子介入がもつ障害者に対する意味を考察しているのは、ジャネット・ラドクリフ・リチャーズ（Janet Radcliffe Richards）[13]である。彼女は、「いかに障害を終わらせないか」とややレトリカルな題の論文[14]で、障害に対する見方を、①障害を自然の不運ととらえる常識的（common sense view of disability）伝統的見解と、②障害は人種や性差のように社会によって構築されたものである（disability as social construction）ととらえる急進的見解の二つの異なったアプローチに分類している。この区別は、障害に対する両極端の見方を理念化したものであり、多くの人は実際には両方の見方を多かれ少なかれ共有しているとしているが、社会政策の是非を問う場合、この見解の違いが重要な意味をもってくるとリチャーズは考えている（p. 698）。すなわち、彼女が伝統的常識的見解とよぶアプローチにあっては、障害はそれをもつ者の性質であり、自然の不運の産物であるととらえるので、それに対する道徳的政策的問題は、社会はいかに障害を予防したり、障害の度合いを軽減することによって障害者の置かれた状況を改善できるのか、またその救済のためにいかに資源を配分するべきであるのかというように設定されることになる（pp. 695-97）。他方、障害を社会的に構築されたものであるととらえる立場では、障害者はその身体的性質上障害を有しているのではなく、社会によって損傷を（impaired）負わされた不利益に他ならなく、矯正しなければならないのは障害ではなく、そのような障害を生み出している社会の方であるととらえる。したがって、障害をもつ子どもを生まないことを促進することは間違っており、障害をもって生まれてきた者の障害を治療しようとすることは、女性に男性ホルモンを注射したり、人種的少数者の皮膚の色を漂白させるようなものであるという。なぜなら、障害をなくす試みは、障害をもつ人間はもたない人間よりも生へのより少ない価値（lesser worth）しか有さないということを含意することになるからであると主張する（pp. 697-98）。

　リチャーズの要約によれば、『偶然から選択へ』の著者たちの立場である障害をもった子どもが生まれてくることを防ぐ医療的介入の支持は、障害を

もつ者は生きる権利がないということを決して含意しておらず、またより少ない尊厳や法的権利を有するということを意味するものでもなく、単に可能であれば障害を防いだり、障害を背負って生まれてこない方が好ましいということを主張しているにすぎないものであるとしている（p. 700）。

しかしリチャーズによれば、このような『偶然から選択へ』の著者たちの立場は、急進的障害者運動論者からの批判に対しての応答としては、次の二つの点で適切ではないとしている。すなわち、(1) 著者たちの主張は、障害をもった生でも価値はあるとしているものの、障害をもたせずに人間を誕生させる方が望ましいということを意味しており、障害を背負った生は、その人にとって障害のない生より価値が劣るということを含意することになる。それは、急進的障害者運動論者が問題にしている障害は社会的構成物であるという論点に何ら応えていない（p. 700）。

(2) 著者たちは、障害をもった者は、その存在価値において障害をもたない者とまったく同等であると主張しているが、本当にそういえるかは疑わしいとリチャーズはいう。なぜなら、障害をもたずに生まれてくる方が良いという著者の論理は、子どもがダウン症などの障害をもって生まれてくるならば、生まない方がよいと考えて堕胎の決断を親がした場合には、子どもが誕生していないのではまらないからである。そこにある含意は、障害を背負った子どもをもつことは、堕胎するよりひどいと積極的にみなしていることになるという。つまりそれは子ども自身にとっての生の価値を問題にしているのではなく、親になる者が障害をもつ子どもをもつことの「価値」を問題にしているのに他ならない。それは中絶する親やその決断に同情する者は、結局は障害をもつ者はもたない人間よりも価値が劣るという感覚を共有していることになるとリチャーズは主張している（p. 701）。

リチャーズは、障害をもつ人々が障害をもたない健常者と同じ価値（equal worth or value）をもつという場合の価値についての二つの意味を指摘する。一つは、人は社会に対する貢献度（merit）や自分との個人的な関係（家族・恋人・友人など）において手段的道具的に価値があるという場合と、もう一つは、そのような関係性を超えて本質的に価値があるとみなす場合である。

親が障害をもつ子を生まない決定をする場合、障害を背負った子をもつことは親自身や他の家族構成員、あるいは共同体や州にとっての負担になるとみなしているケースがほとんどで、それは道具的な価値として人間を評価している（pp. 702-03）。揺ぎない事実は、多くの者は彼ら自身にとって障害をもつ友人や家族や被雇用者が障害をもっていなければ良いのにと考えるであろうということである（p. 704）。そしてリチャーズは、この価値の道具的な側面を『偶然から選択へ』の著者たちは、十分考慮に入れていない点を指摘している。しかし、現実には正にこの障害に対する道具的な評価を避けて通ることはできず、障害は社会によって構築されたものであるとみなす急進的なアプローチは、正にこの障害を有する者の道具的な価値を問題としているのであるとリチャーズは主張する（pp. 704-05）。

　リチャーズによれば、障害に対する伝統的な見解も急進的な見解もどちらも障害を背負うことは、その者自身にとっても他の者に対しても道具的な価値がより少ないということを認めているという。両者の違いは、何が障害を起こしているのかというとらえ方と、いかに障害を取り除くかという方法においてである。急進的な見方においては、障害は社会的構築物であり、損傷を背負った者は、その者の道具的な価値を減少させるものとはとらえないという（p. 705）。

障害の社会的構築論の批判的検討

　次に、リチャーズは、障害を社会的構築物ととらえる見解の限界を論じている。急進的見解は、障害自体にではなく、それを生み出している社会の環境を変えることによって、平等を達成しようとするが、それには健常者を障害者にしようとする環境改革と障害者を健常者にしようとする環境改革という二つの方向性があるとする。

　前者の主張に対しては、目が見える健常者の視力を奪うことはできず、またハンディキャップのない者に、たとえば建物の構造をすべて車椅子で利用する高さに作り直すなど、意図的に障壁を作り出して社会の環境をいくら変えたとしても、健常者を障害者にすることはできないと彼女はいう。社会を

変えることによって可能になるのは、健常者を以前の状態よりも不便にしたり不利益を被るようにするだけで、障害者にすることはできないとリチャーズは主張している（pp. 708-09）。

では反対に、もう一つの政策的主張である社会環境を変えることによって現在障害をもつ者を健常者にすることができるのであろうか。彼女は、それも不可能であるとする。確かに、車椅子や点字、斜道や介護犬など、技術や代替補助具を用いて損なわれている能力を補助することによって、障害者の負担を一定程度軽減することはできるかもしれないが、身体麻痺の者をヒマラヤ登山のパーティーに遅れをとらずについて行かせることは不可能であり、決して障害をもっている者を健常者にすることはできないとリチャーズはいう（pp. 709-10）。逆に環境をレベル・ダウンさせることによって障害者の社会的負担を除去するためには、目の不自由な者の社会的不利益をなくすために世界全体を暗闇にしなければならないし、耳の不自由な者の社会的不利益をなくすために音声を使うこと止めなければならない。また日常介護が必要な者のためにすべての者をベッドに縛り付けにしなければならないことになる。したがって、結局環境のレベル・ダウンによっても障害者の負担を健常者と同じような程度まで軽減することは現実問題として不可能であるとする（pp. 710-11）。このような理由から、環境を変え社会的なアレンジメントをすることによって障害をなくそうとする急進的見解アプローチは、成功していないとリチャーズは主張している（pp. 709-11）。

以上の議論は、リチャーズによれば障害者を身体的にいかに健常者に統合（integrate）できるか、すなわち健常者が障害者と接する機会をつくり、どのように振舞ってよいかを学ばせるというアプローチであった（p. 711）。しかし、障害の問題の核心は社会の障害者に対する態度であり、それは社会的包含（social inclusion）の問題であり、リチャーズは、それについて最後に論じている。社会的包含の立場では、多様性に価値を見出し、違いを賞賛し、損傷を背負った人々を異なった意味での健常者としてとらえる。しかし、ある特定の能力に欠けていることは、他の能力をもつことにはならないとリチャーズはいう。確かに、ある障害者は、健常者がもっていない能力を有し

ている場合もある。アート・テイタム（Art Tatum）は、もし目が不自由でなかったら、あのような偉大なピアニストになれなかったかもしれない。しかし、ある能力が欠如している者は、それを補う他の能力をもっていない場合も多い。彼女はまた、もしあなたが急に障害者になったならば、その障害を負う以前より少ない能力を有することになるのは明らかであるという。「あなたは能力の欠如に価値を見出すかもしれない。……あなたは自分より能力の劣る同僚と比較されると自らが良く他人に映るので、同僚の劣った能力に価値を見出すかもしれない」（p. 712）。さらに彼女は問いかける、「嫉妬深いあなたの夫は、常に自らの監視下に置くために動けない誰かを妻にしたいと考え、あなたの障害に価値を見出しているのかもしれないが、あなたはその理由のために自らの障害を称えてほしいとは思わないであろう」と（p. 712）。しかし、このように障害の価値を評価することが正に急進的な障害者運動論者が批判の矛先にしていることに他ならないのであるとリチャーズはいう（p. 712）。

障害を社会的に構築されたものであるととらえる見解は、耳の不自由な両親が意図的に耳の不自由な子どもを生むことを支持するが、それは自らの子どもを耳の不自由な特別な文化へアクセスさせる積極的な行為であると主張している（p. 713）。しかし、リチャーズによれば、聴力に何ら障害をもたない子どもは、耳の不自由な人の文化へアクセスすることができるのに対し、耳の不自由な子どもを意図的に作ることは、その子がメイン・ストリームの文化にアクセスすることを阻止し、耳の不自由な文化に縛り付けることを強要する以外の何物でもないという。もちろんそれは、親にとっての利益にはなるが、子どもに対しては不利益を課していることに他ならないと彼女は批判している（p. 713）。

生殖補助医療における着床前診断などの遺伝子医療と優生思想との関係、そしてその営みが、社会における障害者に与える心理的危害といった効果の問題については、フロリダ州立大学の『ローレビュー』が、2003年にシンポジウムの特集「遺伝子と障害：健康の定義と医療の目的」を組んでおり、さまざまな議論が展開されている[15]。

生命科学技術の発展は道徳理論に再考を促すのか？

『偶然から選択へ』の著者たちは、遺伝子テクノロジーの発展が、これまでの道徳理論によっては十分に解決できないまったく新しい道徳的問題を提起するとしている。しかし、果たして遺伝子医療によって引き起こされる新たな難題は、本当に既存の道徳理論の限界を露呈させるものなのであろうか？シンポジウムにおいて、この問いに批判的理論考察を行っているのは、カリフォルニア大学サンディエゴ校教授の哲学者リチャード・アーヌソン（Richard J. Arneson）である。結論からいえば、彼は「新たな遺伝子テクノロジーによって道徳原理は困惑させられるのか？」[16]と題する論文において、『偶然から選択へ』で定式化されている新たな倫理的諸問題は、すでにある正義や道徳の基本理論によって解決することができるとしている。アーヌソンの主張によれば、著者たちは既存の道徳理論を過小評価しており、帰結主義理論を十分視野に収めていないという。彼は新たな倫理的問題を解決するのに指針を与える有望な理論として「プライオリタリアニズム（prioritarianism）」を提示する。それは人間の福利の機能を最大化させると同時に最も恵まれない者の福利を増大することを優先する行為や政策を道徳的に正しいとする主義であるとしている（p. 721）。彼は、このようなプライオリタリアンのアプローチを、著者たちが提示している重度の障害者の包含の道徳（morality of inclusion）やヘルスケアにおけるロールズの公正な機会の平等の原理と比較検討している。そして新たな生命科学技術が引き起こす道徳理論の困惑は、著者たちが考えているほど強くはないとアーヌソンは結論する。

たとえば、社会的正義論における分配的正義問題について、アーヌソンは次のような議論を展開する。人々は生来の才能や性質（disposition, trait）の差や子ども時代の社会的環境の違いによって不平等な人生の将来性（unequal life prospect）に直面する場合に、社会的正義の問題は、そのような恵まれない子どもの将来性を改善するためにいかなる「補償」が道徳的に要求されるかという問いとして一般的に定式化される。『偶然から選択へ』の著者たちの議論によれば、医学的介入によって人々の遺伝的特性を改善す

ることが可能になれば、このような「補償」の問題として従来はとらえられてきた社会的正義の枠組みは、遺伝子への介入医療によって恵まれない生来の才能や能力などの性質を改善することによって人生の将来性を平等化するものへと移行されることになるという（p. 718）。ところがアーヌソンは、遺伝子への介入によって人々の特性（trait）を改良することは、教育政策や社会化政策によって特性を改善していくことと原理上は異なるものではないと主張している。我々の社会はすでに、子どもの将来性を平等化するために、予防接種などの公衆衛生プログラムや児童教育における公立学校の授業料の無料化政策や、親の子どもへの虐待を防ぐように監視するなどの社会的環境への介入を行ってきており、それらの政策と遺伝子介入は社会的正義問題における分配（平等化）という意味では、基本的には異なるものではないと主張する。したがって、『偶然から選択へ』の著者たちが主張する分配的正義理論自体の抜本的見直しという見解は誇張しすぎであり、遺伝子医療は、社会的正義原理に基づいて子どもの人生の将来性を改善するために為されてきたすでにある社会的政策に新たなツールを加えるに過ぎないものであるとアーヌソンは主張している（pp. 718-19）。

また『偶然から選択へ』の著者たちがいうように、出生前や着床前の遺伝子診断と遺伝子介入技術が発展していくと、人生の将来性を改善するためにどのような責任を負うのかという問題から、どのような子どもを生むべきかという問題へと社会的正義問題はその比重をシフトしていくように思われるかもしれない。しかし、アーヌソンによれば、スマートな人がスマートな人と結婚すると、まぬけな人（village idiot）と結婚する場合よりも、スマートな子どもを産みがちであることは、昔から知られていることであり、結婚相手を選び出す過程も、どのような子どもをもつかという問題でもあり、結局のところ遺伝子介入技術の進歩は、新しい問題を提起するものではないととらえている（p. 719）。

このような見解の相違は、『偶然から選択へ』の著者たちとアーヌソンの社会的正義へのアプローチの違いに起因しているように思われる。つまり、社会的正義を考える際に、個人間で比較される不平等の内容をどうとらえる

かという違いである。アーヌソンは、平等の個人間比較において幸福や選好充足といった主観的な福利（well-being）と対比されるところの個人の客観的な福利を指標に「人生の質（quality of life）」をとらえることを分配的正義の指導原理とするべきであるとしている（p. 720）。そして、彼は福利と分配を最大化するような政策を正しい道徳的指導原理とするプライオリタリアニズムを提示している。

『偶然から選択へ』の著者たちは、障害をもった人々の協同の体系（schemes of cooperation）への包含の問題として定式化される難問に対し、「包含の道徳（morality of inclusion）」を主張しているが、アーヌソンによればこれも決して新しい問題ではなく、彼の唱えるプライオリタリアニズムによって対処可能であるとしている。

フェアな機会の平等原理とプライオリタリアニズム

アーヌソンは最後に、『偶然から選択へ』の著者の一人であるダニエルズがロールズの理論を発展させることによって唱えた「**フェアな機会の平等原理（fair equality of opportunity）**」について検討を加える。アーヌソンによれば、この原理では、生来の才能によって定められた通常の機会の範囲の享有（share of the normal opportunity range）を損なう病気や障害によって背が伸びない場合には医学的治療を要求するが、遺伝子異常によらず病気以外の原因によって背が伸びない場合には、背を伸ばすための医学的介入が可能であっても、それを要求しないことになる。これに対しアーヌソンが唱えるプライオリタリアンの原理では、良い生を送るための福利への必要性を道徳的に優先価値とみなすので、同じように背が低い者に対して、その原因に関係なく、その者の福利に与える影響いかんによって介入・増強の是非を決めることになる（p. 733）。

『偶然から選択へ』の著者たちが指導原理として採用している「フェアな機会の平等原理」に対置してアーヌソンが提唱するプライオリタリアニズムにあっては、不利益な立場が、病気などの自然な不運に起因するものであろうと、社会的に構築された不運であるかに関係なく、それが福利への障害

になる限りにおいて、救済（治療・増進）が一定のコスト内で達成できるのであれば、道徳的に求められる社会的正義の射程に収められることになると主張している（p. 736）。

　アーヌソンの議論は、抽象的で必ずしもわかりやすい文体とは決していえないが、以上みてきたように、彼の『偶然から選択へ』の著者たちの議論への批判は、それが指導原理として採用するロールズ流の機会の平等アプローチという方法論に向けられたものであるように思われる。つまり、遺伝子テクノロジーの発展によって引き起こされる問題は、機会の平等アプローチに立脚するならば、分配の正義理論に新たな挑戦を投げかけるものであるかもしれないが、アーヌソンが提唱する福利への影響という帰結に着目したプライオリタリアニズムにあっては、自然的／社会的不運、治療／増強といった分類枠組みの緊張関係は、分配的正義の道徳問題においては困惑される概念区分ではなく、したがって理論の再考をせずして対応ができる問題であるということのようである。平等における個人間比較の基準として機会などの過程を重視する理論アプローチと、福利への影響という帰結を重視する理論アプローチという、異なったレンズを通してみれば、一方でぼやけてみえた問題も他方のレンズをかければ、はっきりとらえられるということは、さして不思議なことではなかろう。そうであるならば、結局のところ義務論と帰結主義の思想対立という哲学理論内の長年の論争が遺伝子医療をめぐる問題で再現されているという印象を抱く。

遺伝子研究と治験──ヒトを対象とした研究上の倫理的諸問題

　レベッカ・ドレッサー（Rebecca Dresser）[17]は、「遺伝子介入の倫理：ヒトを対象とした研究と曖昧化された種の境界線」[18]と題する論文で、『偶然から選択へ』のなかで著者たちが必ずしも十分に論じていない二つの問題、すなわち、①遺伝子的介入の臨床利用を実施するうえで必要なヒトを対象とした研究をめぐる倫理的問題と、②遺伝子工学の進歩によって伝統的な種の境界線が曖昧になり、この人間と他の種の境界線の曖昧化が引き起こす遺伝子介入を応用する際の我々の道徳的責務の問題について詳しく考察している。

ヒトを対象とした研究は、臨床において配偶子（gametes）や胚（embryos）への遺伝子介入を行ううえでの不可欠な前提条件である。ドレッサーは、『偶然から選択へ』の著者たちは、そのような研究の科学的・倫理的・実際的障壁を過小評価しているという（p. 738）。たとえば、エリオット・ソバー（Elliott Sober）が『偶然から選択へ』の付録で述べているように[19]、遺伝子と環境因子の関係はきわめて複雑なのであるが、倫理は人間のクローンを作って特定の環境で育てて比較実験してみることを禁止しているので、その解明は容易ではないという（p. 738）。ある特定の遺伝子が、人間のある特性に影響を与えることがわかっても、その仕方は環境によって複雑に異なってくるので、有用な予測をするには多くの実験と研究が必要となる（p. 738）。たとえば人間の胚への遺伝子的介入が臨床医療で実施される前に、その安全性と他の治療法よりもそれが有益であるという効果が予め実験データによって証明されなければならない（pp. 738-39）。このような人間の胚への遺伝子的介入の相対的安全性と有効性を証明するのに必要な手続きとデータは一体何であるのか？

　まず、(a)遺伝子がある特定の性質の実質的な原因であることが確定される必要がある。(b)科学者は胚をテストし、望ましいものと取り替えるのに安全で正確な方法を開発しなければならない。(c)入れ替えられた遺伝子をもつ子どもに、どのような好ましい効果や好ましくない効果がでてくるかを定期的に経過観察する必要がある。(d)この技術と同様の好ましい変化を達成する可能性のある他の手段とを比較する必要がある。

　著者たちも遺伝子介入によって期待される利益が、子どもや後の世代に与えるリスクを上回るものであるかどうかを決定するために実験のプロトコルの厳格な審査が行われなければならないことを強調しているが、そのような情報を獲得するのに必要な具体的な研究方法についても、またその研究を審査するのに必要な倫理的考慮についても十分論じていない点をドレッサーは指摘している（pp. 739-40）。

　ヒトを対象とした研究は、主として遺伝子介入の安全性を調べることを目的としている。動物実験では、人間に対する危険性を完全に知ることはでき

ない。ヒトを対象とした実験がもっとも支持が得られるのは、他に治療手段のない生命を脅かす病気を患っている患者に対して行う場合である。より深刻でない症状の場合ほど、また他に治療手段があればあるほど、ヒトを対象としたテストは、正当化しづらくなることを指摘している（p. 740）。

　研究が正当化される前に、安全基準が満たされなければならない。ドレッサーは、ダニエル・コシュランド（Daniel Koshland）の「適切な安全性基準」を引用し、それは通常の出産や着床の過程よりも危険でないというもので、また誕生後の長期的評価も考慮する必要があり、さらにはその安全性基準をどのように実際に適用するかということに関してより詳しい検討が必要であるとしている。胚や胎児に対する生殖細胞系列（germ line）への介入の影響を観察することによっては限られたデータしか得られない。したがって、そのような遺伝子的介入を受けた子どもがどのように成長していくのかを観察する必要があるのであるが、その際、何人の子どものサンプルをもって安全性のテストを満たしたといえるのか、またどのくらいの期間を追跡調査すれば良いのか、さらにはその人物の子孫まで追跡調査する必要があるのかということが検討されなければならないという（p. 740）。

　またドレッサーは、親がボランティアで子どもを遺伝子研究に参加させるとは考えられず、子どもが早死したり重度の障害を背負う危険性がある場合で、子を生む決心をした親からのみそのような遺伝子介入の安全性テストへの参加は期待できるという。しかし、そのような場合での参加への同意は、十分な情報の下でのものであるとみなし得る程度は少ないと彼女は考えている（p. 741）。また遺伝子疾患の程度が軽い場合は、初期段階のテストに参加する動機は少なくなる。したがって、癌や心臓病などのありふれた疾患を防ぐためや好ましい体質を増強するためのテストへの参加は、現実問題としてはなかなか期待できないことを彼女は指摘している（p. 741）。

　さらにまたドレッサーは、後の段階のヒトを対象とした研究はより難しいという。無作為臨床試験は、どの段階で研究的介入が臨床で使われてもよいかを決定する際の典型的テストの方法であるとされるが、それは安全性だけではなく、望ましくない特質の発症率を抑制するのに特定の遺伝子介入がど

れだけ有効かを評価するためにも用いられるという。また研究のバイアスを排除し、より客観的なデータを収集するためには、実際に遺伝子介入を受ける集団とそうでないプラセボ集団を比較研究する必要がある点を指摘している（p. 742）。たとえば、ヒトの胚に対する遺伝子介入を評価する際の伝統的な無作為臨床試験では、親になるものに対し、体外受精や子どもが遺伝子の改造を受けるかどうかわからないという条件のもとで、胚への介入が行われる処置を受ける可能性のある研究への参加の同意が通常求められる。プラセボ集団が含まれる場合、実際に胚への遺伝子介入が行われない可能性があることの同意を取り付ける必要がある。親の期待が研究結果に影響を及ぼす場合、一定の期間親は介入されたかどうかの事実について無知でいることが要求され、そのような場合は子どもに対しても無知を強要し続けておく必要があることになる点が指摘されている（p. 742）。

　潜在的危険性と便益について科学的に十分実証されたデータを獲得することは、遺伝子介入を臨床医療で実施する承認を得るうえで不可欠な道徳上の規制的前提要件である点をドレッサーは繰り返し強調する（p. 742）。たとえば、子どもを本人の意思によらず将来の長期的な予後観察に縛り付けることになる親の権限の正当性問題や、操作した生殖細胞系列が将来の世代に対して脅威を及ぼすことが後に判明した場合の人々の生殖の自由の問題など、生殖細胞系列の遺伝子介入は、簡単には解決できない多くの研究上の倫理的問題を提起するものであると彼女は主張している（pp. 742-73）。

　また、遺伝子介入の効果を、子どもの症状かそれとも望ましくない遺伝子の不存在によって評価するのか、あるいは機能的能力か主観的な幸福か、人生の成功か経済的生産性かなど、適切に評価する指標を何に求めるのかという問題は、未だ統一的なコンセンサスが得られていない難しい問題であるとドレッサーはいう（p. 743）。したがって、生殖細胞系列介入によってもたらされる便益を考えている科学者と倫理学者は、ヒトを対象とした研究の安全性と効果についての倫理的問題についてもっと考察するべきであるとする（p. 743）。たとえば、必要なデータを獲得するのに十分な数の研究への参加者を確保し維持していくことが果たして可能であるのかなどの問題が詳しく

検討されなければならないと彼女は主張している（p. 743）。

分配的正義と種の境界線

次にドレッサーは、分配的正義と種の境界線という『偶然から選択へ』が必ずしも十分に論じていないもう一つの問題を検討している。彼女は『偶然から選択へ』が、遺伝子介入がもたらす一つの広い含意、すなわち、遺伝子介入は、種の概念を曖昧なものとするということの含意に立ち入った考察を加えていない点を指摘する。『偶然から選択へ』は、公正なヘルスケアは、病気が人々の機会への障壁となることを防ぐよう努めるべきで、自然の不平等によって機会が制限されることに対し遺伝子介入が必要となるのはいかなる場合かという問題を考察している。しかし、ドレッサーは、これらの正義原理から導き出される責務が、伝統的に人間とされるもののみを想定している点を指摘し、新しい遺伝子技術によって種の境界線が曖昧になることは、誰が道徳的共同体に属するのかということに関する伝統的な観念を変えることになるかもしれないという（p. 744）。たとえば、現在の技術は、人間の遺伝子を他の種に移植することを可能にし、異遺伝子導入動物（transgenic animal）を創ることができる。将来、他の種の認知能力を向上することが可能になるであろうと彼女はいう。たとえば、科学者が記憶に深く関係する人間の遺伝子を特定し、これらの遺伝子をチンパンジーやゴリラの胚に移植し、動物の記憶や知性を著しく増進させる研究によってどのような倫理的問題が生じるかという問題がもっと真剣に議論されなければならないとドレッサーは主張している（pp. 744-45）。

『偶然から選択へ』は、病気を種が有する通常の機能の低下ととらえているが、もし遺伝子介入が種の境界線を曖昧なものとするのであれば、病気の定義はどのようになるのか、異遺伝子導入動物にあって種が有する通常の機能とは何であるのか、異遺伝子導入動物が人間と同様の道徳的敬意と正義原理に基づく遺伝子介入を要求することが認められるのか、などが論じられなければならないとドレッサーは主張している（p. 745）。

ドレッサーは、結論として人間の胚の生殖細胞系列の改変における分配的

正義と生殖の自律を問う前に、このような遺伝子介入のために科学的に有効で倫理的な研究をいかに行うのかという問題が論じなければならないことを一貫して主張する。そして、人間と他種の遺伝子の移植は、人間に帰属する道徳的責任と他の種のそれの伝統的な区別を維持することを難しくするかもしれないので、これらの考察を遺伝子介入の倫理の議論に含めるべきでるとドレッサーは力説している（pp. 745-46）。

遺伝子差別問題へのロールズ理論応用による法政策の検討

『偶然から選択へ』の著者の一人であるノーマン・ダニエルズ（Norman Daniels）は、ジョン・ロールズ（John Rawls）の政治哲学理論を医療の問題に適用してきている第一人者であり、同書は全体を通してロールズ流の公正としての正義における機会の平等論をその方法論として採用している。しかし、同書はその哲学原理や道徳理論の詳細な分析に主眼が置かれており、遺伝子情報の解析によって引き起こされる意図せざる副産物とでもいうべき遺伝子差別などの社会的問題については考察されていない。シンポジウムでロバート・ボーラー（Robert Bohrer）[20]は、「有毒物質を扱う職場における遺伝子差別問題解決へのロールズ的アプローチ」[21]と題する論文で、職場における遺伝子情報に基づく差別の問題を取り上げ法政策の観点から論じている。彼は、ロールズの政治哲学理論アプローチとその概念装置を適用することによって雇用上の遺伝子差別に対する望ましい法政策を模索している。我々はこれまで自らの遺伝子情報について無知のベール（veil of genetic ignorance）に覆われており、まさにロールズがいうところの原初状態（original position）にたたされてきたが、ヒトゲノム計画と遺伝子工学の発展によって遺伝子情報と病気や体質との因果関係が解明されていくにしたがってこの無知のベールは剥ぎ取られていくとボーラーはいう。したがって、遺伝子差別の問題を考察することは、遺伝子技術を医療で利用することの是非に関する『偶然から選択へ』の議論よりも切迫した課題であるととらえている（pp. 750-52）。そして彼は、議論をわかり易くするため、ある特殊な遺伝子構造のために、ベンゼン（benzene）に晒されると Neuroblastoma glioma と呼

ばれる致命的な脳腫瘍になってしまう危険性が著しく高い体質の労働者が、そのようなベンゼンを扱う職場で働くという仮設的事例に即してこの問題を考察している。ほとんどの労働者は現在のベンゼンの濃度に過敏に反応して癌を引き起こす遺伝子的体質ではない場合に、ごく一部の者のために有害物質のレベルを下げる措置を雇用主に命じる法政策をとった場合には、雇用主に多くのコストを強いることになる。ボーラーは、この問題の解決策としてロールズの理論に基づいて「**補償を伴う排除システム**」（Rawlsian pay-to-exclude system）を提唱する（pp. 762-66）。この制度の下では、雇用主は職場の有害物質の身体への影響度の指標になる遺伝子情報を労働者に求め、もし遺伝子的体質によって致命的な癌を発症する危険性が高い場合には、雇用を拒絶することができる。これは、雇用主の経済的利益と労働者の生命保護（ならびに扶養家族の経済的保護）という双方にとって避けられるコストを回避するという意味で利益になる。しかし、同時にロールズの正義の第2原理である、最も不利な状況（least-well-off）にある者に対して富は再分配されるべきであるという「格差原理」の発想に基づいて pay-to-exclude システムは、自らの意志や決定によらない恵まれない遺伝子的体質によって労働者が職場から排除されたことによる差別的取扱いに対し補償（富の再分配）を要求する（p. 763）。なぜなら、雇用主は遺伝子検査を利用することによって、多大のコストのかかる有害物質の水準の低下措置を講じる必要がなくなり多額の経済的費用を削減できるという利益を享受する一方で、労働者は健康を維持できるもののそこで働く機会を奪われるからである。ボーラーは、そのような補償の最低額を1年間の賃金と考えている（p. 763）。そして、このような補償を雇用主に要求する法政策は、(1)有害物質の水準を下げる措置を講じるコストが低い場合には、遺伝子的体質のために健康を損なったり命の危険に晒される労働者を排除しないインセンティブを雇用主に与えることができ、また (2)遺伝子テストの正確さが疑わしい場合には、そのようなテストを雇用主が利用することの意義を減らし、さらには (3)稀な有毒物質を排除するように雇用主に努めさす誘引となるとしている（p. 764）。

このようなシステム（法政策）を採用することによって、コストを一方に

押し付けることになる状況を回避することができ、また原初状態において自らの遺伝子情報に対して無知な合理的な存在者たち（現在の我々）は、このような法政策を選択するのが賢明であるとボーラーは考えているのである。

なお、このロールズ理論の応用し議論を展開するボーラーの発想は、カルドラ・ヒックス基準（潜在的パレート原理）などの「法と経済学」のアプローチからも説明できるように思われる。

遺伝子増強と民主主義的価値——「平等・功績」概念への影響

シンポジウムの特集の最後に掲載されているのは、法律学の教授であるマイケル・シャピロ（Michael H. Shapiro）の70頁以上に及ぶ論考である。「人間の特性の技術を用いた増強は人間の平等や民主主義を脅かすのか？」[22]と題する本論文は、『偶然から選択へ』で展開されている個別の議論に批判的考察を加えているというよりも、そこで必ずしも十分に考察されていないとシャピロが考える基本的問題、すなわち遺伝子介入などの新たなバイオテクノロジーが、社会における倫理・法・政治において重要な指標とされる基本的な価値や制度にいかなる影響を及ぼすのかという問題について立ち入った理論的検討を試みている。

シャピロは、遺伝子介入などによって、人々の知性や運動能力などの特性（trait）が人工的に増強されることが努力・功績・報酬などの我々の社会の基本的価値に及ぼすと考えられる影響と含意について理論的な考察を行っている。とりわけ増強と平等・正義・公正・功利といった倫理や法政策の基本となる概念との関係が丹念に考察されている。

まず、「**増強**」「**障害の修復**」などの基本的な概念を明確にすることから議論をはじめ、そのうえで「（不）平等」のとらえ方についての異なった見解について詳述している。つまり、分配の平等への影響は、事実の問題だけではなく、平等の観念がどのように用いられるかに決定的に左右されるものであるとし、機会の平等と帰結の平等など「平等」に関するいくつかの見解の相違に十分着目した手堅い議論を展開している（p. 805）。

彼は遺伝子医療技術の発展は、能力主義や業績主義、そして義務などの我々

の現在の価値システムを構成している前定を崩してしまうであろうと認識している。つまり、遺伝子介入などによって人々の能力や特性が、教育や努力や訓練などの伝統的な手法によって時間をかけて徐々に向上される現在よりも容易に増強される時代が到来すると、平等や公正といった基本的な価値に対する態度、とりわけ「功績」などの概念の我々のとらえ方や道徳的評価自体も根本的に変わっていく可能性があるとしている（p. 832）。

また、人間は政治的問題に対する知識や、相対する議論の評価能力、社会や経済への貢献能力に差があるが、新たなテクノロジーを用いた遺伝子介入などによる我々の能力の増強は、これらの個人間の格差をより著しいものにする可能性がある点をシャピロは指摘する（p. 822）。そのような時代が到来すれば、民主主義制度の核心的要素とも考えられてきた総選挙における「1人1票」制自体の正統性を再考する可能性が生じるとしている。これは政治的統治に関して人間の性質の著しい違いの影響は何であり、どうあるべきかという論点であり、職業上の成功や試験結果、教育水準などによって評価された個人の知的能力に応じて投票数に差を設ける J. S. ミルの複数投票制（plural voting）の議論に依拠しながら考察が進められている（p. 822）。

そして、論文の後半においては人間の特性の増強といった新たなテクノロジーの利用と分配に関して合衆国憲法との関係で考察がなされている。当然、憲法の条文にこの問題についての明文規定があるわけではなく、また裁判でとり上げられたリーディング・ケースがあるわけでもない。したがって、シャピロの考察は、あくまで過去の生殖をめぐる自由に関する憲法上の権利をめぐる判例や解釈論議から彼が思索する考察である。

彼の 70 頁以上に及ぶ理論的考察は、遺伝子医療の発展がもたらす人間の特性や能力の増強技術が、人間の平等や功績といった基本的諸価値や民主主義といった基本的制度に対してもつ含意が、多岐にわたると同時にきわめて複雑であることを物語っているといえよう。彼が取り上げたさまざまな根本的な論点を公共の議論において十分考察しないまま政策決定がなされるのは、危険であるように思われる[23]。

3　生命倫理学と法律学の使命と知的連携

　これまでシンポジウムでの諸論文の議論を概観してみたが、そこでは議論の対象とされた著書『偶然から選択へ』で4名の現代の米国を代表する生命倫理学者によって展開された綿密な理論分析と精緻な議論が主として法学者から高く評価されると同時に、個別の論点に対する批判や、必ずしも十分論じられていない問題を掘り下げて検討が行われている。

　しかし、そこで提起された問題や論争が解決されたとは決して思われない。むしろ、これらシンポジウムでの諸論考は、人文科学・自然科学・社会科学の境界を越えて、現在真剣に論じられなければならない諸問題を明確化し、それらを考察する議論の枠組と方法論を提供する試みであるととらえるべきであろう。筆者がこのシンポジウムをとり上げ検討した主な理由は、『偶然から選択へ』をめぐる議論が、既存の倫理学理論を新たな問題を評価するために応用するという視点よりも、むしろ遺伝子医療時代が突きつける新たな挑戦から既存の倫理や正義原理自体を再吟味していこうとする視座を強く共有し、遺伝子時代の医療と社会問題を考察する際の基本的な倫理的指標と方法論を模索するものであると思われたからに他ならない。生命倫理あるいは臨床倫理学や法理論は、現実の生起する問題に有意味で具体的な処方箋を提示する学問的使命を有しているのであり、新たな生命科学技術からの挑戦によって既存の道徳原理や法規範の知的死角や限界が露呈するならば、これまで妥当してきた倫理規範や法規範も修正・洗練化されていくべきであるという知的態度をそこにみてとれるのではないかと思う。

　筆者がもう一つこのシンポジウムで注目したいことは、そこでの論者たちの多くが法学者によって構成されており、生命倫理学者が緻密に分析した道徳理論や正義論を法律学の観点から批判的に検討し、具体的な問題を処理する法政策論に結び付けることによって議論を発展させようとしている点である。その意味において、ここで展開されている議論や論争は、生命倫理学者と法学者の学際領域的知の連携の試みであるといえるのではなかろうか。今

後、法理論や法政策論と生命倫理学や政治・社会哲学における議論アプローチの違いを明確化するとともに、それらの異なった学問領域の議論や知的洞察を架橋するような研究が益々強く求められてくると考える。

今後、着床前遺伝子診断などの生殖医療技術が進歩していくと、重度の遺伝子疾患を子どもに伝えたくないという親心や、社会的に好ましい性質を備えた「デザイナー・ベビー」あるいは「パーフェクト・ベビー」を望むカップルの潜在的選好がますます刺激されていくことであろう。また日本では禁止されている代理出産契約や臓器売買が法的に認められている海外でその技術を利用する場合と同様の倫理的問題、すなわち、日本で認められていない遺伝子医療や生物学的能力の増強を、一定以上の経済力がある人々のみが、それが行われている海外で利用することが実際に日常化した場合の不平等問題や、ブラックマーケットなど水面下で実施される場合の倫理的問題なども含め、臨床倫理学と法学が知的連携を強化しながら真剣に対応していかなければならない課題は山積みであるように思われる。

おわりに——市民レベルの議論フォーラムの形成に向けて

生命医学のめまぐるしい発展がもたらす新たな諸問題は、それぞれの論考が示しているように、解決することが容易ではなく、既存の倫理学や法学から明確な答えや法的判断を導き出せるものでもなく、また政策決定の規準となるような唯一正しい普遍的な指針を導き出すことが困難な代物であり、そこには倫理的・道徳的に厄介な価値対立が含まれている。我が国においても近時遺伝子医療への社会的関心と危惧が急速に高まってきている中で、専門家集団内での議論を超えたレベルでの国民的にオープンな議論が盛んになされるべきであると考える。政府や関連学会の専門家集団主導で政策決定がなされる前に、それぞれの問題における倫理的な問題を洗い出し、鋭く意見や価値判断の分かれる争点や法政策が利害関係者に与える直接的潜在的影響を長期的波及効果をも視野に含め可視化し、一般市民の議論の土俵に乗せることによって、国民の合意——たとえそれが普遍的なものではなくとも——を形

成していくことが肝要であるのではなかろうか。そして、このような「議論のフォーラム」を提供するところに倫理学や法学が担うべき一つの重要な役割があるのではないかと考える。本章で概観した米国におけるシンポジウムでの学際的な議論の論点や理論アプローチの枠組が一般市民レベルでのオープンな議論活性化への促進剤としての考察材料を提供するものとなれば幸いである。

第7章 注

本章は、「遺伝子医療時代における倫理原理の再検討と法政策──優生思想・遺伝子介入・生殖の自由──」大阪大学大学院医学系研究科・医の倫理学教室『医療・生命と倫理・社会』第3号：90-111頁（2004年3月）に若干の修正を施したものである。
1) Alan Buchanan et al., *From Chance to Choice: Genetics and Justice* (Cambridge and New York: Cambridge University Press, 2000), pp. XIV+398. 4名の著者のうち、Allen Buchanan（出版年当時アリゾナ大学哲学教授で、後にデューク大学所属）が Introduction と第3・7章ならびに付録の道徳的考察の方法論（Moral Methodology）を主として執筆し、Dan Brock（ブラウン大学哲学教授）が第6章を担当し、さらに第5章を Norman Daniels（タフツ大学ゴールド・ウエイト講座哲学教授ならびにタフツ・メディカルスクールの医療倫理教授）と共同執筆している。Daniels はその他、主として第4章を執筆し、Daniel Wikler（出版年当時ウィスコンシン大学哲学医療倫理シニア教授、後にハーバード大学教授）は、第2章と8章の主な執筆者である。
2) "Symposium: Genes and the Just Society," SAN DIEGO LAW REVIEW 39 (2002), pp. 657-842. 以下、本文中の丸括弧内の頁数は、このロー・レビューの該当頁を示している。しかし、私の紹介は、該当箇所の翻訳ではなく、諸論考の趣旨を押さえた上での概要要約である。
3) 森本直子「遺伝子時代の正義を求めて── Allen Buchanan, Dan W. Brock, Norman Daniels, & Daniel Wikler, From Chance to Choice: Genetics & Justice」『アメリカ法』2002-1号（2002年7月）、74-80頁。
4) 脚注では、執筆当時はペンシルバニア大学ロースクール助教授、後にデューク大学ロースクール教授。
5) Arti K. Rai, "Genetic Interventions: (Yet) Another Challenge to Allocating Health Care," SAN DIEGO L. REV 39 (2002), pp. 657-67.
6) これはもともとトーマス・スキャンロン（Thomas Scanlon）によって名づけられた用語で自らの選択によらず、自らの統制できない不運によって機会が制限されることを拒絶する見解である。（*From Chance to Choice* p. 67, Scanlon 1989）

7) ウエイクフォレスト大学法学部公衆衛生学教授。
8) Mark A. Hall, "Genetic Enhancement, Distributive Justice, and the Goals of Medicine," SAN DIEGO L. REV 39 (2002), pp. 669-81.
9) *From chance to choice*, pp. 11-14.
10) 南カルフォルニア大学ヘンリー・ブルース講座イクイティー教授、医学教授、ヘルス政策・倫理の太平洋センター副所長。
11) Alexander Morgan Capron, "Punishing Reproductive Choices in the Name of Liberal Genetics," SAN DIEGO L. REV 39 (2002), pp. 683-92.
12) このように遺伝病や染色体異常などの先天性障害をもって生まれてきた子自身が医師の不法行為責任を追及する場合「不法行為による生命（wrongful life）」と呼ばれ、親が請求者の場合の「不法行為による出生（wrongful birth）」と法律上用語上区別される。
13) 執筆当時ロンドン大学ユニバーシティー・カレッジの生命倫理の准教授（リーダー）。
14) Janet Radcliffe Richards, "How Not to End Disability," SAN DIEGO L. REV 39 (2002), pp. 693-713.
15) "Symposium: Genes and Disability: Defining Health and the Goals of Medicine," FLA. ST. U. L. REVIEW 30 (2003), pp. 191-410.
16) Richard J. Arneson, "Is Moral Theory Perplexed by New Genetic Technology?" SAN DIEGO L. REV. 39 (2002), pp. 715-36.
17) セントルイス・ワシントン大学医学部倫理学教授、ダニエル・ノエス・カービー講座法学教授。
18) Rebecca Dresser, "The Ethics of Genetic Intervention: Human Research and Blurred Species Boundaries," SAN DIEGO L. REV. 39 (2002), pp. 737-46.
19) *From chance to choice*, pp. 347-70.
20) カルフォルニア・ウエスターン・ロースクールの法学教授。
21) Robert Bohrer, "A Rawlsian Approach to Solving the Problem of Genetic Discrimination in Toxic Workplaces," SAN DIEGO L. REV. 39 (2002), pp. 747-67.
22) Michael H. Shapiro, "Does Technological Enhancement of Human Traits Threaten Human Equality and Democracy?" SAN DIEGO L. REV. 39 (2002), pp. 769-842.
23) シャピロは、かねてよりバイオテクノロジーによる人間の遺伝子増強と平等や分配的正義の関係について考察してきており、論文の脚注によれば、論じられた内容は、過去に発表された諸論文でより詳しく論じられており、また『バイオテクノロジーにおける倫理的・法的・政策の諸問題の百科事典』においても本論文とほぼ同じ内容の記述がされているとのことである。彼の議論に関心を抱かれた方は、それらも併せて参照いただきたい。*See*, Michael H. Shapiro, "Human Enhancement Uses of Biotechnology, Policy, Technological Enhancement, and Human Equality" in Thomas H. Murray, Maxwell J. Mehlman eds., *Encyclopedia of Ethical, Legal and Policy Issues in Biotechnology* (New York : John Wiley & Sons, 2000), p. 527; Michael H. Shapiro, "The Impact of Genetic Enhancement on Equality," WAKE FOREST L. REVIEW 34 (2000), p.

561; Michael H. Shapiro, "The Technology of Perfection: Performance Enhancement and the Control of Attributes," *Cal. L. Review* 11 (1991), p. 65.

第8章

出生前診断の倫理問題
——遺伝子、胎児の資産分析の試み——

徳　永　　　純

はじめに

　人権侵害、人種差別の歴史を刻んだ前世紀の古い優生思想に代わり、今日、新たな優生思想が影響力を増している。この思想に理論的根拠を提供する「新しい優生学」（以下、新優生学）は、必ずしも固有の学問領域をなすわけではなく、論者によって定義もさまざまである。論点を明確にするために本章では、新優生学を「多数の個人が自発的な選択として出生前診断、着床前診断を受け、中絶したり、胚を廃棄したりすることにより、結果的にある属性の胎児、胚を選択的に排除しようとする方法論」と定義する。旧来の優生学においては、何が「劣った属性」なのかを決め、排除しようとする主体が国家であったが、新優生学はその主体が個人である点で異なる[1]。

　新優生学は、個人の選択の自由を保証する方法論として形作られている点で、容認される基盤を備えているようにみえる。そのため新優生学をめぐる論争は「個人本位の自由な選択が現実にありうるのか、またありえたとしても問題は生じないのか」[2]ということを焦点に展開されている。個人の自由に立脚する新優生学に対して、障害者への影響、他者との関係性など、社会的な広がりを踏まえた批判が投げかけられてきた。

　本章では、これまでなされた批判を踏まえつつも、視角を変えて、出生前診断を受ける個人の自由の承認が、社会経済的にはどのような問題を生じさ

せるのかを考察する。その際、経済的分析の必要から遺伝子、胎児を「資産」とみなす仮説を導入し[3]、各資産の動態を検討する。ここで用いる「価値」などの一般的な経済学用語は、「低価値者」などのように、歴史上、優生学の推進論者によって用いられてきたが[4]、その思考様式の矛盾を照射するためにもあえて使用する。新優生学は既成事実を作りながら浸透する勢いをもつため、対応は喫緊の課題であり、規制導入も叫ばれている[5]。遺伝子・胎児の資産分析によりそうした規制の必要性を示したい。

経済学的な視点による新優生学批判を展開するうえでは、ジェレミー・リフキン（Jeremy Rifkin）の先行研究に言及する必要がある。リフキンは新優生学を「商業的優生学」と呼び換え、「市場の勢力と消費者の欲望によって拍車をかけられている」と批判した[6]。しかし、もし新優生学を推進する市場に「神の見えざる手」が働くとしたら、この批判はかわされてしまうのだろうか。個人の自己決定が真に本人の利益になるようになされ、かつ社会に歪みをもたらさないのであれば、自由放任＝市場による調整はもっとも望ましいともいえる。実際に、新優生学容認派によるこうした理想社会の構想も提示されている。フィリップ・キッチャー（Philip Kitcher）は実現の難しさも含意する「ユートピア優生学」という語を用いながらも、広く公的な議論を通じて、個人差を尊重し、生殖における選択の自由を完全に保証する社会像を描いてみせた[7]。

ユートピアは本当に訪れるのだろうか。今日の経済学で広く受け入れられている「市場の失敗」という概念を用いて、新優生学のもとで自由放任が招く結果を綿密に検証する。

1 市場の失敗

市場の失敗とは、狭義には市場による配分がパレート最適を実現できない環境、条件と定義される。もし市場の失敗が起こるのなら、規制の理論的根拠が得られる[8]。パレート最適とは、他の成員の経済的状況を不利にしない

限り、どの成員の経済的状況をもこれ以上改善する余地が残されていないほどの仕方で資源配分がなされた状態を意味する。また資源配分の状態を変更する際に、もし誰か一人でも経済的状況を悪化させるようであれば、それはパレート原理に反することになる。パレート原理は合意を得やすい弱い価値判断であり[9]、批判も多いが、新優生学が駆り立てる社会の変化が良いものかどうかを評価する際に、規範上の基準にできる可能性が高い。

出生前診断を単なるサービスの市場としてみたときには、市場は自律的に最適な料金設定と供給量を実現し、パレート最適を簡単に実現するように映るかも知れない。新古典派経済学では、競争的な市場はパレート最適を実現し、社会にとって望ましい合意を形成する場として機能するとみなされる。出生前診断サービスの拡大によって、障害者の尊厳を傷つけ、差別を引き起こすという批判が高まってはいるが、新優生学の容認派はその批判には説得力がないとみなしたり、そうした問題は解決可能であると考えたりする[10]。障害者の厚生は出生前診断の市場にとって、直接的な関係の希薄な「外部」であり、サービスの拡大と障害者の厚生や差別の問題とは切り離して扱えばよいと主張するだろう。

ここで生物学的な資質の格差拡大を容認し、新優生学を擁護するアーサー・カプラン（Arthur L. Caplan）らの視点を借用する[11]。出生前診断によっても既存の障害者の生物学的な状態は悪化させられないので、パレート原理に照らせば、出生前診断が普及すればするほど、社会の厚生は単純に高められることになる。これがダブルスタンダード（二重基準）を採用したとらえ方の典型例である。もちろん出生前診断は一部の親に利益をもたらす。だが、そこには看過できない問題が潜む。出生前診断を受ける親と現存する障害者は、後述するように資源配分がトレードオフとなる関係にあるからである。

経済現象の深層に踏み込むと、そもそも親は、ただ出生前診断、選択的中絶等の医療サービスを受けるか否かというだけの、二者択一に向き合うのではない。出生前診断の浸透、普及が社会による「不可視な強制」を働かせ[12]、本来は「障害のある子を育てても構わない」という親を中絶に追い込んだとしたら、親にとって出世前診断の効用は結果的にマイナスになると

第8章　出生前診断の倫理問題 | 189

いえるだろう。新優生学が親に突きつけるのは、背後に複雑な難題をはらむ選択肢である。そこで、まず障害のある子をもつ親の得失とは何かという問いに立ち返り、検討すべき効用とは何かを明らかにしたい。

2　胎児の出生前診断を受ける親の得失

　通常、子をもうけるときに、親が経済的な得失を検討するとは限らない。しかし、出生前診断を経て、障害のある子、ないしは将来ある疾患を発症する可能性が高い子を産むかどうかという決定をするときには、親は自己責任を問われるのであり[13]、そこでは出生前診断によってわかるはずの胎児の医学的評価だけでなく、それに付随する以下のような事柄を思い浮かべ、比較考量していくことになるだろう。

　第一に、障害のある子を産めば、多くの場合、健常な子を育てるのに比べ労力や費用がかかり、また親が考える限りにおいての、子の教育や就職などでも不利になる可能性がある。これらは貨幣価値に比較的換算しやすい経済的な損失である。第二に、差別の視線を注がれるなど精神的な不利益も被るだろう。しかし第三に、医療、福祉は少なくとも第一点として述べたような、心身の異常が引き起こす障害や、社会生活上の困難を軽減する働きをする。したがって、ある特定の障害に対して社会が提供する医療、福祉の水準は、その障害のある子をもとうとする親の行動を左右するといえる[14]。第四に、障害のある子をもつ親は必ずしも不幸とはいえないし、障害者自身が幸福だと感じて暮らすことも可能である。この認識は、障害者が運動を通じ一貫して訴えてきたことである[15]。

　つまり得失の問題には、社会的な背景が強く影響するのである。新優生学の容認派であるジョン・ハリス（John Harris）は、社会的な要因を取り払っても、障害者には身体的、精神的に「害された状態」が存在すると主張する[16]。そうした面は否定できないかも知れないが、従来のような「遺伝病」と慢性疾患の区別が曖昧になり、連続化してきた状況[17]では、選択的中絶

の対象となる疾患を決めるのは、親やその判断に影響する医師らがどのような疾患を重篤だと感じるか、という主観である。たとえば、同じ親が希望したある型の筋ジストロフィーの出生前診断でも、2年後に妊娠した2人目のときには医療者側が判断を変え、「重篤な疾患ではない」とした例が報道されている[18]。こうした主観を形作るのは、障害、疾患をめぐる情報が複雑に絡み合って生み出した社会の空気に他ならない。

3　資産としての遺伝子、胎児とその価値変動

　親が検討する効用には、遺伝子構成を含めた胎児の医学的評価だけでなく疾患をとりまく社会経済環境が主観に左右されながら加味され、反映されることをみてきた。こうした多数の要素の効用関数として導出できる一元的な値の大小によって、胎児を中絶するかどうか、胚を廃棄するかどうかを親は決めることになる。厳密にいえば、出生前診断を受ける親は将来実現する得失を検討しているので、「胎児の期待効用」を計測している[19]とみなすことができる。

　このように考えると、胎児の「資産」としての側面を把握することが可能になる。現在の会計学では、資産とは用役潜在力がある財、すなわち将来キャッシュフローを発生させる財と定義されており[20]、必ずしも売買の対象になる財とは限らない。胎児と通常の資産との違いは、胎児の取得が経済活動によってなされるわけではない、という点にとどまるだろう。この状況下では、親による胎児の所有権という法的、倫理的問題がどう問われようと、経済現象のなかでは事実上、胎児は家計にとっての資産として現前することになる。同様に考えると、遺伝子も資産である。遺伝子は資産としての胎児の一つの構成要素をなす。もしある胎児が遺伝子診断を受け、ある特定の疾患遺伝子があることを理由に中絶されたとしたら、その現象は、負の資産価値をもつ疾患遺伝子が胎児全体の資産価値を低下させ、胎児はそのために中絶された、と説明できる。遺伝子については、すでに生まれ、生存している

個人の体内にある場合も、生存条件、生殖条件に影響を与える資産として拡張した解釈が可能である。

　このとき注意したいのは、胎児は数多くの遺伝的な要素を含み、かつ親の価値観、親の経済状況までが織り込まれた「集合体としての資産」[21]だということである。疾患遺伝子一つ一つをとってみれば、その価値は多くの場合、マイナスであり、疾患の重篤度によってそのマイナスは拡大する。しかし、疾患遺伝子を一つもつからといって、胎児の価値は必ずしも中絶されてしまうほど低下するとは限らない。理論的には通常、人は広義の異常遺伝子を10個程度もつ[22]とされているから、疾患の負の影響は多くの場合、限定的であると考えられる。また、仮にある疾患を発症した場合に受けられる医療福祉サービスの水準がだれにとっても同一だったとしても、その疾患遺伝子の価値は社会の中でただ一つの値をとることはない。疾患遺伝子の価値に、避けがたく各成員の主観が反映されてしまうからである。よって社会的には、疾患遺伝子の価値はある分散をもった幅のある値をとると考えられる。同じ疾患遺伝子をもつ胎児でも、選択的中絶がなされたり、なされなかったりするのはこのためであり、産み育てない自由が認められるのなら、それとともに、産み育てる自由が保証されるべき一つの根拠となる。

　では遺伝子・胎児の価値変動はどのように生じるのだろうか。すでにみたように、中絶や胚の廃棄を伴わない従来の医療、福祉は基本的に遺伝子、胎児の価値を押し上げていく経済的効果をもつ。だが、中絶を前提にした出生前診断は、遺伝子の価値を低下させる。二分脊椎の出生前診断が普及したために、治療の必要な二分脊椎の小児に対し適切な医療を行える医師が激減した英国の例が想起できる。一般に、特定の疾患に罹患した人の出生率が一定水準を割れば、その疾患に対する医療福祉水準は後退すると考えられる。また、その疾患に対する医学的な研究意欲は低下するだろうし、製薬会社は新たな医薬品開発の動機を失うことにもなりかねない。つまり、疾患遺伝子の価値は、現在から将来にわたって、その疾患関連の医療、福祉サービスに配分される社会的資源と相互に影響し、正の相関をなしていると考えられる。

　とくに医学研究分野への配分は重要である。出生前診断の対象になる疾患

は、治療法の見出されていない難病がほとんどである。出生前診断がその疾患をもつ児の出生比率を相当程度下げると、その遺伝疾患は過去のものとみなされ、研究努力が放棄されることになるだろう。そうなれば、将来的には根絶されるべき疾患という通念が生じてしまい、親の「障害があっても産む自由」の行使には極度の圧力がかかることになる。

4　利害関係者の広がり

　ところで、出生前診断、選択的中絶の利害関係者とは誰なのだろうか。医療、福祉水準に与える影響を顧慮すると、出生前診断、選択的中絶に直接の利害関係がある人は、遺伝子疾患の場合、世代を超えてその遺伝子をもつ非常に多くの人である。染色体異常が原因の疾患なら、今後子供をつくる可能性のあるすべての人ということになり、その数は膨大になる。出生前診断の普及に無関心でいられる人など、どこにもいないのである。

　これらの利害関係者は、社会的には異なる二つの決定過程にかかわり、遺伝子の価値を決めていく[23]。一つは出生前診断、選択的中絶による資産処分の場、つまり市場的な場であり、もう一つは社会的な合意を形成する政治的な手続きの場である。前者は疾患遺伝子のある胚、胎児を有する親のみが、まさにこれから親になろうとする時点にだけ関与する決定過程である。一方、後者は社会の全構成員が関与しており、疾患遺伝子を体内にもつ人は、政治的な場を通じて遺伝子価値の改善につながるような医療福祉の充実を継続的に訴えていくと考えられる。市場的な場と政治的な場の二つの決定過程が相互に影響しながら、破綻なく調整しあい、均衡する状況を生み出したときのみパレート原理に適合する状態がもたらされる。

5 市場の失敗の要因

　経済現象としての出生前診断、選択的中絶については、社会的に二つの利害調整の場があることをみた。それぞれが内部的な調整を成功させ、かつ相互に調和的に働いたときにのみ、市場の失敗は回避できるのである。市場の失敗を引き起こす要因は多数あるので、主なものを列挙する。

ダブルスタンダードによる隠蔽
　まず注目しなければならないのは、先に触れたダブルスタンダードの問題である。遺伝子の経済的価値は、出生前診断が一定水準を越えて普及すれば下落するので、経済的利害に注目する限り、ダブルスタンダードが矛盾をきたす局面が生じ得るのは明らかである。つまり現存する障害者や、将来発症する可能性をもった人たちと、選択的中絶に踏み切る親とは利益相反の関係にあるといえる。現存する障害者らが利害を表明できるのは主に政治的な場なので、市場的な場ではそれに比べ医療福祉への配分要請が低めに示される可能性が高い。すなわち二つの場が調和し、自律的に利害調整を成功させるという見通しは立ちにくい。
　ここで、出生前診断が普及し、出生率が低下し始めた疾患について、パレート原理が成立するための条件を整理する。その疾患に対する医療福祉資源の配分が総量としては低下しても、現存する障害者の厚生水準を低下させることは許されないので、少なくとも一人当たりの資源配分量を保たなければならない。加えて、先にみたように、治療法開発が継続されるためには、一人当たりの資源配分量を維持するだけでは十分ではないかも知れない。こうした要請が政治的な場を通じて示されることを受け、政府はおそらく、医療、福祉水準の低下を防ぐ介入を迫られることになろう[24]。逆にダブルスタンダードを容認する主張は市場の失敗を隠蔽し、医療福祉予算の削減に口実を与えかねない。

情報の非対称

　政治的な場で意思表示する機会を逸失させる原因となるのが情報の非対称である。とりわけ常染色体劣性遺伝疾患ではそうなのだが、自分自身が何らかの疾患遺伝子をもつことを知らない人は多い。社会の成員に利害関係者としての意識が欠如するために、出生前診断の対象疾患に対し、医療資源配分の削減圧力が生じることが想定される。利害関係者であることを長期にわたり知らないでいるとしたら、気づいたときにはすでに医療福祉水準が低下してしまっているという事態も生じるだろう。

　この問題は個人の合理的な選択を阻害する要因になる。自己決定が資源配分の状況に依存する以上、資源配分の決定に参画できなければ自己決定は歪められる。情報の非対は経済学では一般に、市場の失敗を生む要因として考えられており、政府には弊害を解消する措置が求められる[25]。とくに急激な資源配分の変化が起きたときは、一部の世代だけが社会の方向性を決定することになり、後継世代の選択の幅は狭められかねない。

不確実性

　不確実性はとくに市場的な場に影を落とす。出生前診断を受けるかどうか決める際、親の判断は社会的な空気に大きく左右されるし、その社会的な合意さえも、すでにみたように動揺が生じやすい。またどれほど政策的に医療、福祉に資源が振り向けられたとしても、治療法の開発に結実するとは限らない。こうした確率のはっきりしない事象が引き起こす不確実性の問題は、経済学では古くフランク・ナイト（Frank H. Knight）[26]が提起し、医療経済学へはケネス・アロー（Kenneth J. Arrow）が導入した。アローは、疾病の発生や治療効果に不確実性が存在するため、単に市場に任せるだけでは、医療サービスの適切な供給がなされないと指摘した[27]。

　他方、ダニエル・エルスバーグ（Daniel Ellsberg）は、確率のはっきりしない曖昧な選択肢は避けられ、論理的に考えれば同じ効用をもつ選択肢であっても、現実には曖昧さを伴わないものが選ばれる傾向があることを示した[28]。これは、出生前診断を受け選択的中絶に踏み切る行為と、障害児を

育てる行為のもたらす効用が同水準だったとしても、中絶し、不確実性を回避する行動がとられてしまうことを意味している。不確実性のもとでは市場の失敗が生じるため、胎児の資産評価は混乱し、親が効用を極大化することは難しくなるのである。

　主に中年期以降に発症し、大半は優性遺伝形式をとる神経難病の疾患群、ポリグルタミン病を例に、不確実性を考えてみる。ポリグルタミン病は、マシャド・ジョセフ病、歯状核赤核淡蒼球ルイ体萎縮症、球脊髄性筋萎縮症、ハンチントン病などの総称であり、疾患ごとに異常のある遺伝子座は異なるものの、グルタミンをコードする3塩基の繰り返し配列が異常に伸長しているという点では、共通の分子遺伝学的特徴をもつ。ポリグルタミン病の遺伝子は1990年代以降相次いで特定され、これと前後して、技術的にはこれらの疾患の発症前診断、出生前診断ができるようになった。他方、病態機序の解明、治療法研究も飛躍的に進み、球脊髄性筋萎縮症では動物実験を経て[29]患者に対する治験が実施されるまでになった。この疾患群のいずれかに罹患した祖父ないし祖母が1人いる子の場合、果たして親は出生前診断を受け、また選択的中絶に踏み切ろうとするだろうか。このとき親は、子の発症までにどのぐらいの期間があり、それまでに治療法開発が成功するかどうか、ということを予測したいと考えるだろう。治療法開発には当然ながら不確実性が存在する。ところで、多くのポリグルタミン病では世代を経るに従って発症年齢が若くなり、重症化する傾向を示す「表現促進現象」を認める。この現象はポリグルタミン病の病因遺伝子が不安定で、世代を経ると繰り返し配列の長さが伸長してしまう場合があることが影響していると考えられている。このために発症年齢の予測は難しくなり、それまでに治療法開発が成功するか否かという予測の不確実性は一段と増してしまう。子の発症を数十年後と予測し、治療法開発への強い期待を抱く親もいる一方で、早期の発症を懸念し、治療法開発の見通しをなお不透明だと考える親もいるのではないか。

市場構造

　市場を通じた遺伝子、胎児の資産価値の調整過程そのものにも、市場の失

敗を起こす要因が内在する。そもそも一般に市場は売買を通じて市場参加者の総意をはかり、適正な価格を見出す役割を果たしている。ところが、遺伝子、胎児の場合、売り買いされることはなく、期待効用のマイナスの大きい資産と考えられるときに処分されるのみである。市場がこのような特殊な構造をしているために、総意をはかる場として十分に機能することはない。現実の経済でも将来の予測を強く価値に反映し、かつ流動性の欠如した金融派生商品が存在しており、時に市場を歪める要因になることがある[30]。不確実性に振り回され、保有・処分の決定が一度きりしかできない点で遺伝子や胎児と似た性質と考えられる。この類推からも、市場的な場を通じた調整過程は不安定だと推測される。

公共財としての医療福祉

　公共経済学では、社会保障は私的な供給ばかりでなく、公的な供給もなされる公共財としての性格をもつとされている。この中で医療は、公的、私的な供給が混合した準公共財と位置づけられる。とくに出生前診断の対象となるような、治療の困難な疾患の原因になる遺伝子の期待効用は医学研究の成果に大きく左右されることになるが、ジョセフ・スティグリッツ（Joseph E. Stiglitz）が指摘するように、医学研究は純粋公共財に近い[31]。純粋公共財は、対価を支払わない消費者をも排除せず、また利用に際して消費者同士が競合しない点が特徴である。こうした性質のためにフリー・ライダー（ただ乗り）問題が生じ、消費者は需要を過少にしか示さない。すると市場を通じて適切な供給量を決定することは困難になり、市場の失敗を招いてしまう。

　政治的な調整の場では従来、このフリー・ライダー問題に対処するために、医学研究に対する資源配分を政府が主導して維持してきた。しかし新優生学がもたらした市場的な場の調整を通じて罹患者の出生数が減ってしまえば、新たな削減圧力がかかることが懸念される。

おわりに——規制の根拠と方法

　以上のような考察から、新優生学における自由放任が将来、市場の失敗を引き起こす可能性が高いことは明らかだろう。キッチャーはあくまでユートピアを夢想したのであり、楽観的であってはならないのである。これを踏まえると、どのような規制を導入すべきであり、個人の自由はどのように制限されるべきなのだろうか。

　遺伝子、胎児は、価値が不安定に変動しやすい資産であり、その変動が間接的に医療、福祉という準公共財の資源配分を削減するおそれがある。この点だけでも規制の根拠は十分かもしれない。だが、さらに疾患遺伝子の価値変動が多くの個人に直接影響することの問題性をとらえることもできる。この場合、誰もが体内に遺伝子をもつという資産の遍在性が規制の根拠になる。資産の遍在性という点では、遺伝子は土地や株式と類似のものとして扱うことができるかもしれない。不動産、有価証券は私的資産だが、多くの経済主体が保有している。また信用経済の基盤をなしており、その資産価値が急変すれば社会の根幹に影響するだけに、急激な価値変動が生じないよう規制されている。たとえば、株式の発行に際しては、投資家間の情報の非対称を解消すべく[32]、情報開示に必要な期間が定められている。この類比からも、出生前診断が急激に普及する状況を回避すべきだという論拠が得られる。

　では、出生前診断、選択的中絶は、具体的にはどのように規制されるべきだろうか。準公共財としての医療、福祉については、政治的な場を通じた調整の影響力を確保すべきであり、社会的に活発な議論が必要になる。これは情報の非対称を解消するうえでも重要であり、また不確実性を少しでも減らし、市場の不安定な変動を防ぐことにもつながる。

　そのうえで、出生前診断を受ける親に対しカウンセリングを義務化し、さらに所得に応じた金額での課税を導入するという規制を一案として提示しよう。税収を出生前診断の対象となる疾患の医療、福祉にあてれば、資源配分上、斉合的になり、疾患遺伝子の価値低下を相殺する方向性をもつ。税額さえ適切に設定されれば、市場を暴走させないブレーキとして機能することに

なる。この税制は所得格差が遺伝的資質の格差をもたらすことがないようにすべきだという平等の要請[33)]にも適う。

　もっとも、課税がモラルハザード（倫理の欠如）につながるという指摘もあるし、仮に適切な課税額を設定しようとも、障害者の尊厳を冒すことに変わりはない、という考え方もできる。カウンセリングはそのためにも必要なのだが、この点では本章がとった経済学的アプローチの制約があることを認めなければならない[34)]。障害者と出生前診断を受ける親とが、ともに考える機会を設定したり[35)]、選択的中絶を決断した親が障害者の支援活動をしたりするアイデア[36)]など、個人の内面に働きかける提案がすでになされており、これらの取り組みと相補的に運用する必要がある。

第8章 注

1) 通常、生殖に関わる遺伝子治療も新優生学の領域に含めて語られるが、本稿で試みる分析のうえでは異なる性質を示すことから、ここでは除外する。
2) 松原洋子「優生学」『現代思想』、第28巻第3号、臨時増刊現代思想のキーワード（2000年）196-99頁。
3) 企業が巨額の資金を投じて遺伝子を特定し、その情報が高い資産価値をもつようになる現象は「遺伝子の商品化」として批判されている。本章で扱う資産としての遺伝子は、このように現実に取引される財ではない。しかし企業が治療薬や出生前診断方法を開発すれば、その資産価値は影響を受ける。また精子バンクや卵子を提供する代理母が存在するので、精子、卵子についてはすでに経済的な財としての扱いが始まっている。この面から将来、遺伝子、胎児は貨幣価値による評価がなされる可能性がある。
4) 市野川容孝「優生思想の系譜」石川准・長瀬修編『障害学への招待――社会、文化、ディスアビリティ』（明石書店、1999年）150-51頁。
5) 松原洋子「日本――戦後の優生保護法という名の断種法」米本昌平ほか『優生学と人間社会』（講談社現代新書、2000年）236頁。
6) Jeremy Rifkin, *The biotech century: harnessing the gene and remaking the world* (New York: Jeremy P. Tarcher/Putnam, 1998), p. 128.
7) Philip Kitcher, *The lives to come: the genetic revolution and human possibilities* (New York: Simon & Schuster, 1996), p. 202.
8) Joseph E. Stiglitz, *Economics of the public sector*, second edition (New York: W. W. Norton, 1988), p. 71.
9) 福岡正夫『ゼミナール経済学入門』（日本経済新聞社、1986年）209頁。

10) 玉井真理子「出生前診断・選択的中絶をめぐるダブルスタンダードと胎児情報へのアクセス権　市民団体の主張から」『現代文明学研究』第 2 号（1999 年）77-87 頁。
11) Arthur L. Caplan, Glenn McGee, and David Magnus, "What is immoral about eugenics?" *The British Medical Journal*, Vol. 319（13 November 1999）, pp. 1284-85.
12) 奈良雅俊「生殖医療における自己決定とは——フランスにおける生殖補助技術への規制——」『生命倫理コロッキウム①生殖医学と生命倫理』（2001 年）190-214 頁。
13) 立岩真也『弱くある自由へ——自己決定・介護・生死の技術』（青土社、2000 年）34-35 頁。
14) ある疾患をもつ胎児を中絶すれば、医療、福祉を提供する国家や医療保険側の負担を減らすことにつながる。親はその分、税を軽減されたり、他の便益を受けたりするかもしれない。親はこれを考量する可能性もある。
15) 本稿では、功利主義を受け継いだ経済学の方法論をとる以上、「幸福とは何か」という点は個人の主観に委ねており、その意味において「障害があるからといって必ずしも不幸とはいえない」という主張は、まず論理的に正しいといえる。しかしこの主張を、単なる論理空間上の一命題として扱うことは決して許されないだろう。歴史的には障害者運動のなかで強いメッセージ性をもって一貫して表明されてきたことであり、松原洋子は「「障害」と出生前診断」石川・長瀬編『障害学への招待』（前掲書）のなかで、どの程度説得力をもちえたかは別として、「障害があるからと言って不幸なわけではない」ということを伝えようとするのは「障害者運動の使命」だったと総括している。実際にこの主張を社会がどのように受け止めてきたかを論じるのは本稿の範囲を逸脱するが、表現のされ方は多様であり、時代による変遷もあるため、すべてが一様の評価を得ているわけではない。1980 年代以降の「障害は個性である」という議論のなかでは「障害をもって幸せだ」という楽観的な主張があり、さらに「文化としての障害」という議論に発展するが、これらには批判もある（杉野昭博『障害学　理論形成と射程』（東京大学出版会、2007 年）245 頁。
16) John Harris, "Is there a coherent social conception of disability?" *Journal of Medical Ethics*, 26（2000）, pp. 95-100.
17) 広井良典『遺伝子の技術、遺伝子の思想』（中公新書、1996 年）164 頁。
18) 「信州大付属病院、遺伝子診療 6 年」『読売新聞』（2002 年 9 月 30 日）。
19) 胎児を中絶する際、親は相応の負担を求められる。中絶するかどうかは厳密には胎児の効用と、この負担とを比較して決められる。妊娠は際限なく可能ではないし、必ずしも次回望むような胎児を妊娠できるとは限らない。中絶には侵襲もある。着床前診断で胚を廃棄する負担は、これに比べれば軽減される。
20) 森實編『基本会計学』（税務経理協会、1991 年）118-19 頁。
21) Bryan Appleyard, *Brave new worlds: staying human in the genetic future*（New York: Viking, 1998）, p. 134. アップルヤードは、胎児を相対的な重要度の物差しで判定できる「集合体」としてとらえ、胎児を「消費財」になぞらえている。
22) 日本遺伝子治療学会編『遺伝子治療開発研究ハンドブック』（エヌ・ティー・エス、

1999年）7頁。
23）生殖行為自体は社会的な側面だけからとらえきれるものではない。ここで述べた二つの場の背後には、個人的な場があるのだが出生前診断の普及に伴い生殖行為に対し新しい形で社会の影響が増大しているといえるだろう。
24）医療福祉分野に限定してパレート原理を当てはめた記述であり、厳密には他財間との資源配分を考察しなければならない。障害者にとって医療福祉資源の限界効用は、現状の水準では他の財より高い、と仮定することになる。また政治的な場での調整については、アローやセンが研究した社会選択論による考察が重要と思われるが、本章では立ち入らない。
25）植草益『公的規制の経済学』（筑摩書房、1991年）16頁。
26）Frank H. Knight, *Risk, uncertainty and profit* (Boston: Houghton Mifflin, 1921). 邦訳は奥隅榮喜訳『危険・不確実性および利潤』（文雅堂書店、1959年）．
27）Kenneth J. Arrow, "Uncertainty and the Welfare Economics of Medical Care," *American Economic Review*, Vol. 53, No. 5（December, 1963), pp. 941-73.
28）Daniel Ellsberg, *Risk, ambiguity, and decision* (New York: Garland Publishing, 2001). 原著は1962年ハーバード大での博士論文。
29）Masahisa Katsuno, et al., "Leuprorelin rescues polyglutamine-dependent phenotypes in a transgenic mouse model of spinal and bulbar muscular atrophy," *Nature Medicine*, 9（2003), pp. 768-73.
30）成長企業が社員に付与するストックオプションは、米国で生じたインターネットバブルの一つの要因になったとの指摘がある。流動性がないため時価評価ができず、発行費用が不透明になり、市場を歪めたとされる。
31）Stiglitz, *Economics of the public sector*, p. 289.
32）近藤光男・吉原和志・黒沼悦郎『証券取引法入門』（社団法人商事法務研究会、1995年）70頁。
33）Kitcher, *The lives to come*, p. 202.
34）ほかにも方法上の制約はある。患者数が非常に少ない疾患はそもそも市場的な場が想定できないだろうし、出生後ほとんど胎外生活ができないほど重篤な疾患についても適切な分析ができないだろう。遺伝子治療に対しては、従来の医療と同じ位置づけになるため、批判の糸口がない。
35）霜田求「遺伝子操作と〈生の質〉の個体モデル」『医療・生命と倫理・社会』第2号（大阪大学大学院医学系研究科・医の倫理学教室、2003年）83-95頁。
36）德永哲也「生命倫理と優生思想──出生前診断と選択的中絶をめぐって──」『メタフュシカ』28号（1997年）65-80頁。

第9章

「脱医療化」する予測的な遺伝学的検査への日米の対応
── 遺伝病から栄養遺伝学的検査まで ──

武 藤 香 織

はじめに

　本章では、予測的に実施される遺伝学的検査について、医療や社会のなかでの取扱いについてとり上げたい。1990年から始まった国際ヒトゲノム計画では、解析が完了して成果が社会に応用されるようになったとき、遺伝学的検査、なかでも、発症前検査をめぐって、どのような倫理的社会的法的問題が起こりえるかが検討されてきた。そこで、90年代の遺伝子差別の議論を振り返りながら、日米両国での遺伝情報の保護方策と差別をめぐる諸問題を整理する。そして、その延長上の議論として、現在普及している遺伝学的検査のビジネスについて、日米両国の規制施策を概観する。

　なお、後半の遺伝学的検査ビジネスについては、著者が科学技術振興調整費による支援を受けて実施した調査結果に基づいて執筆している。この調査は、平成16年度から平成19年度にかけて、日本、米国、英国、韓国、中国を対象として、事業の実態を現地での聞き取り調査を中心に実施したものだが、本章では頁数の関係で、主として日本と米国についてとり上げる。

1　遺伝学的検査とは何か

　まず、本章で対象とする遺伝子検査について整理しておきたい。総称して遺伝子検査とは、目的に応じて、対象となる遺伝子・ゲノム情報の有無や変異を調べる検査のことを指す。その目的には、①病原菌の有無を確認する、②体細胞の変異（がん）の有無を確認する、③親から子へ受け継がれる／受け継がれた遺伝子を調べる、という三つの目的がある。ここでは、③の目的による検査のみを対象とし、これらを以下では「遺伝学的検査」と呼ぶことにしたい。

　図1に、遺伝学的検査が取り扱われている領域と場所の広がりを示した。本章では、これまで病院で実施されてきた検査と、今後病院での実施が広がる検査、さらに病院の外で専門家を介さずに実施されつつある検査（図1の右側から中央）を取り扱うことにする。なお、犯罪捜査などに用いられるDNA鑑定、固体識別鑑定（食品に混入した髪の毛などを解析して、どの工程で入ったものかを確認するなど）や親子鑑定[1]は本章では取り扱わない（図1の左側）。

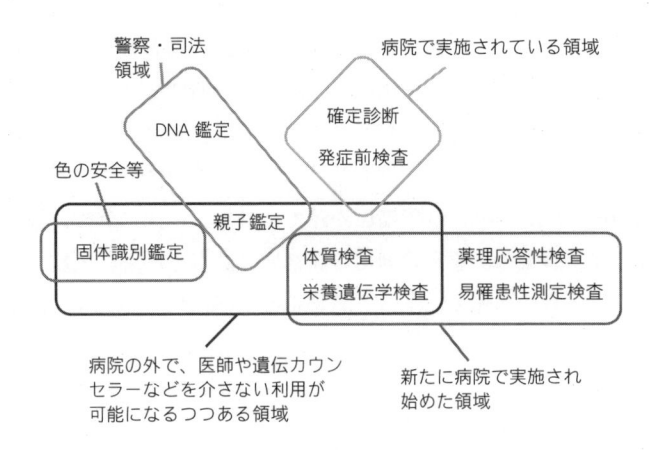

図1　遺伝学的検査の広がり

これまで医療の枠組みのなかでは、病気の診断を確実なものにするために、その病気に関連したDNA配列を確認する検査が行われてきたが、これを「確定診断」と呼ぶ。確定診断が目的の場合には、医師は確実な診断名をつけるための手段として遺伝子の有無を確認するため、通常の検査の範囲内として実施してしまいがちであり、患者は遺伝学的な検査がなされていたことを知らされないことも多い。発症前検査の場合には原則化されている遺伝カウンセリングが十分に実施されていないことも問題となっている。また、遺伝的な疾患の発病リスクが疑われる場合に、そのリスクの有無を事前に予測する検査として、「発症前検査」がある。遺伝要因が大きく、環境要因がほとんどない疾患がその対象となるため、その病気になるという可能性を健康なうちに知ることのメリットやデメリット、検査前後のカウンセリングがどのようになされるべきかが大きな議論となってきた。このことは、後で詳しく論じる。
　一方、近年のゲノム科学研究の進歩により、臨床応用されつつあるのが、「薬理応答性検査」である。その人にあった薬の初回投与量を決定するために、薬の処方前に実施される場合もあれば、より効果のある薬の選択のためにも使われる。現在、いくつかの薬剤について関連がわかってきたため、治験段階にある。また、動脈硬化性病変やがんなど、従来は環境要因が大きいとされてきた疾患でも、細かな遺伝学的リスクの積み重ねによる寄与があることがわかってきたことから、発症予防のために実施される検査として、「易罹患性測定検査」も出てきている。ただし、まだ科学的な妥当性が十分ではなく、現時点では、個人の罹患予防策として応用できるものはほとんどない。
　さらに、肥満になりやすい、あるいは老化の程度など現状の体質に関連した遺伝学的検査のことを通称で「体質検査」とよぶ。明確な定義の差は定まっていないが、なりやすさを受検者に報告する程度で留まれば「体質検査」だが、運動や栄養面での助言・指導が手厚くつくことによって「栄養遺伝学的検査」に変わる。これらの検査を提供する企業は、市場の成熟を待っているところである。
　以上のように、遺伝学的検査は、医療だけでなく、健康管理、疾病予防、

栄養管理といった領域への広がりをみせている。将来の罹患予測につながる検査としては、遺伝性疾患の「発症前検査」から、遺伝要因よりも環境要因の大きい「易罹患性測定検査」、そして医療の外で実施される「体質検査」、「栄養遺伝学的検査」とバリエーションが広がっている。これらの現状を踏まえたうえで、そもそも予測的な検査が増えていくことについて、どのような懸念があったのか、米国での議論に立ち返ってみることにしたい。

2　ヒトゲノム計画の開始と遺伝学的検査への規制

　ここで、米国における遺伝学的検査をめぐる法整備について振り返っておきたい。1973年に連邦最高裁判所が中絶合法化判決を出したことを契機として、今日の大統領選を左右するほどの中絶論争が続いている。同時に、70年代には、羊水穿刺による出生前診断が可能になり、出生前診断の普及いかんは中絶論争の中に取り込まれていった。さらに、1976年に、連邦法として国家遺伝病法（the National Sickle Cell Anemia, Cooley's Anemia, Tay-Sachs, and Genetic Diseases Act）が成立し、特定の遺伝性疾患保因者の集団検診を自発的に受診する場合、その検査費用とカウンセリングに公費を使うことが認められ、その疾患の健康管理に関する啓発・教育資料を普及させることになった。実際に予算がついた1978年から廃止となる1981年までの間、当初は年間400万ドルだった予算が、2000万ドルにまで増加し、州ごとにさまざまな予防プログラムを運用するに至った。だが、1981年の包括予算調整法によって国家遺伝病法が廃止になると、遺伝相談の施設や臨床遺伝に関わる医療スタッフの育成にかかわる予算は半減していった。出生前診断の是非を含めた中絶論争に加えて、集団検診による保因者検出プログラムの是非が加わり、大きな議論となっている。米本昌平は、「このような論争を経ている社会では、遺伝子検査や遺伝子治療の倫理的議論は格段に容易になる。ところが先進国の中で日本だけは、この論争の波をかぶってきてはいない」と論じている[2]。

その後、ヒトのすべてのDNA配列情報を読み解こうとする国際ヒトゲノム計画が1990年に始まり、米国では30億ドルという予算を投じることになった。2003年4月にはヒトゲノム解読完了が宣言されるのだが、冒頭に示した遺伝学的検査の数々は、ヒトのすべてのDNA配列情報が基本的な研究インフラとして基盤になったことから、遺伝子の意味や機能に関する研究が進んだ結果、生まれてきたものである。

　重要なことは、計画開始時に、エネルギー省と国立保健研究所（NIH）による全研究予算の3〜5％が倫理的法的社会的諸問題（ELSI）関連の調査、研究、研修、イベントなどに使用されると決定されたことである。ヒトゲノム計画自体は、大規模な国際共同基礎研究であったが、米本が指摘するように、それまでの中絶論争の流れとは別の文脈に布置するものではないと認識されたためであろう。ヒトのDNA配列情報が読み解かれるプロセスや完了後にもたらされる社会への影響をあらかじめ予測し、また広く研究への理解を求めることがELSIプログラムの明確な目的となっていた。

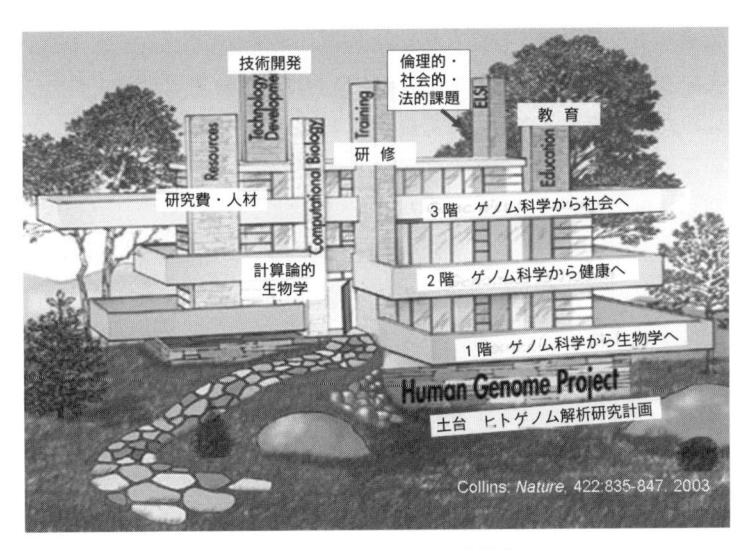

図2　ヒトゲノム計画の全体像
出所：Collins: Nature, 422: pp. 835-847, 2003.

このELSIプログラムは、図2に示すように、基礎研究から臨床応用まですべての段階を貫く重要な柱として位置づけられている。従来は、脳死臓器移植のように、新しい医療技術が臨床応用される段階になってから倫理的な軋轢にあわてて対応せざるを得ないことがあったが、臨床応用のはるか以前の基礎研究の段階から倫理的な観点も含めて検討するというプログラムの立て方は、それまでになかったものであった。このようなアプローチは、日本で現在力を入れている脳科学研究や再生医療研究など、後発のライフサイエンス研究領域にも影響を与えている。

　ELSIプログラムは、1997年にELSIプログラム評価委員会による計画の見直し（推進組織の設置）、ゴールの変更がなされたあと、2001年1月、「ELSIの10年会議（A Decade of ELSI Conference）」をもって一段落となった。評価報告書によれば、実証研究が多く理論研究が不足していたこと、それぞれの柱の間の連携が十分ではなかったことなどの反省が挙げられている。だが、このテーマは引き続き重要であると判断され、現在も国立ヒトゲノム研究所によって特定の施設に対する重点的な研究費配分のほか、テーマを限定した公募によって研究が続けられている。

　表1に示したのは、ELSIプログラムにおける重点領域がどのように変化していったのかを示したものである。これをみると、初期は原則的な考え方について論じていたが、途中から保健医療政策へのインパクトについては根強く関心対象になっていることがわかる。

　ELSIプログラムの初代委員長は、自身もハンチントン病の発病リスクをもった臨床心理学者のナンシー・ウェクスラー（Nancy Wexler）であった。ウェクスラー自身にとっても、ハンチントン病の原因遺伝子がみつかれば活路が見出せるとして、長きにわたって研究者に協力し、ヴェネズエラ・プロジェクトと呼ばれる、ヴェネズエラの大家系から研究協力を取り付ける協力をしてきたことが知られている。当事者であるウェクスラーの熱心な活動に尊敬が集まる一方で、批判として、「遺伝子探索研究を牽引しておきながら、発症前遺伝子検査を受けないのは卑怯だ」という世論も構成されるようになった。そこで、ウェクスラーは「知らないでいる権利」、「結果を知らされな

表 1　ELSI プログラムにおける重点領域の変容

1990 年（開始当時）	1997 年（再編後）	2006 年（COE 方式後）
(1) 遺伝情報の利用における公正さ（保険会社、雇用主、裁判所、学校、養子縁組、軍隊など）	(1) 配列解析終了に伴って生じる課題	(1) 遺伝子情報のアクセスと利用に伴う知的財産権の問題
(2) 遺伝子情報のプライバシーと匿名性（クライアントと血縁関係のある「第二の当事者」の問題など）	(2) 保健福祉政策上の活動での遺伝子情報・技術利用	(2) 健康政策に生かす遺伝子情報の利用・解釈に影響を与える倫理的法的社会的要因
(3) 個人の遺伝的な差異による心理的な影響とスティグマ	(3) 非医療領域におけるゲノム科学や技術、その知識の応用	(3) 研究実施に伴う問題（インフォームド・コンセント戦略と被験者特性の把握）
(4) 遺伝子情報を用いた妊娠・出産をめぐる意思決定と権利	(4) 哲学的、論理学的、倫理学的な観点からみた検討	(4) 非医療領域での遺伝子情報と技術の利用に伴う問題
(5) 遺伝子情報の意味や科学の限界、遺伝子検査の手続きなどに関する医療職、患者、一般社会への教育	(5) 社会経済的要因、ジェンダー、人種・エスニシティ概念が遺伝子情報の解釈・利用・理解、遺伝子診療、政策決定に与える影響	(5) 人種、エスニシティ、親族、個人・集団アイデンティティ概念に与えるゲノム科学のインパクト
(6) 遺伝と環境の関連が複雑な多因子疾患などにおける遺伝子検査の不確実性		(6) 個人の特性と行動に対するゲノムの寄与発見による個人や集団への影響
(7) 人間の責任、自由意思、遺伝決定論、健康や疾患概念などのあり方		(7) 異なる個人、文化、宗教的伝統がゲノム科学の利用に対する倫理的境界をどのようにみなしているか
(8) 遺伝子組み換え作物による健康と環境問題		
(9) 知的所有権（患者、著作権、市場への影響）		

い権利」を訴えるようになった。この「知らないでいる権利」は、あくまでも自分自身の遺伝子情報を知るかどうかは、個人の自発的な意思によるものであって、他人に強制されるものではないと主張している[3]。

この主張は、その後つくられるハンチントン病の分子遺伝学的検査のガイドライン（WFN/IHA 1994）のみならず[4]、さまざまな遺伝性疾患の発症前検査の基本理念となっていったほか、遺伝情報の手厚い保護と、遺伝子差別（genetic discrimination）禁止に向けた議論と一体化していった。遺伝情報に基づく差別とは、ある疾患の発病と関連の深い遺伝子をもっているものの、まだ症状の見えていない人に対して、現在その疾患に罹患している人と、保険加入上、同じ扱いにすることを意味する。

3　遺伝子差別の禁止に向けて

　Knoppersらが整理したように、遺伝子差別については、禁止を原則とする方向性が国際的にも共有されていった（表2参照）。たとえば、ユネスコの「ヒトゲノムと人権に関する世界宣言」において、「第6条　何人も、遺伝的特徴に基づいて、人権、基本的自由及び人間の尊厳を侵害する意図又は効果をもつ差別を受けることがあってはならない」[5]と定め、さらに「ヒト遺伝情報に関する国際宣言」においては、個人を特定できるヒト遺伝情報等は、例外を除き（法に定められた公益のためや本人同意が明示されている場合）、第三者、とくに雇用者、保険会社、教育機関および家族に開示されたり、または入手可能にすべきではないと定めている[6]。

表2　発症前検査結果の利用に関する制限の違い

(1) 遺伝的特徴に基づく差別を幅広く禁止	ユネスコ世界宣言
(2) 遺伝学的検査および結果の使用を医療・研究目的に限定	Council of Europe's Biomedicine Convention, 1997
(3) 法律で保険会社が遺伝学的検査の実施や既存の検査結果の開示を禁止	欧州諸国〔ただし、スイスは、ICがあれば使用を認める〕、合衆国の6州
(4) 遺伝学的検査の実施・検査結果の使用は猶予期間中	イギリス、オランダ、オーストラリア、カナダなど
(5) とくに規制なし	日本

出所：Knoppers et al. *in Genetics and Life Insurance* (Rothstein ed., 2004) pp. 173-94 より。

遺伝子差別が起きうる場面として、医療保険、生命保険[7]、雇用、そして結婚が想定される。米国の場合には、日本やイギリスなど国民皆保険の国で議論になっている生命保険ではなく、医療保険や雇用での差別の問題がクローズアップされてきた。連邦政府は、1996年に「医療保険の携行性と責任に関する法律（Health Insurance Portability and Accountability Act, HIPAA）」を成立させ、団体医療保険に対して遺伝子情報を保険加入時の条件として考慮したり、保険料の支払いを拒否または制限したりすることを禁じた。また、2000年には当時のビル・クリントン（Bill Clinton）大統領が、連邦政府職員の採用や昇進にあたって個人遺伝情報を用いた差別が生じないように禁止する大統領令に署名している。個人加入の医療保険については、36州で、遺伝情報を加入の可否や保険料の算定に用いることを禁止・制限する法律が制定されている。

　その後、包括的な遺伝子差別禁止法案として、2008年6月1日、ブッシュ米大統領は、特定の病気にかかる危険性が高いなどの個人の遺伝子情報を基に雇用や保険加入で差別することを禁じる法案（The Genetic Information Nondiscrimination Act〔H.R. 493, S. 358〕）に署名し、同法が成立した。これは、HIPAAが対象としていなかった個人加入医療保険や雇用についても、遺伝子情報に基づく差別を禁ずる法案である。医療保険者に対して、個人の遺伝的状況に基づく加入拒否や保険料の上乗せを禁じ、雇用者に対しては予測的な遺伝子情報を採用や解雇、配置転換などの根拠として利用することを禁止している。加えて、医療保険者や加入希望者に対して、雇用者が従業員に対して、遺伝学的検査の結果を開示するように求めることも禁止している。これらの規定に違反した保険者や雇用者は罰せられることになっている。本法案のような包括的な差別禁止法案は、1996年に最初の法案が検討されて以降、2003年と2005年にも法案が提出され[8]、それぞれ上院では全会一致で可決していたものの、産業界の影響が強い下院では否決されてきた経緯がある。

　他方、日本では、米国のように遺伝情報の保護を包括して謳った法は制定されておらず、実際の取扱い領域に応じた規制指針がいくつか存在しており、

相互に補いあっている状況にある。旧科学技術会議が示した「ヒトゲノム研究に関する基本原則」において、「提供者の遺伝情報は、人としての多様性を示す基盤であり、提供者は、研究の結果明らかになった自己の遺伝情報が示す遺伝的特徴を理由にして差別されてはならない」[9]と定めたのを皮切りに、対象を研究に限定したガイドラインとして、「遺伝子解析研究に付随する倫理問題等に対応するための指針」が最初にできあがった[10]。特定の研究プロジェクトに限った指針であったために、この指針の後継として「ヒトゲノム・遺伝子解析研究に関する倫理指針」が生まれた[11]。

臨床応用される遺伝学的検査については、遺伝関連10学会による「遺伝学的検査に関するガイドライン」がある。ここでは、「1 (1) 遺伝学的検査は……総合的な臨床遺伝医療の中で行われるべきである」、「3 (2) 発症予測を目的とする遺伝学的検査の対象者は、一般に健常者であるため、厳格なプライバシーの保護及び適切な心理的援助が措置されなければならない。特に就学、雇用及び昇進、並びに保険加入などに際して、差別を受けることのないように、配慮しなければならない」など、医療の枠組みのなかでの遺伝学的検査の実施の必要性が明記されており、非医療分野での利用には警告を発している[12]。発症前検査については、この指針をもって、医師から提供される際には、遺伝専門医や遺伝カウンセラーが検査の意義や結果の可能性について、心理的影響も考慮したうえで十分に説明し、患者の同意を得たうえで検査を実施するという手続きが標準化されたと考えられる[13]。

行政による細かな指針策定の功罪として、米国やその他の国での議論と比較した意見として、「日本では、まずルールを作らなければという規制先行の雰囲気が支配的であったためか、遺伝情報そのものについての議論はきわめて希薄であった印象がある」[14]、「法令に比して柔軟な対応が可能である点は評価できるとしても、『指導』に実効性を持たせるためには、結局のところ倫理審査会を含む関係者の自主的な取り組みに期待せざるを得ない」[15]といった意見がある。

これらの指摘に付け加えるならば、米国では遺伝子差別の実態調査や問題提起が進み[16]、最も影響を受けやすい立場にある遺伝性疾患当事者から明

確な主張が投げられ続けたために、個人遺伝情報の取扱いをめぐる真摯な議論にならざるを得なかったという背景の違いが挙げられるだろう。遺伝性疾患や先天性障害の約600団体から構成されるGenetic Allianceによる運動では、遺伝子差別のために、本来、自分の健康管理や将来設計のために役立つはずの発症前検査を受ける権利が侵害されており、今後より多くの遺伝情報が明らかになったときにそれらが有効に生かせないではないか、という主張がなされてきた[17]。つまり、もっと安心してヒトゲノム・遺伝子解析研究の成果を享受できる環境が必要だという主張である。そのため、あらゆる場面で応用できる、包括的な遺伝子差別禁止法の必要性が訴えられたことになる。

　日本は国民皆保険体制をとっているが、遺伝学的検査の一部と遺伝カウンセリングが2006年度より保険適用されたばかりである。皆保険が維持されていれば、米国のような医療における遺伝子差別は起こりにくいという暗黙の前提を関係者が共有しているためか、遺伝子差別の実態についての大規模な調査は実施されたことがない。筆者が支援している日本ハンチントン病ネットワークという団体で、2001年に会員に対して調査した際にも、遺伝情報に基づく被差別経験を雇用、民間医療保険、生命保険のそれぞれの分野で体験した人はいなかった（未発表、団体所蔵データ）。また、1998年時点でハンチントン病の発症前検査の現状について額賀淑郎が全国調査したところ、医師206名のうち8名（3.8％）しか実施しておらず、ガイドラインを整備していたのは3名だったという。額賀は、「発症前診断の技術があるにも関わらず、日本の医師はこの新しい発症前診断を積極的に患者に提供しようとしていなかったといえる」と論じている。提供しにくい理由の上位には、「病気に対する治療法・予防法がないこと」、「発症前診断後の十分なサポートがないこと」、「遺伝カウンセリングのシステムが整っていないこと」が挙げられていた[18]。さらにYoshidaらによる全国調査（125病院中86病院より回答）では、2004年4月からの2年間に、46病院で322名のクライアントから晩発性の神経難病に関する発症前検査の要請を受けたことがあり（疾患別には筋緊張性ジストロフィー、脊髄小脳変性症、脊髄性筋萎縮症、ハンチントン病の順であった）、依然としてチームによる総合的診療体制がまだ不十分で

あるとの認識が示されていた[19]。

　すなわち、現在のところ、日本では発症前検査の供給体制として総合的な遺伝子診療体制がようやく整えられたという状況にある。そして、日本では発症前検査があまり実施されておらず、個人の遺伝情報が持ち運ばれる状況にはないことや他国のように保険会社が積極的に活用する動きをみせていないことから、当事者からも遺伝子差別への関心が深く寄せられていないと考えられる。

　もっとも、日米両国において、すでに発症した人々の臨床情報や遺伝学的検査を使わない家族歴情報の活用は、現在でも禁止されていない。そのため、日本で遺伝性疾患の当事者から聞く遺伝病ゆえの差別をめぐる体験談としては、結婚をめぐる話題が多い。たとえば、筆者は家族歴情報によって破談になるなど結婚に関連した被差別経験や、それらをおそれて家族内でも家族歴やリスク情報を明かさないなどの対処などをめぐる語りを聞いた[20]。本来、結婚は両性の合意のみに基づく（憲法24条1項）という前提があるものの、実際には家族親族の了解を取り付ける手続きをとっていることが多いという日本の結婚の特性を考慮しなければならない。また、結婚をめぐる差別は、米国の遺伝子差別の文脈では語られていない点が日米の大きな違いであるといえる。

4　消費者に直接販売される遺伝学的検査ビジネス

　2000年以降、国内外での遺伝学的検査の中には、少数だが、店頭やウェブサイトで消費者が直接購入することのできるものがみられるようになった。2005年に筆者が調査した限りにおいて、販売経路にはいくつかの整理が可能であり、それをまとめたのが表3である。

　これまで述べてきたように、発症前検査は病院での診療において臨床遺伝専門医や遺伝カウンセラーの支援を受けながら実施することが標準化されているが（1行目）、必ずしも専門医や遺伝カウンセラーを介さずに実施され

表3　遺伝学的検査の申し込み方法と結果の受け取り方法の多様性

	申し込み方法	結果の受け取り方法
遺伝性疾患の発症前検査	総合的遺伝子診療の受診により、対面での遺伝カウンセリングを経てから	来院時に臨床遺伝専門医または遺伝カウンセラー
生活習慣病の易罹患性検査	診療所 人間ドック フィットネスクラブ 薬局	提携医師 提携医師 提携医師、栄養士、運動指導員 薬局薬剤師
栄養遺伝学的検査体質検査	エステティックサロン 小売店（デパート等） インターネットのサイト	サロンスタッフまたは宅配便 宅配便で直接受領 提携医師または宅配便

る易罹患性検査もみられるようになり、栄養遺伝学的検査や体質検査になると、インターネットを利用した通信販売によって誰も介在せずに販売されることになる。以下では、対面で解説する人を一切介在させない販売経路のものをDTC検査（direct-to-consumer genetic testing）とよぶことにする。

　DTC検査の販売活動は、2000年ごろから国内外で開始されたとみられるが[21]、現在国内で販売を行っている企業は10社程度である（受託解析のみの企業は含まない）。唾液を常温で保管できるキットの登場など、検体保管の技術の向上とともに、簡便にインターネット上から購入可能な環境が生まれたといえる。

　日本では、その多くが肥満に関する遺伝学的検査（$\beta 3$アドレナリン受容体、$\beta 2$アドレナリン受容体、UCP1など）であり、一部の事業者は動脈硬化性病変やがんなどの生活習慣病の易罹患性検査も取り扱っている。肥満に関する遺伝学的検査については、若い女性向けの雑誌で宣伝されているほか、2008年4月に開始される特定健診・保健指導（いわゆるメタボ検診）に向けて、メタボリック・シンドローム対策の一環として中高年向けのビジネス誌でも宣伝されている。

　一方、米国で大きく問題になった事例は、胎児の性別判定キットであった[22]。25ドルでキットを購入し、250ドルで判定ができる。性別判定や男女産み分けに伴う倫理的な問題も潜むなか、99.9％正確であるとの宣伝文句

がうたわれ、米国の産婦人科医の間で議論となった。また、日本ではまだ臨床応用されていないものや、病院の中でしか実施されていない疾患の検査もアメリカでは市販されている。たとえば、Genelex 社では、日本では治験段階にある薬理遺伝学的検査も提供されている。DNA direct 社では、日本のビジネスにはみられない単一遺伝性疾患（α1アンチトリプシン血症、のう胞性線維症、ヘモクロマトーシス、血液凝固疾患関連遺伝子等）も提供対象になっている。専門家の支援や助言なしで結果とレポートだけが送られてくるものから、遺伝カウンセラーによるカウンセリングや、医師・栄養士による運動や栄養指導などを対面あるいはインターネット上で受けられるものまで差がみられ、それは直接価格に反映されている。

　DTC 検査の長所は、消費者が自分の都合よい時期に、他人にプライバシーを話すことなく受けられる点にあるが、これまでの発症前検査にはなかった新しい問題が多数含まれている。最も大きな問題点は、DTC 検査として提供されている遺伝学的検査そのものの質の問題である。消費者を煽るために、まだ評価の定まっていない検査が消費者に販売されることに懸念を抱く遺伝学の専門家は少なくない。表4に示すように、近年、遺伝学的検査の質を評価する観点として、A（Analytical validity：分析的妥当性）、C（Clinical Validity：臨床的妥当性）、C（Clinical Utility：臨床的有用性）、E（ELSI）という四つを満たす必要性が指摘されている。これまで総合的な遺伝子診療のなかで提供されてきた遺伝学的検査は、こうした妥当性について医療側が議論しながら提供してきた経緯があるが、新たに出回ってきた栄養遺伝学的検査や体質検査はこれらの基準を満たしていない。

　次に、解析施設の問題である。DTC 検査を販売している事業者だけでなく、日米両国ともに遺伝学的検査の解析施設の質（対応可能な検査の種類、信頼性、外部評価の仕組みなど）は、かなりばらつきがあり、同一の施設であっても常に解析結果の質を維持できているとはいいがたい状況がある。米国では、多くの解析施設では検査の質向上のために規制強化を求めているという（Genetics and Public Policy Center）。

　さらに、評価の定まっていない検査の結果を根拠として、サプリメントや

表4 遺伝学的検査の臨床の場への導入に際しての留意点

A（Analytical validity：分析的妥当性）	そのバイオマーカーを検出する検査方法が正確である、再現性の高い結果が得られる、精度管理が適切に実施されていること。
C（Clinical Validity：臨床的妥当性）	感度（患者において遺伝子変異が検出される確率）、特異度（コントロール集団で遺伝子変異が検出されない確率）、陽性的中率（遺伝子変異が検出された場合、真の患者である確率）など、そのバイオマーカーと臨床上の状況の関連性があること。
C（Clinical Utility：臨床的有用性）	その検査実施によって、予後に関する情報が増加する、適切な予防法や治療法につながるなど、臨床上有益な材料があるなど、現在よりも状況が改善しうること。
E（Ethical Legal and Social Implications：倫理的法的社会的課題）	受検者にとって適切に検査が実施される、社会的不利益を受けないなど、倫理的法的社会的観点からの課題が生じないこと。

出所：*Human Genome Epidemiology*, Oxford 2004 を参考に筆者作成。

ダイエット食品などの物販につなげるビジネスモデルを展開している事業者がいることである。遺伝学的検査そのものではさほど大きな利益を生み出さないため、その後の物販や生活習慣への指導で利益を得るビジネスモデルが用いられているためである。

最後に、専門家を介さずに個人の「買い物」対象になったという流通経路の変化に伴って、これまで総合的な遺伝子診療のなかで確立した、遺伝カウンセリングに代わる別の心理的社会的支援が、どの程度必要なのか、ビジネスのなかで実現できるのかが問われている。アメリカの遺伝カウンセラーの中には、チャットやインターネットのテレビ電話（Skype）などによるインターネット上の遺伝カウンセリング導入を推奨する人々もいる。

5　DTC 検査への規制

米国では、半数以上の州で、消費者に直接販売してよいとされている。臨床検査を受託して実施する機関に対しては、1988 年の臨床検査機関改善法（Clinical Laboratory Improvement Amendment Act）による認証を受け

るように求められている。しかし、遺伝学的検査を対象とした特別な評価基準はない。また、連邦食品薬品化粧品法（Food, Drug, Cosmetic Act）に基づいて、臨床検査の分類と承認がなされている。管轄している食品医薬品局（FDA）は、約12の遺伝子検査の安全性と効果を認めているが、これは遺伝学的検査をキット化したもののみである。FDAは検査キットに対して、分析的妥当性と臨床的有用性、表示を市販前に評価し、市販後の有害事象報告を義務づけているが、キット化されておらず解析施設で個々に実施される検査についてはそうした規制がかからない。

DTC検査への本格的な対応は、2006年から表立ったといえる。連邦取引委員会（Federal Trade Commission：FTC）は、7月に消費者向けの情報として、(1) DTC検査購入を検討する際は、医師や遺伝カウンセラーに相談すること、(2) 購入時には企業のプライバシー保護の方針を確認すること、(3) FDAの審査を受けていないためにDTC検査の信頼性は保証できない、とする警告を発信している。また、同じ7月に、米国の会計検査院（General Accountability Office：GAO）が仮想的な消費者を用いた栄養遺伝学的検査の購入結果を報告している[23]。4ヶ所のウェブサイトから購入した検査結果について、「医学的に証明されておらず、曖昧であり、消費者にとって有益な情報を提供しないため、消費者を欺いているといえる」としており、「診断ではない」という説明書きがありながらも、事実上、診断に近い内容の結果が送付されていることや、異なる生活習慣を提供したにもかかわらず、同一の高額なサプリメント購入が推奨されていることを問題提起している。

アメリカ人類遺伝学会は、2006年10月、消費者に直接販売される遺伝学的検査に対する声明案を発表し、翌年9月に正式な声明として公表した[24]。この声明では、透明性、事業者教育、検査と解析施設の質の3点に絞って要請がまとめられている。ここでの「透明性」とは、消費者に情報を与えられたうえでのDTC検査購買の意思決定を保障するために、事業者は商品に関連するすべての情報を、真にアクセスしやすく、わかりやすい手段で提供すべきであるという主張である。次の「事業者教育」とは、DTC検査の一部での分析的および臨床的有用性の欠如を事業者に深く認識させるために、専

門家集団はDTC検査に関連して教育し、DTC検査の潜在的な価値と限界について事業者が患者にカウンセリングできるようにすべきだとの主張である。最後の「検査と解析施設の質」とは、DTC検査の分析的および臨床的妥当性を保証し、DTC検査に関する苦情が正しく誤解のないものであるようにするために、連邦政府に関連した機関は適切で焦点を絞った規制手段をとるべきだという主張である。

　日本でも、上の三つの指摘に重なる形で、議論が始まったばかりである。個人情報保護法の成立に伴って定められた「経済産業分野のうち個人遺伝情報を用いた事業分野における個人情報保護ガイドライン」[25]では、個人情報保護法に沿って、遺伝情報の利用、取得、管理、精度、開示（遺伝カウンセリングの実施）、公表、提供といった取扱い全般にわたる留意事項が定められている。また、自主的な業界指針として、「個人遺伝情報取扱協議会自主基準」がある[26]。これは、先の経済産業省のガイドラインを踏まえたうえで、個人遺伝情報を扱う企業に対し、情報提供や情報保護のあり方および検査の精度管理の質向上について定めたものである。米国ではこのような業界団体は存在していない。事業者の自主規制で質の管理ができるのであれば望ましいことである。検査や検査施設の質評価については、NPO法人日本臨床検査標準協議会が、2003年に遺伝子検査標準化委員会をつくり、現在、評価基準や評価方法をまとめているところである。ただ、米国のように遺伝子差別禁止に向けた包括的な法制度を策定する予定がないため、遺伝病の発症前検査を含め、日本の受検者に対してどのような差別が起こりえて、どのような不利益が生じえるかについて、漠然とした不安を抱えたままの状況にあるのではないだろうか。他方、日米におけるDTC検査規制の流れには共通点もある。医療の世界から飛び出したDTC検査を医療の世界に引き戻すという「医療化」による規制は、日米ともにとっていない。遺伝学的検査の「脱医療化」そのものは否定されておらず、その流れを汲んだ規制となっている。こうした志向による政策において、保護すべきは「患者」ではなく、「消費者」であり、規制すべきは、検査を「商品」として流通させる事業者となる。医療者は、消費者と事業者の間で、どちらかの立場に専門家として介入

するのか、あるいは介入しないのか、その立ち位置がまさに今問われ、揺らいでいる。

おわりに

　ここまで、日米両国の予測的な遺伝学的検査をめぐる規制について簡単に振り返り、現在、日米共通に問題視されているDTC検査の現状について述べてきた。

　前半に述べてきた遺伝子差別との関係でいえば、日本の現状には危うさを感じざるを得ない。2008年4月から始まる特定健診・保健指導の導入によって、被保険者にとっては介入的な保健指導によって体重の減少を実現しなければならないという背景を背負うことになる。各健康保険組合は、保健指導の成果が芳しくない場合には、新設される後期高齢者保険制度の維持のために一定の費用を負担しなければならないことになっているため、それなりに真剣に保健指導を実施していくだろう。被保険者と健康保険組合の双方にとって、効果的な減量の契機となるのであれば、肥満に関する遺伝学的検査を利用する可能性も高まってくる。だが、現段階では肥満に関する遺伝学的検査については、科学的な評価についても確実に定まっているとはいえず、個人遺伝情報の利用について明確な法整備がない。ようやく総合的な遺伝子診療の体制が整った日本において、その枠組みに収まらない形でDTC検査の市場が成熟に向けて動き出していること、しかもそれを後押ししかねない生活習慣病対策が出てきたことは、長らく遺伝医療に携わってきた医療者にとって皮肉なことがある。

　日本人類遺伝学会は、羊水や絨毛を用いて父子関係を鑑定する出生前親子鑑定のビジネスについては、2006年に日本産婦人科学会に要望書を出して、その実施を食い止めようとしたが[27]、国の医療費抑制など政策的な意向とも必ずしも反しない可能性のある体質検査や栄養遺伝学的検査については、まだ何らの対応もしていない。おそらく「すでに科学的な評価が定まっている」と判断して、積極的に解析結果を返したいと考えている専門家と、「現

時点では科学的評価が定まっていない」と考える専門家との間で見解の相違がみられるからであり、その議論も十分尽くされていないためだと思われる[28]。

　日米から少し視線をそらしてみると、隣国の韓国では、2006年に国家生命倫理審議委員会の遺伝子専門委員会が遺伝学的検査の指針案を策定し、個々の遺伝学的検査についての科学的妥当性についての評価を実施したところ、肥満に関する遺伝学的検査については「科学的な根拠がない」として、韓国内での検査実施を禁じる措置をとった[29]。韓国では、保健福祉部（日本の厚生労働省にあたる）が遺伝学的検査への規制を主導し、結果として多くのDTC検査ビジネスを廃業に追い込んでいる。隣国でありながら、まったく逆の状況にあることに留意されたい。

　また、英国は、先進国で最も早くDTC検査の規制をめぐる議論を開始した国であり、国の独立した諮問機関である人類遺伝学評議会（Human Genetics Commission：HGAC）がすべての関係者を集めた議論の場を継続的にもち続け、これまでに2回の報告書を出している[30]。だが、具体的な規制策は打ち出していない。英国では、ニコチン依存に関連したDTC検査が科学的な根拠が薄いとして消費者団体の批判を浴びたが、事業者によれば、政府が強化する禁煙政策とも合致し、子どもへの予防的禁煙教育に生かせる可能性も秘めていることから、現在は日本で地道に治験を続け、喫煙率が高まっている中国での販売に乗り出そうとしているという[31]。つまり、日本と英国に共通して透けてみえる懸念としては、遺伝学的検査を実施した後の人々の行動変容や帰結が国の推進する施策と一致する可能性があれば（肥満関連遺伝子ならば減量へ、ニコチン依存関連遺伝子ならば禁煙へ）は、多少科学的根拠がなくても、また規制が不十分であっても、そのまま放置される可能性もあるという点である。

　本章では、日米を中心としてみてきたが、欧州や東アジアでも同様に体質や生活習慣病に関連したDTC検査ビジネスが進んでおり、国際的に流通する状況はすぐそこにあるということに留意して、グローバルな視点からこの問題をとらえていく必要があることを添えておきたい。

第9章　注

1）親子鑑定における新たな動きとして、出生前親子鑑定ビジネスがある。このビジネスをめぐる日本での対応や諸問題については、以下を参照のこと。武藤香織「DNA 親子鑑定は『ふしだらな』女性にとっての救済策か？」舘かおる編著『ジェンダー研究のフロンティア　第4巻　テクノ／バイオポリティクス——科学・医療・技術のいま』（作品社、2008年）。
2）米本昌平『バイオエシックス』（講談社現代新書、1985年）。
3）Alice Wexler, *Mapping fate: a memoir of family, risk, and genetic research* (Berkeley: University of California Press, 1996).
4）World Federation of Neurology/International Huntington Association, "Guidelines for the Molecular Genetics Predictive Test in Huntington's disease," *Neurology* 44 (1994), pp. 1533-36.
5）「ヒトゲノムと人権に関する世界宣言」（1997年）（文部科学省　和文〔仮訳〕）http://www.mext.go.jp/unesco/009/005/001.pdf（2008年10月5日アクセス）。
6）「ヒト遺伝情報に関する国際宣言」（2003年）（文部科学省　和文〔仮訳〕）http://www.mext.go.jp/unesco/009/005/004.pdf（2008年10月5日アクセス）。
7）生命保険についてはここで論じないが、遺伝学的検査の結果、発病リスクを高くもつことを認識している者がそのリスクを保険者に対して秘匿して高額の保険を購入するという逆選択（adverse selection）をいかに防止するかという議論につながった。イギリスでは、2000年に保健省の「遺伝学と保険委員会」によって、ハンチントン病については保険会社が加入希望者に発症前検査の受検歴を問い合わせることを認める決定をし、その後、世論の反対を受けてモラトリアム期間に入った。武藤香織「逆選択の防止と『知らないでいる権利』の確保——イギリスでのハンチントン病遺伝子検査結果の商業利用を手がかりに——」『国際バイオエシックスニューズレター』No.30（2000年）11-20頁。
8）吉田仁美「アメリカにおける遺伝子差別規制の動向」甲斐克則編『遺伝情報と法政策』（成文堂、2007年）6-37頁。
9）「ヒトゲノム研究に関する基本原則について」（平成12年6月14日、科学技術会議生命倫理委員会）http://www.mext.go.jp/a_menu/shinkou/seimei/gensokuj.pdf（2008年10月5日アクセス）。
10）「遺伝子解析研究に付随する倫理問題等に対応するための指針」（平成12年4月28日、厚生科学審議会　先端医療技術評価部会）http://www1.mhlw.go.jp/topics/idensi/tp0530-1_b_6.html#para-b（2008年10月5日アクセス）。
11）「ヒトゲノム・遺伝子解析研究に関する倫理指針」（平成13年3月29日〔平成16年12月28日全部改正〕　文部科学省、厚生労働省、経済産業省）http://www5.cao.go.jp/seikatsu/shingikai/kojin/20050127kojin-sanko2-3.pdf（2008年10月5日アクセス）。こうした指針策定の経緯については、自身も策定に関与した玉井に詳しい。玉井真理子「ヒトゲノム・遺伝子解析をめぐる国内のルールづくり——21世紀ゲノム学を見すえて——」

甲斐編『遺伝情報と法政策』230-47 頁。

12)「遺伝学的検査に関するガイドライン」（平成 15 年 8 月）http://www.congre.co.jp/gene/11guideline.pdf（2008 年 10 月 5 日アクセス）。

13) そのほか、財団法人日本衛生検査所協会による「ヒト遺伝子検査受託に関する倫理指針」がある。これは、遺伝学的検査を行う臨床検査機関に対し、検査の受託元を医療機関に限るように求めている。「ヒト遺伝子検査受託に関する倫理指針」（平成 13 年 4 月 10 日策定、平成 16 年 9 月 16 日 改訂、平成 19 年 4 月 1 日改訂、社団法人 日本衛生検査所協会、遺伝子検査受託倫理審査委員会）http://www.jrcla.or.jp/info/info/dna190401.pdf（2008 年 10 月 5 日アクセス）。

14) 甲斐克則「遺伝情報と法の関わり」甲斐編『遺伝情報と法政策』1-5 頁。

15) 玉井「ヒトゲノム・遺伝子解析をめぐる国内のルールづくり」230-47 頁。

16) Hudson KL, Rothenberg KH, Andrews LB, Kahn MJE, Collins FS, "Genetic discrimination and health insurance: an urgent need for reform," *Science* 270 (1995), pp. 391-93; Lapham EV, Kozma C, Weiss JO, "Genetic discrimination: perspectives of consumers," *Science* 274 (1996), pp. 621-24.

17) Genetic Alliance, "Comments on passage of the Genetic Information Nondiscrimination Act (S. 306) in the Senate" (February 17, 2005).

18) 額賀淑郎「北米と日本における『新医療複合体』」山中浩司・額賀淑郎編『遺伝子研究と社会——生命倫理の実証的アプローチ』（昭和堂、2007 年）217-41 頁。

19) Yoshida K, Wada T, Sakurai A, Wakui K, Ikeda S, Fukushima Y, "Nationwide survey on predictive genetic testing for late-onset, incurable neurological diseases in Japan," *Journal of Human Genetics* 52 (2007) pp. 675-79.

20) 武藤香織「ハンチントン病の発症前遺伝子検査と医療福祉的サポートの現状」『医療と社会』8（1998 年）67-82 頁；武藤香織、阿久津摂、櫻島次郎、米本昌平「日本の遺伝病研究と患者・家族のケアに関する調査：家族性アミロイドポリニューロパチー（FAP）を対象に」『Studies 生命・人間・社会』No.4（2000 年）.

21) HGAC (Human Genetics Advisory Commission), *Genes Direct* (2003).

22) Javitt GH, "Pink or blue? The need for regulation is black and white," *Fertil Steril* 86 (2006), pp. 13-15.

23) GAO (General Accountability Office), "Nutrigenetic Testing: Tests Purchased from Four Web Sites Mislead Consumers," Statement of Gregory Kutz, Testimony Before the Special Committee on Aging, U.S. Senate (GAO-06-977T) (2006).

24) ASHG (American Society of Human Genetics), "ASHG Statement on direct-to-consumer genetic testing in the United States", *The American Journal of Human Genetics* 81 (2007), pp. 635-37.

25) 経済産業省「経済産業分野のうち個人遺伝情報を用いた事業分野における個人情報保護ガイドライン」（2004 年）.

26) NPO 法人個人遺伝情報取扱協議会、「個人遺伝情報取扱協議会　自主基準」（2007 年）.

27) 高田史男「遺伝子関連技術がもたらす近未来社会」『腎と透析』61（2006年）784-89頁；武藤「DNA 親子鑑定は『ふしだらな』女性にとっての救済策か？」238-64頁。ただし、日本人類遺伝学会と日本産婦人科学会は実態調査を避けて、倫理的な議論を継続することはなかった。
28) たとえば、大阪大学発ベンチャーのサインポスト社では、個人の遺伝学的情報と環境因子の組み合わせから心筋梗塞や脳梗塞などの発症リスクを判定するサービスを販売している。
29) 国家生命倫理審議委員会遺伝子専門委員会「遺伝子検査指針議決」（2006年）。
30) HGAC, *Genes Direct* (2003); HGAC, *More Genes Direct* (2007).
31) 著者による事業者へのインタビュー（2006年）。

第10章

HIV 自宅検査をめぐる倫理学的一考察

宮 城 昌 子

はじめに

　現在の日本において、後天性免疫不全症候群（エイズ）の病原体であるヒト免疫不全ウィルス（HIV）に感染しているかどうかを知るためには、医療機関や保健所で検査を受けなければならない。保健所では、匿名で受検できるように配慮されてはいるものの、たとえば小さな自治体では、お互いがみな見知った顔であるという状況も珍しいことではなく、したがって、誰にも知られずに検査を受けることが常に完全に保証されているわけではない。プライバシーが果たして守られるのかどうか不安をぬぐえない状況がある。また、検査結果をきくためには約1～2週間後に、再度検査機関を訪れなければならない[1]。このような状況を反映してか、日本では現在 HIV 検査の受検率は低い[2]。
　HIV の自宅検体採取キットの販売が米国で開始されだしたのは、1996年7月のことである[3]。それ以来多くの営利企業が改良開発に取り組み、今日インターネットなどを通じて入手できる自宅検体採取キットは数百種を超える。しかし米国食品医薬品局（FDA）が自宅検体採取キットとして認可しているのはこのなかのただ1種のみである[4]。ここで整理しておきたいのは、HIV 自宅検査といった場合、大きく二つの形式があるということである。本章では、一方を自宅検体採取キット、他方を迅速検査キットの個人使用、つまり自宅自己検査と呼び分けることとする。前者は自宅でキットを用いて

225

自分の血液を採取しそれを検査機関に郵送し1週間後に結果を電話で受け取るというものである。こちらは上述したように1種の製品がFDAの認可を正式に受け市販されている。一方、後者の迅速検査キットの個人使用（自宅自己検査）とは、医療機関や検査機関での使用に限定して販売が認可されているHIV迅速検査キットを用いて20分程度で厳密な意味で誰にも知られずに、自分のHIV感染の有無を調べる方法である。この自宅自己検査キットの店頭販売は、今のところいずれの国においても許可されていない。しかし、販売対象が限定されているとはいえ、インターネットを通じての個人入手は容易である[5]。いずれの方法であっても自宅検査キットを用いると、何ら医学的知識をもたない人でも時間と場所を選ばず、きわめて簡単な方法で、しかも誰とも顔を合わせることなく、自分自身がHIV抗体陽性か否か（以下、HIVステイタス）、つまりエイズの病原体に感染しているかどうかを知ることができる。

このように一見するととても便利にみえる自宅検査だが、その普及の是非をめぐって、キット販売開始以来、賛否両論の議論が交されてきた。ところが、自宅自己検査キットはもちろんであるが、自宅検体採取キットについても日本での市販は現時点ではまだ実現していない。そのため本邦ではHIV/AIDSをめぐる倫理学的考察一般にはある一定の蓄積があるにもかかわらず、HIV自宅検査に関してはこれまでほとんど論及がなされていない。しかし、インターネットの普及が進んだ今日、外国で市販されている自宅検査キットを個人輸入で手に入れることは容易なことである。したがってHIV自宅検査をめぐる倫理学的議論は対岸の火事ではあり得ない。本章では、HIV自宅検査をめぐってこれまで米国をはじめ諸国でなされてきた議論をふまえたうえで、HIV自宅検査の推進の是非について倫理学的視点からの考察を試みたい。

1　HIV 自宅検査の事実的背景

　現在、HIV 自宅検体採取キットの一般販売が行われている国は米国のみである。カナダでは HIV 自宅検査キット販売をめぐる討議が繰り返し公の場で開かれ、いまだその販売は認められていない[6]。日本、オーストリア、フランス、ドイツ、オランダ、スイス、イギリスの各政府は、検査前後のカウンセリングなしには HIV 検査を行うべきではないという公的見解を表明している。このうちオーストリアとイギリスでは、HIV 検査キットの個人への販売を禁止する法律が制定されている[7]。

　米国で HIV 自宅検体採取キットの開発が始められた当初、一部の AIDS 活動家や米国医師会はそれに反対し、1987 年の時点で FDA はその販売を認可しなかった。しかしその後、Johnson & Johnson 社（J&J 社）が検査技術の権利買収の末に精力的に開発をすすめてキャンペーンを行った結果、1996 年に FDA 認可の取得に至り、ただちに同社は薬局、電話、インターネット、郵送による販売サービスを展開した。キットには、カウンセリングパンフレット、検査の手順説明書が添付されているほか、キットごとに固有の ID ナンバーが付されている[8]。検査を受けようとする人は、指先を少し傷つけて滲み出た血液を一滴採取して専用のカードにしみこませ、それを指定の検査機関に郵送する。その一週間後、電話をかけ ID ナンバーを告げると検査結果を聞くことができる。HIV 抗体が陰性、すなわち感染していない場合は録音テープで結果の告知と説明が流される。一方、陽性の場合にはテープの音声ではなく、カウンセラーによって直接陽性告知がなされる。そして利用可能な医療サービスや社会資源についての情報や説明のほか、個別的な相談も受けることできる。このような方法によって、キットの購入から結果を受け取るまで一貫して匿名性を保つことが可能となったのである。

　さて、市販キットの発売が最初に認可されてから約 10 年が経ち、J&J 社以外の多くの営利企業が改良を加えてきた結果、検査可能なサンプルの種類も血液、血清、唾液などと幅が広がり、各企業が謳う検査精度そのものも高

くなってきている。2003年1月には、検査機関を対象に検査後約20分で精度99.6％の検査結果が得られる新しい迅速HIV検査キットOra Quickの販売がFDAにより承認されるに至った[9]。常温保存が可能なこと、一滴の血液で済むこと、特別な器具が不要であることから、このキットをインターネットなどを通じて購入するとすれば、簡単に自宅検査が可能となる[10]。つまり、このキットを用いれば、すぐにその場で自分のHIVステイタスを自分の目で確かめることができる。この製造元 Ora Sure Technologies 社に対して、FDAは連邦臨床検査改善修正法（CLIA）の適用除外申請を行うよう求め、手続きを進めた。その結果、早くも同月中にOra QuickのCLIA適用除外が認められた。その理由はなにか。CLIA適用除外が認められれば、CLIA公認資格を有する検査技師、医療スタッフでなくとも当該検査を行うことが許され、検査の窓口が増えることになる。そしてより多くの地域や施設で検査実施が可能になるため、受検者増を見込めるのである。また、Ora Quick は診断に要する時間がきわめて短いため、妊婦検診を受けていない出産直前の妊婦に対しての使用にも向き、新生児への感染予防に役立つほか、医療従事者が誤ってHIV感染血に曝露した場合の検査手段としてもきわめて有用である[11]。

2　HIV自宅検査の是非をめぐるこれまでの議論

ここでHIV自宅検査推進の是非をめぐる従来の主要な議論を挙げ、整理しておく。

HIV自宅検査を推進する論拠

自宅検査の普及に積極的な立場をとる側の意見として主なものは、つぎのようなものである。

まず、病院などの専門機関や公共の場で誰かと顔をあわせることに抵抗のある人が、誰にも知られずに安心して気軽に検査をすることができる。時間

的・地理的制約からこれまで検査を受ける機会をもちにくかった人にも有用である。こうしたことから、自宅検査の普及により検査人口が増え、HIV感染の早期発見と、医療機関での早期からの定期的受診が可能になる。結果として、HIV感染の拡大防止につながる可能性が高い。

　米国における推計上の全感染者90万人のうち、その4分の1は自分の感染に気づいていないだろう、という報告がある[12]。また、別の調査によると、受検者の4人に1人は後日言い渡される検査結果を聞きに来ない。その理由としては、結果をきくのが怖いということ、そして面と向かってのカウンセリングに抵抗があるということが大きい[13]。

　また、今や社会全体に感染が広がっているとはいえ、HIV感染の危険性にとりわけ高く曝されているのはいわゆるマイノリティの人々である。具体的には性産業従事者やゲイ、レズビアン、外国人、移民である。このマイノリティの人々ほど、検査機関を利用するのに抵抗があるという[14]。それゆえ自宅検査キットが普及すれば、誰よりもそうした感染危険率の高い人々こそが検査を受けやすくなり、結果的に感染拡大を効率的に防ぐことが可能になる、ともいわれている。日本においても、「ウィルスは人を選ばず、誰でも感染しうるHIV」という視点を強調していた数年前までの流れから変化がみられ、それを前提としたうえで近年の傾向として、男性同性愛者間での感染者増が再び注目され、感染危険率の高い集団（個別施策層：日本においては青少年、外国人、同性愛者、性風俗産業従事者および利用者をいう。）に焦点をしぼった予防対策も推進されている。首都圏においては、ゲイ・コミュニティが発達しており、予防や検査の普及活動も充実し、検査へのアクセスは比較的容易であるが、地方では首都圏と様相を異にする。HIVそのものが他人事であるという感覚が依然として強いうえ、コミュニティも未発達で個々人が孤立しがちであり、それゆえ自然と行き届く情報も少ない。保健所などの検査機関に見知った顔があることも多く、なかなか検査窓口にアクセスしにくい。このような背景のもとに、地方での感染拡大の進行が懸念されている。この意味で、日本においても自宅検査キットは感染拡大の一つの抑止力となりうるかもしれない。

自宅検査キットに反対する論拠

　HIV自宅検査を批判的にとらえる側の論拠としては次のことが挙げられている。第一に、特別の装置を必要としないため、本人以外の誰かによって、本人のまったくあずかり知らないうちにサンプルの採取や検査が行われてしまう可能性がある。とくに女性や被雇用者などがその危険にさらされる可能性が高い。第二には、手軽に行えるがゆえに、コンドームを使用せず予防行為をともなわない性行為のあとに、軽い感覚で、事後的に安心を得る手段としてキットを使用する危険な風潮を招きかねない。また第三に、自宅で誰にも顔をあわせずに1人で検査を行う場合、検査前後のカウンセリングに対するアクセスが難しいこともしばしば強調される。万が一陽性の場合、専門機関で検査をうけた場合に得られるような、必要な医療情報や利用可能な社会資源についての説明、そして個別的な相談の機会を充分に得られないのは事実である。これまでにも陽性の結果から受けたショックと困惑のあまりに自殺にいたった例も報告されている。たとえ少数例であるにしても、こうした不幸な事態を避けるためには、検査は被検者の様子をみながら必要で充分な相談の行える医療機関や保健所といった専門機関で行われるべきである、というわけである[15]。

否定的議論に対する評価

　自宅検査キット普及に対する批判的論点は、HIV自宅検査の普及推進に際して現実に生じる可能性のある具体的な問題についての重要な指摘を含んでいる。確かに、起こりうる具体的な危険を予測し、可能な限り慎重な態度でそれを未然に防ぎ避けるということは、人権擁護のためにも必要であり、自宅検査の是非を考えるうえで欠かせない視点ではある。そうした危険性の指摘はいくら強調してもしすぎることはない。

　だが、倫理学的にみた場合には、それはいうなれば傍系の二次的、派生的問題群を標的にした批判でしかない。悪用濫用といった具体的な事実問題だけに焦点をあわせてHIV自宅検査の是非の議論を切り上げるとしたら、それは不十分である。たとえていうなら、刃物の悪用や車の交通事故を恐れて

その個人使用を禁止するようなものだ。そこで本章ではここから先、これまでの議論をふまえながらもひとたび捨象して、HIV 自宅検査の是非という先の問いを、倫理学的な視点に引き寄せて問い直すことを試みたい。

自宅検査をめぐる倫理学的視点からの本質的な問い

　そもそも HIV 自宅検査の基本的性格は、自分の HIV 感染の有無について自分自身で検査を行って知る、ということのうちにある。そこで、これを倫理学的に問題にする場合、次のように問うことができる。私たちは自分が HIV に感染しているかどうかを、HIV 自宅検査キットを用いて、医療機関を介さずに自分 1 人で知ることが許されるだろうか。もしも許されないとしたら、それはなぜなのか。

自分 1 人で検査することの意味

　HIV 検査は、これまで医療機関や保健所などの専門機関で行われてきた。それを、自宅で、自分 1 人で行うということは何を意味するのだろうか。それは、HIV 陽性であれ陰性であれ、検査結果という情報そのものがもっぱら本人のみによって所有されるということを意味している。さらにいえば、その結果をうけての対処の仕方もまったく個人の意思に依るということである。つまり、陽性であった場合、あらためて医療機関を受診して治療を行うか否か、そして他者に対する感染予防的なふるまいを意識的に実行するか否か、それらすべてが本人の決定にゆだねられる。その決定過程および決定自体もまた、他言しない限り本人のみ知る事実となる。これは検査結果が陰性であった場合にも同じである。感染を免れていたという事実を、たまたま運がよかったととらえるか、それとも自分のふるまいが陰性の結果に値するものだったととらえるのか、それもまったく本人の解釈に任されることになる。

　専門機関で検査をしたとしても、自分のふるまいは最終的に自分で決めることになるだろう。確かに、最終的な判断は個人に任されることになるだろう。しかし、専門機関では被検者に検査前カウンセリングを行い、HIV についての基本的知識を伝え、とりわけ結果が HIV 抗体陽性だった場合には、

さらなる説明と今後の相談を逐一行うことが可能であり、また一般的である。医療を受けるか、パートナーをはじめとする他者への配慮をどうするかといった事柄について、たとえ被検者本人が最終的に自分の判断で考え選ぶとしても、専門家による勧奨や支援などの介入の余地が現実的に保証されている。それに対して自宅検査にあっては、いくら検査キットに情報満載のパンフレットを添付し、電話でのカウンセリングシステムを用意したとしても、それらの情報やシステムに手をのばすという選択をするかどうかという段階で、すでにもう当人の意思次第となっている。

3　HIV 感染動向の管理

　HIV 自宅検査に否定的な立場の主張を振り返ると、誰か自分以外の人によって検査が行われる可能性があり危険である、あるいは、医療機関や専門の検査機関で充分なカウンセリングを前提とした検査を行うことが必要というものであった。しかしこの語りの裏には、HIV 陽性ならば感染の事実を自覚的に受け止め、必ず医療機関にかかって治療を受け、さらには日常生活のなかで他者に感染させないように教育的に導くべきであるという主張や、自暴自棄になって他者危害的な行為（たとえばコンドームを使わないで性行為を行うなど）に及ばないように充分なカウンセリングが必要であるといった主張が暗に含まれている。そこには、検査結果が陽性だった場合の感染者の利益や権利を守るという明示的に語られる目的のほかに、HIV 感染症および感染者の動向について、社会や医療機関、あるいは衛生当局が把握しかつコントロールしたいという欲求、あるいはすべきだという当為の主張が潜んでいる。そして HIV 自宅検査の普及に対する抵抗のうちには、HIV 自宅検査キットの普及によって、HIV 感染者の動向が管理不能となること、あるいは管理下にない感染者によって感染が拡大することに対する危惧があるといえる。このような管理欲求は、いわば個人の自律性を疑うものである。なかには、国民の健康を守るという役割を担う公衆衛生の分野では国家の管

理欲求が正当化され、感染拡大を防ぎ統制する目的でHIV検査のために専門機関を訪れる人の動向を把握・調査し、検査から治療への流れへとスムーズに導くという介入が必要かつ義務である、という主張も予想される。しかし、プライバシーや地理的不都合などのさまざまな理由で専門機関に検査を受けに行くことができないというこれまでの状況下より、自宅検査キットの普及によってHIV検査への敷居が低いという状況におけるほうが、現在問題にされている潜在的な感染者の数は減り、感染拡大を防ぐという公衆衛生的観点からみても利益的であるといえるのではないだろうか。

4　問いの相対化――他の自宅検査との比較

　問題の全体像を浮き彫りにするためには、他の自宅検査の場合と比較してみることがその助けとなるかもしれない。すでに自宅検査用としてさまざまなツールが販売されている。日本でも身近なものに、妊娠反応検査薬、蛋白・潜血・糖をチェックする尿テステープ、血糖検査キット、痰や便を用いた各種がん検査キットなどがある。これらのキットは一般に広く普及しており、誰でも近隣の薬局で買い求めることができる。さらには、血圧計や体重・体脂肪計、体温計といったものも、自分の基本的な生体情報や体調を知る道具という意味では自宅検査ツールといえるだろう。これらの道具を自宅で使用し生物学的状態を測定し知ることと、HIV自宅検査でHIVステイタスを知ることとのあいだには、違いがあるのだろうか。あるとすればどのような違いだろうか。検査対象や疾患そのものの客観的な医学的特性、ないし生命に関わるか否かの違いだろうか、それとも疾患をめぐる社会的背景の違いだろうか。

　糖尿病は治療が必要な疾患ではあるけれども、慢性疾患でありその治療法についてもほぼ確立されている。一方、HIV感染症も近年では治療法が研究され、AIDSの発症を極力遅らせることが可能となってきた。それゆえ、もちろん楽観はできないにしても、治療をめぐる状況においてHIV感染症

は糖尿病に近くなってきたといえる。すなわち医学的特性の差は乏しい。生命に関わるか否かという点でも、HIV感染症は妊娠や糖尿病、高血圧と変わらない。妊娠には胎児の生命がかかっており、糖尿病や高血圧も動脈硬化症の進行増悪に直結しているという意味で生命に直接関わる。この点でもHIV感染症だけが特異的だとはいえないだろう。

一方、性感染症は他者に影響を及ぼしうるものだという点で、上記の医学的状態と異なるのは確かだ。ここに着目して、米国で近年急速に広まりつつある自宅遺伝子検査と比較してみることもできる。詳細は前章にゆずるが、米国では肥満や乳癌、肺・肝疾患などさまざまな疾患の罹患リスクを判定する遺伝子検査サービスが個人向けに提供されている。綿棒で頬粘膜をこするという非常に簡単な方法で自分の遺伝情報を知ることが可能である。結果はオンラインで確認できるが、医師との相談やカウンセリングサービスを実施する企業もあり、状況としてはHIV自宅検査をとりまくものとほぼ同じであるといえる。つまりある確率で遺伝素因が関与する多因子疾患の発症リスクに関して、医療機関以外の場で自分の遺伝情報を検査して自分自身で知ることは許されるであろうかという問いが同様に問われうる。

つぎに疾患をとりまく社会的背景の違いに目を転じてみる。HIV感染症は、主に性行為というきわめてプライベートな行為によってもたらされる感染症であり、まさにただそれだけのことによって冷静さを欠いた感情的なまなざしでみられやすい疾患である[16]。では、同じく性行為で感染するクラミジアなど他の性感染症の場合とHIV感染症とでは事態は異なるだろうか。HIV感染症の流行は、ゲイや薬物常用者などマイノリティとされる人々の間ではじまったという経緯から、そのようなマイノリティに対する心理的なイメージと性感染症に対する負のイメージが重なり合い偏見が根強く残ったままであるという点で、なにより他の性感染症とは様相を異にする。そう考えればなおのこと、偏見の目にさらされずにHIVステイタスを知る手段としてHIV自宅検査は認められてよいのではないだろうか。

5　検査機会の増大

　では、検査を希望する場合、ことさらに医療機関などの専門機関を訪れて検査を受けなければならないものなのだろうか。そもそも、検査はすべて医療行為かというと、必ずしもそうではない。検査が医療だとみなされるのは、治療への前段階として検査が位置づけられた場合である。しかし、それとは別に、血圧や体重を測定するように、自分の生物学的身体状態を自己チェックするというのも検査の一つのあり方である。それは必ずしも治療に直結する検査ではない。ただ純粋に「自分の身体状態を知って把握しておきたい」という、自己に対する関心とでもいったものも含まれている。そうして、体重計や血圧計、尿テステープや妊娠検査薬と同じように、HIV 自宅検査を自分の身体状況を自己チェックする一つの手段として位置づけることには無理があるだろうか。

　HIV 感染症を社会的な側面からとらえ公衆衛生的に調査・研究・管理すべき疾患としてとらえる以前に、感染の事実そのことが個人的・私秘的性格をもつとみるならば、少なくともまず当事者である自分 1 人で自分の状態を知ることを可能にする手段と機会は用意されていてよいはずだと考える。知ることと治療を受けることはひとまず切り離して考えられるべきである。そしてもし、自分の身体情報について知る手段があるにもかかわらず、個人のアクセスを社会的環境が阻んでいる場合には、そうした環境は改善されるべきである。つまり、検査の希望がありながらさまざまな理由で専門機関の利用を躊躇している人が自分の身体情報について知る機会が増え、アクセスが増大するならば、その手段としての HIV 自宅検査は阻まれるべきでない。

　たしかに、専門機関や病院で検査を行うことで得られる利点もある。カウンセリングや社会資源へのアクセスに関する情報を容易に得られる検査機関と、誰とも顔をあわせずに自分だけで行うことができる自宅検査、いずれにもさまざまな方法論上の一長一短があるが、少なくともそのどちらかの方法を個人が自分自身で選ぶことができるという状況の確保はなされていた方が

よいといえる。

6　検査の義務化

　国家や社会はHIV抗体検査を積極的に推進し、さらには義務化するという方向を目指すべきなのだろうか。先に触れたように、もし公衆衛生的な観点から感染の拡大を防ぐことを他の事柄に優先して実現しようとするならば、検査を積極的に推進し、いずれは義務化するという方法が有効であろう。しかし、結論からいえばそれはすべきことではない。なぜなら、HIV感染症は、自分が感染しているかどうかを知らなくても自ら予防的なふるまいをすることで他者への感染を防ぐことができるものだからである。逆に、相手のHIVステイタスを知らなくても、自分の感染を防ぐふるまいもまた可能だからである。

　それが不可能な例として、たとえば、生命の危険性のある感染症という意味ではHIV感染症と同じで、2003年に流行し現在は終息をみている新型肺炎（SARS）に対しては、患者や感染の疑わしい者の隔離など、かなり強硬な介入が行われていたが、それは個人で行える適切な予防手段に乏しく感染拡大を防ぐことが難しいからである。しかしHIV感染症においては感染経路が明らかで、限局されており、かつ効果的な予防手段が存在している。加えて、偏見や差別という社会的な不利益を被る可能性がある状況での検査の義務化を正当化することは難しい[17]。個人が自発的な判断により検査を受けることを決め、個人の社会的・物理的環境にあわせてその方法を選択できるかぎりで、HIV検査が行われるべきであると考える。そしてその選択の幅を広げ、検査へのアクセスをより容易にするのがHIV自宅検査キットである。

　ただし、法的な義務化がなされないにしても、自分だけで匿名的に自分のHIVステイタスを知る手段の普及が進むことで、「検査をしてあたりまえ」、「自己管理すべき」などと、HIV感染症という疾患そのものが自己責任に結び

付けられ、個人の私秘的領域に押し込められることで、自分で対処すべきものとしていわば孤独においやられるという事態がおこりうるということも考えなければならない。そのような事態を避けるためにも、偏見をなくす活動や、社会的支援サービスの普及など、HIV 感染者をとりまく環境の整備に対するさらなる取り組みが欠かせない。そしてこれまで行われてきた医療機関や保健所での検査へのアクセスがより容易になるようにとの取り組みが続けられるべきである。

おわりに

　現在多くの国々で、HIV 自宅検査キットはインターネットを通じた売買が行われている。日本でも個人輸入が主な入手方法である。このようにいわば水面下での広がりをみてみぬ振りはできない。正面から HIV 自宅検査の是非についての議論を公にし、適切な評価をしていくべきである。また、個人輸入での広がりに対して状況整備を怠り頑なに専門機関での検査に固執するよりは、国としてその販売を正式に認めキットの使用に関する体制を整えていくことのほうが、はるかに疫学的、公衆衛生的にも有益である。

　HIV 自宅検査は認められるのか、という問いの向こう側にはさらに大きな問いが横たわっている。それは、HIV ステイタスに限らず、自分の身体に関する情報は、自分だけで知っているということが許されるのかどうか、自分の身体情報は誰のものかという問いである。また、角度をかえると、自分の身体に関する情報は、可能な限り自分で知っていなくてはならないことなのか。そしてどこまで知るべきなのか。つまり、自分の健康は常に自律的に自己管理すべきものであるのかどうかといった問いがそこには開かれており、今後さらなる考察が必要である[18]。

第10章 注

本章は『生命倫理』通巻15号初出のものに一部加筆修正を加えたものである。

1) 2004年より、東京都江戸川区、江東区、新宿区、港区、そして札幌、栃木、大阪、京都、岡山、沖縄などからはじまり、現在では全国で206ヶ所の保健所や検査機関で、30分～1時間で結果を知ることができる迅速検査キットを用いた即日検査を実施している。当初、無料で実施していたのは江戸川保健所と栃木県南健康福祉センターの2施設のみであったが、この数年のうちに22の有料検査機関をのぞく他の多くの施設では無料で実施するようになった。保健所などにおける即日検査実施をめぐる議論の詳細は以下を参照。HIV 検査体制の構築に関する研究班（主任研究者・今井光信）「保健所等におけるHIV即日検査のガイドライン（第2版、平成17年3月）」http://www.hivkensa.com/images/guideline_200503.pdf（2008年10月5日アクセス）。

2) 厚生労働省エイズ動向委員会の報告によれば、わが国の保健所等におけるHIV抗体検査件数の累計は1990年代から著しく減少し、ここ数年は約8～9万件程度でほぼ一定の推移を示している。エイズ予防情報ネット http://api-net.jfap.or.jp/（2008年10月5日アクセス）。

3) 1996年5月14日、FDA（Food and Drug Administration）は Johnson & Johnson 社の開発した Confide HIV Testing Service に、自宅検体採取キットとしては初めての認可を与えた。Canadian AIDS Society, "Home Testing – Issues and Recommendation," *HIV Testing and Confidentiality: Final Report*, October 1998, pp. 91-92.

4) The Home Access® HIV-1 Test System. 現在FDAが自宅検体採取キット（検体を個人が自分で採取し検査機関に郵送し数週間後に結果を無料電話できくという形式の検査）として販売を認可しているのはこの1種のみ。迅速検査キット（病院やクリニックなどの検査機関での使用に限られ20分以内にその場で結果が得られる検査用キット）の個人向け店頭販売はいまだ認可されていない。しかしインターネットの個人輸入代行サイトを通じて入手し、それを用いて自宅で検査を行うことは容易である。

5) 迅速検査キットの自宅での個人使用、つまり自宅自己検査キットの店頭販売承認をめぐる20年来の議論に、ようやく決着がつく可能性がでてきている。2005年11月に OraSure Technologies 社が同社製迅速検査キットの店頭販売認可を求めると発表したのを受け、メリーランド州ゲーサーズバーグで開催されたFDA主催の委員会においては、各専門家20人のうち市販に懸念を示したのは2人のみであった。OraSure 社は2008年中に耐久性などの臨床試験を終了し、正式に市販の認可を求める計画である。2008年6月現在、個人向け店頭販売はいずれの国でも認可されていない。HIV自宅検査についての米国の動向をまとめた論文としては以下を参照。Alexi A. Wright, and Ingrid T. Katz, "Home Testing for HIV," *The New England Journal of Medicine*, vol. 354, pp. 437-40（2006）。

6) 1993年7月に Health Canada が HIV self-test kit についてのワークショップを開催した。自宅検査キットの販売前に連邦や州、コミュニティなどさまざまなレベルの代表者らによるHIV自宅検査についてのディスカッションがなされた。その後も再三にわ

たる協議の末、Canadian AIDS Society によって HIV 自宅検体採取検査キット販売は強固に反対され、1999 年よりその販売は禁止されている。

7) スイスで 1997 年に開催された The Swiss AIDS Commission では、自宅検査キットの普及を急ぐ必要はなく、むしろ HIV 調査にマイナスの結果をもたらすものとしながらも、その輸入については検討・評価を続けるよう結論づけている。現時点ではカナダと同様に自宅検体採取検査キット販売は認められていない。ドイツでは 1997 年に政府関連機関によって認められていない自宅検査キットの販売が禁止された。Canadian AIDS Society, "Home Testing," pp. 94-97.

8) Direct Access Diagnostic, "The Confide HIV Home Testing and Counseling Service," Publicity distributed at the HIV & Telemedicine Symposium, Vancouver, 9 July 1996.

9) FDA NEWs, November 7, 2002, "FDA Approves New Rapid HIV Test Kit." 他の HIV スクリーニングと同様に、たとえこの検査キットで陽性の反応がでたとしても、他の特異的検査による再確認が必要である。なお、献血者に対するスクリーニング目的での使用は承認されていない。また、個人への販売、つまり自宅検査キットとしての販売は規制されており、現在は検査機関や病院を対象に販売している。

10) OraSure Technologies（ペンシルヴァニア州ベスレヘム）http://www.orasure.com/products/（2008 年 10 月 5 日アクセス）。

11) Clinical Laboratory Improvement Amendments of 1988（CLIA）、連邦臨床検査改善修正法。CLIA 適用下では新しい検査法は「ある程度複雑」か「きわめて複雑」のいずれかのカテゴリーに分類され、CLIA 公認資格を有する医療スタッフや技師による検査が義務付けられる。FDA は OraQuick を「ある程度複雑」に分類している。しかし、検査開発メーカーが CLIA 適用除外申請を行った場合、FDA はその制限を緩和することが可能となるため、米連邦保健福祉省は、Ora Sure Technologies 社に対して CLIA 適用除外申請を行うよう強く求めた。

12) Centers for Disease Control & Prevention, http://www.cdc.gov/HIV/（2008 年 10 月 5 日アクセス）。

13) William O. Fabbri, "Home HIV Test will Reduce the Spread of AIDS," in Bruno Leone, Brenda Stalcup, Scott Barbour, Tamara L. Roleff and Charles P. Cozic, (eds.), *AIDS? Opposing Viewpoints*,（SanDiego, CA: Greenhaven Press, 1998) pp. 56-63.

14) Kathryn A. Phillips, James L. Chen, "Willingness to Use Instant Home HIV Tests," *American Journal of Preventive Medicine*, Vol.24, Issue 4, May 2003, pp. 340-48.

15) Christopher J. Portelli, "Home HIV Tests are Unethical," in Bruno Leone, Stalcup, Barbour, Roleff and Cozic,（eds.）, *AIDS? Opposing Viewpoints*, pp. 64-70.

16) エイズに関する人権問題については、平成 12 年度厚生科学研究費補助金エイズ対策研究事業『エイズと人権・社会構造に関する研究　研究報告書』（主任研究者・樽井正義）を参照した。

17) 服部健司「自分のHIVステータスを知らないでいること」『生命倫理』13号（2003年）32-38頁。
18) HIV検査の場合と同様に、我々は自分の遺伝情報を知る義務があるのか、個人的に知った自分の遺伝子検査の結果をパートナーや同じリスクをもつ可能性のある者に伝える義務があるのか否かという問題に発展していくことは明らかである。ただし、現時点においては自宅遺伝子検査には精確性の問題があり、HIV自宅検査と比較して単純に比較することはできないということは記しておきたい。

第11章

社会的構成概念としての脳死
――合理的な臓器移植大国アメリカにおける脳死の今日的理解――

会田薫子

はじめに

　日本で脳死ドナーからの臓器提供を可能にした「臓器の移植に関する法律」が1997年10月に施行されて以来、脳死臓器移植関連で残る重大な課題は、ドナー数増加を図ることと、現行法下で実施不可能な15歳未満の小児からの臓器摘出方法を探ることだけ、という認識が一般的である[1]。脳死臓器移植に関わる最も本質的な問題、つまり、「脳死とは何か」、についての理解が不適切であることがこの認識の原因である。

　臓器移植法の立法まで、日本の移植推進派の医師らの多くが、1980年代までの欧米での知見にもとづいて、「医学的にみて脳死は人の死」と「啓蒙」してきた。しかし、国内の一部の専門家や評論家は1980年代から脳死の概念が論理的整合性を欠くものであると主張しており[2]、1990年代後半までには、後述するように、複数のアメリカの研究者も脳死の概念の非論理性を証明したと主張している。

　本章では、臓器移植「先進国」のアメリカで、脳死臓器移植の大前提である「脳死は人の死」の生物学的な意味が揺らいでいる今、その分野の専門家が脳死をどのように理解しているか、また、その理解と移植医療の関係はどういうものかを、第一線の臨床家と生命倫理研究者へのインタビューから明らかにする。彼らがインタビューの際に実際に使用した言葉や表現をできる

だけ忠実に記すことで、医学文献だけからでは知り得ない知見を紹介する。日本で臓器提供要件の緩和や脳死患児からの臓器摘出に道を開くことを目指した法案が国会に提出される[1]など、臓器移植法改正への主張が継続的に展開されるなか、本章の目的は「脳死とは何か」を改めて問い、その今日的理解の核心を明らかにすることである。

1 二つの報告

有効性が高い免疫抑制剤の開発と外科技術の進歩により、欧米ではここ20〜30年間で、臓器移植は日常的な医療としてすっかり定着した。世界で最もこの医療が盛んなアメリカでは、近年では年間5千人以上が脳死から臓器提供している[3]。

しかしそのアメリカでも、実は、脳死見直し論議は長年にわたって継続している[4]。臓器移植システムを維持、増強しようという現状肯定派が大多数を占めるなかで、その声は小さいが、脳死の概念は非論理的である、と考える研究者が増えつつあることも事実である。

こうしたなか、90年代後半に二つの報告がアメリカの研究者によってなされた。ハーバード大学のロバート・トルーグ（Robert Truog）（麻酔科・集中治療・医療倫理学）の1997年の報告[5]と、カリフォルニア州立大学ロサンゼルス校のアラン・シューモン（Alan Shewmon）（小児神経内科）の1998年の報告[6]である。脳死の論理性に異議を唱える研究者らの報告のなかでもとくに注目されたこの二つの報告は、本邦研究者らによって日本国内でも紹介されている[7]。

トルーグはその報告で、アメリカ、日本をはじめ世界の多数の国が採用している全脳死の定義と判定基準、および判定テストの矛盾点を列挙し、全脳死の概念は非論理的であると断じている。「脳死判定テストの項目をすべて満たした患者の多くで、その脳幹、中脳、大脳皮質に、統合的な機能の残存があることを示す明確な医学的証拠がある」と述べている[8]。

トルーグの指摘のなかでもわかりやすいのは、低体温患者の扱いに関する矛盾である。脳死と類似した状態になりうるので脳死判定の対象から除外すると規定されている状態が複数あり、そのなかに深部温 32℃以下の低体温状態が含まれている。患者が低体温の場合には脳機能が抑制されている可能性があり、その結果、脳死と類似した状態を呈する可能性があるので脳死判定の対象からは除外されているのである。しかし、体温調節機能はまさしく脳機能の一部であり、体温の調節が維持されていて通常の体温が保たれているということは、それを統御する脳機能が維持されていることを意味する。「体温が調節されていれば脳が機能している明らかな証拠の一つなのに脳死判定され、体が冷たければそれは脳機能が失われている証拠の一つになるのに、その場合は脳死判定できない。矛盾である」[9]とトルーグは述べた。

　日本の臓器移植法によれば、「脳幹を含む全脳の機能が不可逆的に停止するに至った」[10]とき、脳死と判定されるが、トルーグによると、「現行の脳死判定基準によって脳死と判定される例で、こういうことはほとんどない」[11]。「脳死は人の死」と主張してきた医師らが最も強調してきたのは、「脳死になれば有機体全体を統合する機能が失われる、つまり、どのような介入措置をしようとも、短期間のうちに心停止に至る」[12]、というものだった。しかし、トルーグによると、「70〜80年代は概ねそうだったが、現在はまったく当てはまらない。集中治療技術の向上によって、生理的機能を長期間にわたって継続させることができる」[11]。

　この問題についての研究で、医学会に衝撃を与えたのがシューモンである。同氏は 1980 年代前半には極端な唯脳論者であり、大脳皮質の機能喪失を人の死とみなしてよいと考えていた。しかし、1989 年に大脳皮質をほとんどもたないにもかかわらず意識がある水頭無脳症の 6 歳男児の症例を知り、大脳死論から全脳死論に転換、さらにその 3 年後、全脳死の非論理性を立証する複数の症例に出会い、全脳死論をも完全に捨て去ることになった[13]。

　シューモンは、1966 年から 1997 年までの約 30 年間に医学文献で報告された脳死についての記述を精査し、脳死判定から心停止までに 1 週間以上経過した 175 例について分析した。脳死判定後にも生命維持治療が打ち切られ

なかったこれらの患者には、胎児の成長まで母体の維持が必要であった妊婦や、保護者が生命維持治療の中止に反対した小児の例が含まれる。その175例のうち、心停止まで少なくとも4週間だったのは44例、2ヶ月以上が20例、半年以上が7例、1年以上が4例で、うち1例は報告当時で14年半を記録していた。この最長記録は4歳時にヘモフィルスインフルエンザ性髄膜炎で脳死になった男児のもので、シューモンにこの患者のその後を問い合わせたところ、彼は2004年1月に心停止をきたすまで、おもに自宅で人工呼吸器をつけたまま母親に介護されていた[14]。シューモンによると、20年以上もの脳死期間中、彼の状態はほぼ安定していて、介護に技術的な難しさはなかったという。シューモンは、「もし、これらの症例では脳死判定そのものが間違っていたというなら、これまでに脳死から臓器提供した多くの例のなかでも同様に判定ミスが発生していたし、現在でも発生しているということであって、脳死判定とは本質的に信頼できないものであることを意味する」[15]と述べている。

シューモンによると、脳死判定から心停止までの期間を決定する要因のなかで最も影響が大きいのは、患者の年齢である。「長期生存者はみな小児であり、4ヶ月以上生存した9例はすべて18歳未満で、一方、30歳以上の17例の患者の生存期間は、最高で2ヶ月半であった」[16]とシューモンは報告している。小児の脳障害は成人のそれよりも転帰の予測が難しいことはよく知られている。

脳死判定から心停止までの期間を決定するもう一つの大きな要因は病因である。なぜ脳死になったのか、ということである。病因はおもに、頭蓋内出血や頭部外傷など病変が脳に限局されている場合と、脳以外の部分にも損傷がある場合の二つに分けられ、シューモンによると、後者の場合にはより早く心停止に至ることがわかった[6]。つまり、心停止までの時間というのは脳以外の要素で決まることが多いという指摘である。

2　二つの報告への反応と今日の脳死理解

脳死は社会的構成概念

　アメリカで全脳死論推進論者として知られるダートマス・ヒッチコック医療センター（ニューハンプシャー州レバノン）のジェームズ・バーナット（James Bernat）（神経内科）は、トルーグの報告後、反論[17]を発表した。その大要は、(1)死はある時点で医師によって判定されることが可能なものでなければならない、(2)死の瞬間は社会的な協定（social convention）ではなく、生物的イベントである、(3)脳死判定後に脳機能の残存があるとしても、それは重大な（critical）ものではない、(4)脊髄は統合的な役割をもつが、それは重大な（critical）役割ではない、(5)全脳死の判定基準は西洋諸国で死の判定基準として標準化していて、それについての深刻な論争はない、(6)臓器移植のために不可欠である、というものだ。つまり、高度な生命維持治療が一般化した社会で、どこかの時点で「死」を宣告し、なおかつ、移植用臓器の摘出を可能にするためには、脳死の判定基準は必要である、ということを述べているのであり、トルーグの指摘に論理的に反論したものではない。

　そこで真意を尋ねるためにバーナットにインタビューすると、彼はこの文献に記載している反論とは異なった対応をみせた。トルーグの指摘のみならず、反論の発表後に出されたシューモンからの指摘も、「根拠がある批判である」と認め、「脳死は現実に即した実用的な概念で、一種の社会的構成概念（social construct）といえる」[18]と述べたのである。

　しかしバーナットは全脳死論擁護の姿勢は変えず、「脳死の論理的整合性について異論は出されているものの、アメリカでは、脳死に関わる公共政策と法は一貫しており、社会に受容されている。公共政策の観点からみれば、この国では脳死問題はすっかり解決しているといえる」[18]と強調した。この発言の背景にあるのは、もちろん、臓器移植である。「アメリカでは臓器移植は医療として一般に広く認められ、推進されており、国民の医療への信頼

も厚い。だから、脳死の概念が完全なものでないとしても、運営可能な公共政策を設計する上では、十分に一貫しているといえる」[18] ということである。

バーナットには、「脳死は人の死だ。それを認められない人は、科学の進歩についていけない人だ」、と声高に主張した日本の高名な移植医らにしばしばみられたような、高圧的で独善的な態度はみられない。「アラン（シューモン）とボブ（トルーグ）はとても頭脳明晰だと思うし、彼らの指摘の多くを認めるが、それでも私は、全脳死の定義を擁護できると思っている。うまく言葉にならないが、直観的にそう思う。どうしてそう思うのか、もっとよく考えなければいけない」と述べ、次のように続けた。「脳の構造と機能は高度に複雑で、現在の脳神経学者が知り得ていることは、そのほんの一部に過ぎない。我々は自らの限界を謙虚に認識しなければならない。」[18]

脳死は実際的で有用

他の臨床家は脳死をどのように理解しているのだろうか。ピッツバーグ大学医療センター・プレスビテリアン病院の麻酔科医のマイケル・デヴィータ（Michael DeVita）は、概ねバーナットと同意見であり、「脳死の人は死んでいるというよりも、臓器摘出可能な状態にいるという方が、道理にかなっているかもしれない」、「まだ死んでいない人から臓器を摘出するのは、今の社会ではできないことなので、脳死の人は『死んでいる』ことにしよう、ということではないか。政治的、公共政策的にみれば、脳死の人は『死んでいる』ということである。トルーグの指摘はもっともだが、それでは、政策的には機能しない」[19] と述べた。

ハーバード大学の関連病院であるマサチューセッツ総合病院の神経内科医のコリン・マクドナルド（Colin McDonald）は、「脳死は生と死の境に引かれた恣意的な線といえるかもしれないが、実際的で有用な線だ」[20] と語った。その意味について彼は、「患者の家族に『もうこの患者さんには回復の見込みはありません』と話すときに、家族にとって科学以外に必要なものもある。家族が『この患者さんは脳死です』、と医師から聞かされれば、『死』という単語から、家族は望みがないことを理解し、患者のためにより良い決

定をする。患者にとって何が無駄な治療なのか、何がなされるべきなのかを家族に理解させるのも、我々の責任である。今のところ、脳死という言葉は我々がもつベストなものである」と説明した。

これについてワシントン大学の麻酔科医のゲイル・ヴァン・ノーマン（Gail Van Norman）も、「アメリカの医師の多くは、脳死は死のポイントではなく、ポイント・オブ・ノーリターン、つまり、不帰の点であると理解しているが、患者の家族にはそうはいわない」[21]と述べた。

また、タフツ大学関連のニューイングランド医療センターの移植外科医のリチャード・フリーマン（Richard Freeman）は、「脳死の概念は、解剖学的、生理学的にいえばフィクションである。この問題を考えたり議論したりするのは、知的な体操としては興味深い。しかし、人は生きているか死んでいるかのどちらかであり、今の社会には、そのどちらかを分ける線を捨てる用意はない。それに、移植用の臓器摘出のためには、その線を捨てられない」[22]と、臓器移植を支える概念としての脳死の重要性を強調した。

ウィスコンシン大学医療センターの移植外科医のアンソニー・ダレッサンドロ（Anthony D'Alessandro）も同様に、「脳の全体が絶対的に、疑問の余地なく死ぬまで待っていたら、移植用の臓器はまったく摘出できなくなるかもしれない。それが適切かどうか、疑問だ」[23]と語った。

生命倫理学者も同様の見解

それでは、生命倫理学者は脳死をどのように理解しているのだろうか。

ペンシルバニア大学のアーサー・カプラン（Arthur Caplan）は、「アメリカでは脳死問題はすっかり片付いている。法改正への動きもまったくない」[24]として、次のように表現した。「脳死の人の脳の一部がまだ何かしているとしても、その働きは魚やヘビの脳のそれに近いと思う。プラグマティックに考えよう。頭部に銃撃を受けて脳が破壊されたとき、脳の一部がまだ活動しているとしても、それは思考したり、意識をもったり、何らかの精神活動を行うためには不十分である。そして、それほどの脳損傷を受ければ生還できない。そういう状態の人を、『死んでいる』あるいは『死んだも同然（as good as dead)』、『十分死んでいる（dead enough）』として構わないと思う。これはフィクションかもしれないが、有用なフィクションだ。」[24]

　プリンストン大学のピーター・シンガー（Peter Singer）は、「私は脳死の人は死んでいるとは思わない。しかし、彼らの生命が彼ら自身にとって、それ以上恩恵をもたらすとも思わない。臓器摘出は容認できる」[25]と述べた。

　脳死の概念の非論理性を 1990 年代から論文で主張しているケースウェスタンリザーブ大学のスチュアート・ヤングナー（Stuart Youngner）は、「専門の学者の間では、今後、この議論がより高まることを予想するが、これが一般社会に影響を与えるとは思わない。素人には理解できない話である」と語り、「私は長い間、脳死の概念の非論理性を指摘してきたが、『脳死を捨てよう』と主張しているのではない。公共政策の転換を求めているのでもない。今、死の定義が心臓死だけになったら、非常に大きな混乱が起こるだろう。それなのに、脳死の非論理性を指摘する私は、困った学者かもしれない」[26]とおどけて見せた。

　ジョージタウン大学ケネディ倫理研究所のロバート・ヴィーチ（Robert Veatch）は、脳死の概念を最初に提案したとされる「不可逆的昏睡の定義──脳死の定義を検討するためのハーバードメディカルスクール特別委員会報告」[27]（ハーバード基準）が出された 1968 年当時、同委員会を率いたヘンリー・ビーチャー（Henry Beecher）の仕事に大学院生として接していて、「脳死は科学では証明できないが、政策としてそれを選択することは賢明だと思った」[28]と、当時から脳死の概念を実用的と認識していたことについて説明した。

　ヴィーチは、現在は死の多元主義を主張しており、個人が各自の宗教観や価値観によって死の時点を選ぶことができるようにすべきだとしている。脳死を死と認めたくない人にはそれを保証し、遷延性意識障害でも死とみなしたい人にはそれを認めようというものだ[29]。彼自身としては大脳死の立場だというヴィーチは、「私はかねてから、全脳死の概念は非論理的だと思っており、1970 年代から、全脳死ではなく大脳死をもって人の死とすべきだと考えている」[28]と述べた。個人の人格や知的活動に関わるのは大脳皮質な

ので、その機能が失われ、意識が不可逆的に失われたら人の死とすべきだ、ということだ。そこでヴィーチに、「意識の不可逆的喪失は間違いなく診断可能なのか」と質問したところ、彼の返答は、「アメリカ医師会の委員会も脳神経専門医の学会も診断可能だとしている。私は哲学者で神経科医ではない。この問題に答えを出すのは神経科医の仕事であり、アメリカの神経科医らが『できる』というのだから、私はそれを信じる」[28]というものだった。

しかし、「意識の完全喪失」の診断には間違いもあることが医学文献で複数報告されている。1例を挙げれば、1989年にニューヨーク州最高裁が、脳卒中後に遷延性意識障害と診断された86歳の女性患者の経管栄養を中止してよいという当初の判断を無効にした、という事例がある。患者の姉妹が主治医から「患者は意識を喪失しており回復不可能」と聞かされ、経管栄養の中止許可を裁判所に求めた。裁判所はこれを認めたが、その後、患者が意識を回復したので、その判断は無効にされた[30]というのだ。これについて、ワシントン大学のヴァン・ノーマン［前出］は、「もし神経科医に患者の意識の完全喪失が診断できるかどうか聞けば、彼らは自信満々に『できる』というだろう。しかし、この問題についてよく文献を見てみると、それほど確実でないことがわかって、驚くほどである」[21]と語った。

3　脳幹死の概念の今日

脳死には、この場で論じてきた脳全体の不可逆的機能喪失をもって脳死とする全脳死の立場と、脳幹部の不可逆的機能喪失をもって脳死とする脳幹死の立場があり、後者はイギリスとおもにその旧植民地国によって採用されている[31]。イギリスでは、1976年に王立医学会が脳幹死の判定基準を発表し、その内容はクリストファー・パリス（Christopher Pallis）の"ABC of Brain Stem Death"（1983）によって知られるようになった。近年でも、この判定基準は改訂の必要なしとされている[32]。

パリスは全脳死の概念は非論理的であるとし、人の死はイベントではなく

プロセスであり、その開始時点としての不帰の点（point of no return）をもって人間の死と定義され、現代医学では脳幹死がその点である、としている。パリスは、「全脳死の概念を受け入れる人たちが合理的であろうとするならば、すべての脳が死亡したと診断するには、頭に穴をあけて深部電極を挿入しなければならない」[33]と主張している。

しかし、全脳死の概念は非論理的というアメリカの医師、研究者らは、全脳死の概念を批判しても、脳幹死を採用しようとは考えていない。脳幹死の判定が予後予測には意義があるとは認めても、脳死判定が臓器摘出と不可分である現在、脳波の残存を無視する脳幹死判定でもって死の判定とすることはできないとしている。ジョージタウン大学のヴィーチ［前出］は、「脳幹死を判定しても、それは意識の喪失を意味しない。イギリスの医師らはどうしてこれでよしとするのか不思議である」[28]と疑問を呈した。

4　脳死の概念はやがて消える？

脳死が生物学的な事実ではなく社会的構成概念であるということは、社会的に不要になれば、その概念は社会から消滅することを意味するのではないか。これについて、ハーバード大学のトルーグ［前出］は、「今から20〜30年後にも脳死の議論が行われていたら、私はとても驚くだろう。そのころの医学の教科書には『脳死』の項目はないと予想する。もう医師は脳死の診断などしていないだろう。なぜなら、その必要がなくなっているからだ」[9]と予測してみせた。

1968年のハーバード基準は二つの目的をもって提案された。その基準を満たした患者から生命維持装置をはずすことと、移植用臓器を摘出することである[34]。前者の目的に関しては、トルーグによると、「すでにアメリカでは、回復の見込みがないと診断された患者では、脳死でなくとも、生命維持治療を中止することが一般化している。今やICUで亡くなる患者の3分の2は、生命維持治療の中止後に亡くなる患者である」[9]。後者の目的に関しては、

将来、再生医療技術がドナーの臓器に取って代わることが予想されている。

UCLAのシューモン〔前出〕は、「『脳死は人の死』としている現代の医師は、将来世代から笑われることになるでしょう」[35]と語った。

おわりに

アメリカの専門家の多くが、脳死の概念を、生物学的事実ではなく移植医療を支えるための合理的な社会的構成概念であるととらえていることは明らかである。しかも、脳死の非論理性を明言する研究者のなかでも、脳死の人からの臓器摘出は「殺人」に相当するのでやめるべきだ、と主張するのはシューモンに代表されるごく少数者で、トルーグを含めた大半の研究者は、「実害がなく容認できる」としている。さらに、ヤングナーやフリーマンにみられるように、「脳死概念の再論は専門家の知的な体操であって、一般市民には関係ない」、という姿勢も明白である。

しかし、これを専門家の間だけの閉じられた議論のテーマとしておいても良いのであろうか。現在の臓器移植は、代替治療法が可能になるまでの期間において、過渡的な医療として存在するのはやむを得ないと考える。今のところ、臓器移植をもってしか治療・延命できない患者がいることは事実であり、彼らに移植の道を閉ざすのは不当である。そうであれば、それまでの間は、公平、公正に移植医療のシステムを運営していくことが必要であり、その根幹を成すのは善意のドナーの利他主義にもとづく自己決定である。それが不正確な情報をもとにしているとしたら、臓器移植のシステム全体が損なわれることになるのではないだろうか。

これについてトルーグは「『船を揺らすな』といわれたことは1度や2度ではない」[11]と述べた。一般市民が脳死について本当のことを知れば、ドナーが減り、すっかり定着した臓器移植システムが揺らぐ、と心配する医療関係者がいるということだが、こうした懸念は本末転倒であるといわなければならない。ドナーになるかどうかは、正確な情報を得た個人が自律的に決めるべきことであり、移植システムの維持という便宜のために、善意のドナー

の誤解を悪用することは、あってはならない。

　幸いなことに、日本の臓器移植法のもとでは、脳死の真実を知ったうえでの決断が可能である。脳死と心臓死の選択を個人に許しているため死の定義の一貫性を欠くとして批判が多いこの法律は、実は、脳死の曖昧さの問題にも、図らずも対応しているのである。今後、小児からの臓器摘出問題と臓器提供要件緩和を焦点として、臓器移植法の見直し論議が国会で開始されるとみられている。脳死に関わる知見の適切な理解と脳死臓器移植「先進国」での実情を反映した議論がなされるべきである。

第11章　注

　本章は『生命倫理』（2003）に掲載された「社会的構成概念としての脳死——合理的な臓器移植大国アメリカにおける脳死の今日的理解」に加筆修正したものである。

1) 2006年3月に国会に提出された臓器移植法改正案2案のおもな改正点もこの二点に関するものである。
2) 立花隆『脳死』（中央公論社、1986年）。
3) United Network for Organ Sharing, *1999 Annual report: The U.S. scientific registry of transplant recipients and the organ procurement and transplantation network. Transplant data 1989-1998*, Department of Health and Human Services, Health Resources and Services Administration. Richmond, Virginia (2000), p. 1.
4) Taylor, R. M., "Reexamining the definition and criteria of death," *Seminars in Neurology*. Vol. 17, No. 3 (1997), pp. 265-70; Youngner, S. J., "Defining death: A superficial and fragile consensus," *Archives of Neurology*. Vol. 49 (1992), pp. 570-72; Veatch, R. M., "The whole-brain-oriented concept of death. An outmoded philosophical formulation," *Journal of Thanatology*. Vol. 3 (1975), pp. 13-30.
5) Truog, R. D., "Is it time to abandon brain death?" *Hastings Center Report*. Vol. 27, No. 1 (1997), pp. 29-37.
6) Shewmon, D. A., "Chronic 'brain death.' Meta-analysis and conceptual consequences," *Neurology*. Vol. 51 (1998), pp. 1538-45.
7) 森岡正博『生命学に何ができるか——脳死・フェミニズム・優生思想』（勁草書房、2001）；古川哲雄「脳死と臓器移植——脳死患者に本当に意識はないのか」『神経内科』Vol. 54, No. 6 (2001年) 529-32頁；田中英高ほか「子どもの脳死と死：脳死概念や定義の不整合性について」『小児科臨床』. Vol. 54, No. 10 (2001), 1935-38頁；Aita, K., "It's a matter of life and death. U.S. consensus frays on brain death criteria," *The*

     Japan Times, Oct. 25, 2000；櫻島次郎「第百四十回国会、参議院臓器の移植に関する特別委員会公聴会会議録第一号」（1997 年 6 月 13 日）。
 8) Truog. supra note 5, p. 29.
 9) 2000 年 5 月 11 日、ハーバード大学メディカルスクールでのトルーグの講演による。
10) 臓器の移植に関する法律、第 6 条第 2 項。
11) 1999 年 10 月 26 日、ハーバード大学関連の小児病院でのトルーグへのインタビューによる。
12) 野本亀久雄『臓器移植』（ダイヤモンド社、1999 年）37-38 頁。
13) 2001 年 9 月 12 日、東京女子医科大学でのシューモンの講演による。
14) シューモンからの私信。
15) Shewmon. supra note 6, p. 1542.
16) Shewmon. supra note 6, p. 1540.
17) Bernat, J. L., "A defense of the whole-brain concept of death," *Hastings Center Report*. Vol. 28, No. 2 (1998), pp. 14-23.
18) 2000 年 5 月 30 日、ダートマス・ヒッチコック医療センターでのバーナットへのインタビューによる。
19) 1999 年 12 月 3 日、ピッツバーグ大学医療センター・プレスビテリアン病院でのデヴィータへのインタビューによる。
20) 2000 年 3 月 22 日、マサチューセッツ総合病院脳神経 ICU でのマクドナルドへのインタビューによる。
21) 2000 年 6 月 19 日、ワシントン大学医療センターでのヴァン・ノーマンへのインタビューによる。
22) 2000 年 2 月 1 日、ニューイングランド医療センターでのフリーマンへのインタビューによる。
23) 2000 年 3 月 13 日、ウィスコンシン大学医療センターでのダレッサンドロへのインタビューによる。
24) 1999 年 11 月 17 日、ペンシルバニア大学バイオエシックスセンターでのカプランへのインタビューによる。
25) 2000 年 3 月 10 日、シンガーのハーバード大学来訪時のインタビューによる。
26) 2000 年 2 月にキューバのハバナで開かれた International Symposium on Coma and Death の際のヤングナーへのインタビューによる。
27) Beecher, H. K., et al., "A Definition of Irreversible Coma: Report of the Ad Hoc Committee of the Harvard Medical School to Examine the Definition of Brain Death," *Journal of the American Medical Association*. Vol. 205, No. 6 (1968), pp. 337-40.
28) 2000 年 4 月 13 日、ジョージタウン大学ケネディ倫理研究所でのヴィーチへのインタビューによる。
29) 全米で最初に脳死の拒否権を法的に認めたニュージャージー州　New Jersey

Declaration of Death Act (1991) に導入された、宗教観による脳死拒否の考え方を拡大しようというものである。
30) Steinbock, B., "Recovery from persistent vegetative state? The case of Carrie Coons," *Hastings Center Report.* Vol. 19, No. 4 (1989), pp. 14-15.
31) Wijdicks, E.F.M., "Brain death worldwide: Accepted fact but no global consensus in diagnostic criteria," *Neurology.* Vol. 58 (2002), pp. 21-22.
32) Jennett, B., "Ethical dilemma: Discontinuation of ventilation after brain stem death: Brain stem death defines death in law," *British Medical Journal.* Vol. 318, (1999), p. 1755.
33) C. パリス『人間の死と脳幹死』（医学書院、1984 年）61 頁。
34) Beecher, et al., "A Definition of Irreversible Coma," p. 337.
35) 2000 年 2 月にキューバのハバナで開かれた International Symposium on Coma and Death の際のシューモンへのインタビューによる。

あとがき

　本書の執筆を終え、「人との縁」の有難さを強く感じた次第です。以前一緒に共同研究をした方から今回の本の執筆者をご紹介いただき、執筆者がまた別の研究者をご紹介くださるという人の縁がありました。専門雑誌の論文を読んでいた際、注目すべき論点のある筆者に連絡をとり、今回の執筆陣に加わっていただいたという縁もありました。小生が元々属していた旧大阪外国語大学が2007年10月に大阪大学と統合したことをきっかけに大阪大学出版会とのご縁をいただきました。このようなひとつひとつのご縁を大切にすることができたからこそ、本書を世に出すことができました。本当に有難いことです。

　本書を刊行するにあたり、株式会社チーム・エム・ツー社（http://www.teamm2.co.jp/）から「チーム・エム・ツー学術出版助成金」を賜りました。教育・学問の重要性をいつも説いておられる森嶌正巳社長に御礼申し上げます。査読いただいた先生からは大変貴重なコメントを賜りました。その一言一句を真摯に受けとめ、本書のタイトルの変更、章のタイトルの変更、各執筆者への修正依頼等を行いました。記して感謝申し上げます。本書の企画書を作成していただき、本書を世に出すために多大な御尽力を賜った（有）エコ・パブリッシングの眞淳平社長にも感謝しております。大阪大学出版会の岩谷美也子編集長からはさまざまな助言を賜りました。心より御礼申し上げます。厳しい日程の中、編者の修正要請などに迅速に応えてくれた執筆者の協力があって初めて本書を完成させることができました。皆様、ありがとうございます。

　最後に、三人の子供の育児という裏方に徹する昌子の存在があってこそ、本書の執筆と編集に専心することができました。家内に多謝。

2008年10月

兵庫県川西市の自宅にて
杉 田 米 行

索引

事項

あ行

アメリカ医師会　　　　　　28, 30, 116, 249
アメリカ社会保障制度調査団　　　　　50
アメリカ労働立法協会　　　　　　　8, 30
異遺伝子導入動物　　　　　　　　　　176
移植医療　　　　　　　　　　　241, 251
遺伝子解析研究に付随する倫理問題等
　に対応するための指針　　　　212, 222
遺伝子介入　　　　153, 154, 159, 161, 164,
　　　　　　　　　170, 172-177, 179, 180
遺伝子学　　　　　　　　　158, 161, 163
遺伝子工学　　153, 159, 160, 163, 172, 177
遺伝子差別
　　　　154, 177, 203, 210-214, 219, 220, 222
遺伝子時代　　　　　　　151-153, 181, 183
遺伝子治療　　　　　　　138, 151, 158, 163,
　　　　　　　　　　　　　199-201, 206
遺伝子診断　　　　　　　　　170, 182, 191
遺伝学的検査　　　　　　203-207, 210-223
　――に関するガイドライン　　212, 223
　――ビジネス　　　　　　　　　203, 214
意図モデル　　　　　　　132, 136, 138, 140
医療資源分配　　　　　　　　　　　　153
医療貯蓄口座　　　　　9, 105, 107, 111-114,
　　　　　　　　　　　　　　　116-119, 122
医療における安心、平等、アクセス、
　給付法　　　　　　　　　　　　　　120
医療保険の携帯性と責任に関する法律
　　　　　　　　　　　　112, 114, 117, 211
インフォームド・コンセント
　　　　　　　　　129, 135, 140, 150, 151, 209
ウィテイカー・アンド・バクスター
　　　　　　　　　　　　　　　　　38, 39

か行

エイズ　　　　　　　　225, 226, 238, 239
営利病院　　　　　　　　　10, 11, 19, 20
オーダー・メード医療　　　　　　　151
オーナーシップ社会　　　　　　118, 119

格差原理　　　　　　　　　　　157, 178
確定診断　　　　　　　　　　　　　205
カリフォルニア州医師会　　　　　　38
管理された競争　　　　　　107, 109, 110
外部性を生み出す増強　　　　　　　157
帰結主義理論　　　　　　　　　　　169
逆選択　　　　　　　　　　22, 160, 222
給付反対給付均等の原則　　　　　　65
ケア　　　　　　　14, 17, 21, 154-156, 158,
　　　　　　　　　　159, 162, 169, 176, 223
ケイトー研究所　　　　　　　　　　111
経済協力開発機構　　　　　　　3, 27, 45
経済的権利の章典　　　　　　　　37, 38
研究倫理　　　　　130, 132, 133, 143-145, 149
健康保険組合連合会　　　　40, 60, 61, 73
健康保険等の給付費に対する国庫負担
　の件　　　　　　　　　　　　　50, 53
原初状態　　　　　　　　　　　177, 179
公衆衛生福祉局　　　　　　　　　　54
後天性免疫不全症候群　　　　　　　225
公平　　3, 5, 52, 56, 58, 60, 80, 94, 153, 159, 251
効率　　　　　3, 14, 16, 19, 35, 103, 160, 229
国営医療モデル　　　　　　　　　　　4
国民医療保険改革に関する
　タスク・フォース　　　　　　　　108
国民皆保険
　　8, 14, 27, 28, 36, 40, 48, 70, 71, 97, 99, 100,
　　103, 106-109, 112, 116, 121, 123, 211, 213
国民健康保険中央会　　　　　　　60, 61
国民保健サービス　　　　　　　　　36
国家遺伝病法　　　　　　　　　　　206
個と集団のディレンマ　　　　　142-144

256

個別施策層	229
50年勧告 →社会保障制度に関する勧告	

さ行

財政均衡法	114, 115, 117
市場の失敗	188, 194-198
市場モデル	4, 16
自然的不平等	153, 155
死の多元主義	248
社会主義的な医療	31, 41
社会的構成概念	245, 250, 251
社会保険および関連サービス	47
社会保険診療報酬支払基金	51
社会保険制度調査会	47
社会保険の統合に関する懇談会	60
社会保険モデル	4, 5, 19
社会保障局	32, 35, 36
社会保障制度えの勧告	47, 50
社会保障制度確立のための覚え書	
	51, 57, 58, 60, 65, 73
社会保障制度研究試案要綱	
	51, 61, 71, 73, 74
社会保障制度審議会	
	47, 50-55, 57, 58, 60-63, 65, 70-75
——第一次報告批判	62
社会保障制度十原則覚書	57-59, 65
社会保障制度に関する医療問題の	
懇談会	60
社会保障制度に関する勧告	
	46-48, 51, 60, 63, 64, 69-71, 73, 74
社会保障整備要綱案	60
社会保障法	32, 47
収支相等の原則	65
州児童医療保険プログラム	
	6, 100, 114, 115
集中治療	155, 242, 243
出生前診断	187, 189-201, 206
消費者主導医療	105

消費者選択医療保障法	111
障害の社会構築論	164
承認モデル	132, 136, 138, 140
食品医薬品局	218
シングル・ペイヤー・システム	
	103, 108-110, 124
進歩的政策研究所	116, 120
自己補強メカニズム	39
生活困窮者緊急生活援護要綱	49, 60
生活保護制度の改善強化に関する勧告	
	55, 57
生殖の自由	153, 161-163, 175
生命維持治療	243-245, 250
政府管掌健康保険	51, 52, 54
遷延性意識障害	248, 249
戦時労働局	34
全日本産業別労働組合会議	52
全脳死	242, 243, 245, 246, 248-250
全米委員会	132, 133, 147
全米政策分析センター	111
相関的な増強	157
臓器移植法	241-243, 252

た行

大脳死	243, 248
治験	129, 131, 132, 135, 137, 138, 142, 146,
	148, 149, 172, 196, 205, 216, 221
ドッジライン	51, 52, 55, 64, 72

な行

日本経営者団体連盟	52, 60
日本労働組合総同盟	60
脳幹死	249, 250, 254
脳死	208, 241-254
——判定	242-245, 250
——判定基準	243

は行

発症前検査
　　　　　203, 205, 206, 210, 212-216, 219, 222
ハリーとルイーズ　　　　　　　　　　　9
パレート最適　　　　　　　　　　188, 189
非営利病院　　　　　　　　10-12, 19-21, 24
被験者保護　　　　131, 133, 135, 136, 146-149
ヒト遺伝情報に関する国際宣言　　210, 222
ヒトゲノム・遺伝子解析研究に関する
　倫理指針　　　　　　　　　　　212, 222
ヒトゲノム計画　　　　177, 203, 206, 207
ヒトゲノム研究に関する基本原則
　　　　　　　　　　　　　　　　212, 222
ヒトゲノムと人権に関する世界宣言
　　　　　　　　　　　　　　　　210, 222
ヒトを対象とした研究　　　153, 172-175
不帰の点　　　　　　　　　　　　247, 250
福祉国家　　　　21, 46, 69, 71, 77-81, 91-95
不法行為による出生　　　　　　　　184
不法行為による生命　　　　　　162, 184
プライオリタリアニズム　　　169, 171, 172
プラセボ　　　　　　　　　　　　　175
ブルー・クロス　　　　　　　　　　33
ブルー・シールド　　　　　33, 34, 39, 40
分配的正義　　　153, 154, 156, 158-160,
　　　　　　　　　　169, 171, 172, 176, 184
ヘリテージ財団　　　　　　　　111, 116
米国医療保険協会　　　　　　　　　　9
米国食品医薬品局　　　　　　　　　225
ベヴァリッジ報告　　　　　　36, 37, 47
ベルモント・レポート　　　133, 147, 148
貿易調整支援改革法　　　　　　　　120
保守民主党フォーラム　　　　　　　103

ま行

マネジドケア　　16, 18, 40, 44, 104, 109, 117
民主党指導者協議会　　　　　　104, 124

無知のベール　　　　　　　　　　　177
メディケア　　　5, 6, 8, 12, 13, 16-18, 24,
　　　　　　　　　　40, 100, 101, 114-118
メディケア処方薬改善近代化法　　　118
メディケア・プラス・チョイス　　　114
メディケイド
　　　5, 6, 8, 9, 13, 15-18, 24, 40, 100, 101, 115
モラルハザード　　　　　　　　　　199

や行

薬理応答性検査　　　　　　　　　　205
優生学　　　153, 162, 163, 187-190, 197-199
優生思想　　　　　168, 187, 199, 201, 252
予防的介入　　　　　　　　　　157, 158

ら行

臨床試験　　　　129-131, 133, 135-138, 141,
　　　　　　　　　144, 146-149, 174, 175, 238
臨床研究に関する倫理指針　　　　　139
臨床検査機関改善法　　　　　　　　217
レジーム　　　　　　　　　　　　78-81
連合国軍総司令部　　　　　　　　　47
連邦食品薬品化粧品法　　　　　　　218
連邦臨床検査改善修正法　　　　228, 239
ワグナー・ミュレイ・ディンゲル法案
　　　　　　　　　　　　　　　　36-38

A－Z

AMA　　　　　　　　　28-35, 37-40, 42
AIDS　　　　　　13, 226, 227, 233, 238, 239
DNA鑑定　　　　　　　　　　　　204
DTC検査　　　　　　　　　　215-221
ELSIプログラム　　　　　　　207-209
FDA　　　　　　　218, 225-228, 238, 239
GHQ　　　　　　　47, 49, 50, 54, 60, 62, 63, 71
HIV自宅検体採取検査　　　　　　　239

HIV 迅速検査	226		
HIV ステイタス			
	226, 228, 233, 234, 236, 237		
OECD	3, 16, 22-24, 27, 45		
PHW	54, 62		

人名

青柳一郎　　　　　　　　　52, 54-56
大石武一　　　　　　　　　53, 55, 56, 60
大内兵衛　　　　　51, 53, 57, 61-64, 69-74
甲斐克則　　　　　　　135, 148, 222, 223
葛西嘉資　　　　　　　　　　　　　62
川崎秀二　　　　　　　　　　　59, 62
近藤文二　　　　57, 63, 64, 66, 67, 70-74, 201
斎藤斎　　　　　　　　　　52, 55, 58
末高信　　　　　53, 59, 60, 65, 67, 70-72, 74
園乾治　　　　　　　　　　　53, 73
谷口彌三郎　　　　　　　　　　　52
友納武人　　　　　　　　　　68, 75
中山壽彦　　　　　　　　　52-54, 58
長尾春雄　　　　　　　　　54, 56-58
西巻敏雄　　　　　　　　　　　　56
姫井伊介　　　　　　　　　　　　55
増田甲子七　　　　　　　　　　　54
宮尾武男　　　　　　　　　54, 59, 73, 74
宮崎太一　　　　　　　　　　25, 52
森本直子　　　　　　　　　　153, 183
安田巌　　　　　　　　　60, 66, 73, 74
山下義信　　　　　　　　　　53, 62
湯浅佑一　　　　　　　　　　55, 56
吉田茂　　　　　　　　　　　　　63
吉田秀夫　　　　52, 58, 59, 63, 64, 70, 72-74
李啓充　　　　　　　　　　　40, 44

アルトマイヤー、アーサー・J.
　（Altmeyer, Arthur J.）
　　　　　　　　　　32, 36, 38, 42-44
アンダーソン、オディン・W.
　（Anderson, Odin W.）　　30, 41, 42
アーヌソン、リチャード
　（Arneson, Richard J.）　169-172, 184
アロー、ケネス（Arrow, Kenneth J.）
　　　　　　　　　　　　　　195, 201
ベイカー、ヘレン（Baker, Helen）
　　　　　　　　　　　　　　　34, 42
ビーチャー、ヘンリー
　（Beecher, Henry）　　　248, 253, 254
バーナット、ジェームス
　（Bernat, James）　　　245, 246, 253
ベヴァリッジ、ウィリアム・H.
　（Beveridge, William H.）　36, 37, 47
ボーラー、ロバート（Bohrer, Robert）
　　　　　　　　　　　　　177-179, 184
ブロック、ダン（Brock, Dan W.）
　　　　　　　　　　　　　　152, 183
ブキャナン、アレン
　（Buchanan, Allen）　　　　152, 183
カプラン、アーサー（Caplan, Arthur）
　　　　　　　　　　　189, 200, 247, 253
キャプロン、アレクサンダー・モーガン
　（Capron, Alexander Morgan）
　　　　　　　　　　　　　161-163, 184
クリントン、ビル（Clinton, Bill）
　　　　　　　　　108, 110, 114, 116, 211
クリントン、ヒラリー
　（Clinton, Hillary）　　　　　　108
コーエン、ウィルバー・J.
　（Cohen, Wilbur J.）　　　35, 36, 43
クーパー、ジム（Cooper, Jim）　110, 125
ダレッサンドロ、アンソニー
　（D'Alessandro, Anthony）　247, 253
ダール、ドロシー（Dahl, Dorothy）
　　　　　　　　　　　　　　　34, 42
ダニエルズ、ノーマン
　（Daniels, Norman）　152, 159, 177, 183

デイヴィス、マイケル・M.
　（Davis, Michael M.）　　　32, 42, 43
ドレッサー、レベッカ
　（Dresser, Rebecca）　　172-177, 184
エスピン-アンデルセン、ゴスタ
　（Esping-Andersen, Gøsta）　　78, 93
フォーク、イシドア・S.
　（Falk, Isidore S.）　　32, 35, 36, 43
ギングリッチ、ニュート
　（Ginglich, Newt）　　　　　　104, 110
ハッカー、ジェイコブ・S.
　（Hacker, Jacob S.）
　　　　　　28, 29, 41, 42, 44, 124, 125
ホール、マーク（Hall, Mark A.）
　　　　　　　　　　　　　　158-160, 184
ハリス、ジョン（Harris, John）108, 190
ホプキンス、ハリー・L.
　（Hopkins, Harry L.）　　　　　　　31
ジョンセン、アルバート
　（Jonsen, Albert）　　　　　　133, 147
カッセバウム、ナンシー
　（Kassebaum, Nancy）　　　　　　113
ケネディ、エドワード
　（Kennedy, Edward）113, 115, 248, 253
キッチャー、フィリップ
　（Kitcher, Philip）　　　188, 199, 201
コシュランド、ダニエル
　（Koshland, Daniel）　　　　　　　174
ルヴァイン、ロバート・J
　（Levine, Robert J.）
　　　　　　　　　132, 133, 136, 141, 147
マッケイン、ジョン（McCain, John）
　　　　　　　　　　　　　　　　　　　122
マクダーモット、ジム
　（McDermott, Jim）　　109, 110, 119
ミル、J. S.（Mill, J. S.）　　　　　180
ミュレイ、ジェームズ・E.
　（Murray, James E.）　　　　　36-38
ニックルズ、ドン（Nickles, Don）　111

オバマ、バラク（Obama, Barack）121
パリス、クリストファー
　（Pallis, Christopher）　249, 250, 254
ペラン、トーマス
　（Parran, Thomas Jr.）　　　　　　35
ピアソン、ポール（Pierson, Paul）
　　　　　　　　　　　　　　　　　39, 44
ライ、アルタイ（Rai, Arti K.）
　　　　　　　　　　　　152, 154-157, 183
ロールズ、ジョン（Rawls, John）
　　　　　　　154, 157, 169, 171, 172, 177-179
レーガン、ロナルド（Reagan, Ronald）
　　　　　　　　　　　　　　　　103, 104
リチャーズ、ジャネット・ラドクリフ
　（Richards, Janet Radcliffe）164-168
リフキン、ジェレミー
　（Rifkin, Jeremy）　　　　　188, 199
ロムニー、ミット（Romney, Mitt）120
ローズヴェルト、フランクリン・D.
　（Roosevelt, Franklin D.）
　　　　　　　　　　　　31, 32, 35, 37, 38
ローズヴェルト、セオドア
　（Roosevelt, Theodore）　　　　　30
サムス、クロフォード・F.
　（Sams, Crawford F.）　　　54, 62, 73
スキャンロン、トーマス
　（Scanlon, Thomas）　　　　　　183
シャピロ、マイケル
　（Shapiro, Michael H.）
　　　　　　　　　　　　179, 180, 184, 185
シューモン、アラン
　（Shewmon, Alan）　242-246, 251-254
シンガー、ピーター（Singer, Peter）
　　　　　　　　　　　　　　　248, 253
スコッチポル、シーダ
　（Skocpol, Theda）　　　　　　32, 42
ソバー、エリオット（Sober, Elliott）
　　　　　　　　　　　　　　　　　　173
スター、ポール（Starr, Paul）

260

スティグリッツ、ジョセフ
　（Stiglitz, Joseph E.）　　197, 199, 201
スヴァルフォルス、ステファン
　（Svallfors, Stefan）　　80, 93, 94
トルーマン、ハリー・S.
　（Truman, Harry S.）　8, 38, 39, 43, 44
トルーグ、ロバート（Truog, Robert）
　　　　　　242, 243, 245, 246, 250-252, 253
ヴィーチ、ロバート（Veatch, Robert）
　　　　　　248-250, 252, 253
ワグナー、ロバート・F.
　　　　　　　　　　　　　　31, 34, 41-44
（Wagner, Robert F.）　　32, 36-38
ワンデル、ウィリアム
　（Wandel, William）　　50
ウェスト、オーリン（West, Olin）
　　　　　　　　　　　　　　35, 43
ウィクラー、ダニエル
　（Wikler, Daniel）　　152, 183
ウィッテ、エドウィン・E.
　（Witte, Edwin E.）　　31
ヤングナー、スチュアート
　（Youngner, Stuart）　　248, 251-253

執筆者紹介

髙山一夫（たかやま　かずお）［第 1 章］
石川生まれ。京都大学大学院経済学研究科博士課程修了、博士（経済学）2002 年。京都橘大学現代ビジネス学部現代マネジメント学科准教授。専攻は医療経済論、非営利組織論。主な著書に、『日本の医療はどこへいく』（共著、新日本出版社、2007 年）；『21 世紀の医療政策づくり』（共著、本の泉社、2003 年）；「米国の医療制度改革と非営利・協同組織の役割」（共著、非営利・協同総合研究所いのちとくらし、2006 年）；「米国医療におけるアクセスの公平をめぐって」『賃金と社会保障』（2006 年）など。

山岸敬和（やまぎし　たかかず）［第 2 章］
福井生まれ。ジョンズホプキンス大学大学院、Ph.D.（政治学）2007 年。南山大学外国語学部英米学科専任講師。専攻はアメリカ政治、公共政策。主な著書に、"Public, Private, or Neither? Strategic Choices by the American Medical Association Toward Health Insurance from the 1910s to 1940s," *Academia (Humanities and Social Sciences)* 86（January 2008）; "Occupation Politics: American Interests and the Struggle over Health Insurance in Postwar Japan," *Social Science History* 30（March 2006）（共著）；「なぜアメリカに国民皆保険が存在しないのか？：歴史的制度論による歴史・政策・政治への再考」『社会政策研究』（共著、東信堂、2002 年）など。

菊澤佐江子（きくざわ　さえこ）［第 4 章］
大阪生まれ。インディアナ大学ブルーミントン校大学院、Ph.D.（社会学）2000 年。法政大学社会学部准教授。専攻は計量社会学（家族、福祉、ヘルスケア）。主な著書に、Kikuzawa, Saeko, "Multiple Roles and Mental Health in Cross-Cultural Perspective: The Elderly in the United States and Japan," *Journal of Health and Social Behavior* 47：62-76（2006）；Kikuzawa, Saeko et al, "Similar Pressures, Different Contexts: Public Attitudes toward Government Involvement for Health Care in 21 nations," *Journal of Health and Social Behavior* 49：385-399（2008）など。

天野　拓（あまの　たく）［第 5 章］
東京生まれ。慶應義塾大学大学院法学研究科博士課程修了、博士（法学）2005 年。現在、医療経済研究機構リサーチ・レジデント。専攻は、政治学、医療政策。主な著書に、『現代アメリカの医療政策と専門家集団』（慶應義塾大学出版会、2006 年）；『現代アメリカの医療保障制度改革と政党政治（仮題）』（ミネルヴァ書房、2009 年刊行予定）；『超大国アメリカの素顔』（共著、ウェッジ、2007 年）；「現代アメリカの無保険者問題と医療保険改革」『生命倫理』18 号（2007 年）など。

田代志門（たしろ　しもん）［第 6 章］
山形生まれ。東北大学大学院文学研究科博士後期課程修了、博士（文学）2007 年。日本学術振興会特別研究員 PD。専攻は、医療社会学、生命倫理学。主な論文に、「研究と診療を区別する二つのモデル——ヘルシンキ宣言からベルモント・レポートへ」『医学哲学 医学倫理』25 号（2007 年）；「医療倫理における『研究と治療の区別』の歴史的意義——日米比較の視点から」『臨床倫理学』4 号（2006 年）；「専門職と『開かれた自律』——後期パーソンズ医療社会学の射程」『社会学研究』79 号（2006 年）など。

瀬戸山晃一（せとやま　こういち）［第7章］
広島生まれ。大阪大学大学院法学研究科修了、博士（法学）2005 年。米国ウィスコンシン大学マディソン校ロースクール M.L.I.、LL.M. 修了。大阪大学留学生センター准教授。大阪大学大学院法学研究科専任講師を経て現職。専攻は、法学（法と医療・生命倫理、法哲学、行動心理学的「法と経済学」、比較法学）。主な論文に、「遺伝子情報例外主義論争が提起する問題」甲斐編著『遺伝情報と法政策』（成文堂、2007 年）；"Arguments For and Against Genetic Privacy Protection Laws," *Osaka Univ. Law Review* 54（2007）；"Key Issues and Problems of Genetic Anti-Discrimination Laws," *Osaka Univ. Law Review* 53（2006）；"Privacy of Genetic Information," *Osaka Univ. Law Review* 52（2005）など。

徳永　純（とくなが　じゅん）［第8章］
東京生まれ。群馬大学医学部医学科卒業、2005 年。新潟大学脳研究所神経内科医員、燕労災病院神経内科医師。日本経済新聞社で主に資本市場分野を担当する記者生活をした後、医師となった。専攻は神経内科学、生命倫理学。主な著書に、「新しい優生学と個人の自由の制限──遺伝子、胎児の資産分析の試み」『生命倫理』15（2004 年）など。

武藤香織（むとう　かおり）［第9章］
東京生まれ。東京大学大学院医学系研究科修了、博士（保健学）。東京大学医科学研究所公共政策研究分野准教授。専攻は、社会学、生命倫理政策、医療福祉論。主な著書に、「DNA 親子鑑定は『ふしだらな』女性にとっての救済策か？」舘かおる編著『ジェンダー研究のフロンティア第 4 巻　テクノ／バイオポリティクス──科学・医療・技術のいま』（作品社、2008 年）；「遺伝病ピアサポートの可能性と課題」水谷修紀・吉田雅幸監修／吉田雅幸・小笹由香編集『遺伝診療をとりまく社会』（ブレーン出版、2007 年）；「ハンチントン病の当事者団体を支援して」伊藤良子監修／玉井真理子編集『遺伝相談と心理臨床』（金剛出版、2005 年）など。

宮城昌子（みやぎ　あきこ）［第 10 章］
岩手生まれ。群馬大学医学部医学科卒業、2005 年。都立豊島病院にて初期研修修了後、2008 年 4 月より群馬大学大学院医学系研究科医学哲学・倫理学分野助教、現在に至る。主な論文に、「患者の自由意思」『臨床看護』33（7）（2007 年）；「エイズの自宅検査をめぐる倫理学的一考察」『生命倫理』15（2004 年）；「家族と病者の〈死ぬ義務〉」『生命倫理』13（2002 年）；訳書として、『生命倫理百科事典』（丸善出版社、2007 年）の「死ぬ権利」の項など。

会田薫子（あいた　かおるこ）［第 11 章］
福島生まれ。東京大学大学院医学系研究科健康科学専攻博士課程修了、博士（保健学）2008 年。東京大学大学院人文社会系研究科グローバル COE プログラム「死生学の展開と組織化」特任研究員。専攻は医療社会学、生命倫理学。主な著書に、Aita & Kai, "Withdrawal of care in Japan," *Lancet* 2006, 368：12-14；Aita, et al., "Japanese physicians' practice of withholding and withdrawing mechanical ventilation and artificial nutrition and hydration from older adults with very severe stroke," *Archives of Gerontology and Geriatrics* 2008, 46：263-272；「食べられなくなったとき──胃瘻という選択肢の意味」清水哲郎編『高齢社会を生きる──老いる人／看取るシステム』（東信堂、2007 年）；『事例から学ぶはじめての質的研究法　医療・看護編』（共編著、東京図書、2007 年）；「高齢者と延命治療──「寝たきり老人」と個人の選択をめぐって」高橋都・一ノ瀬正樹共編『死生学 5　医と法をめぐる生死の境界』（東京大学出版会、2008 年）など。

編者紹介

杉田米行（すぎた　よねゆき）［第3章］

大阪生まれ。ウィスコンシン大学マディソン校大学院、Ph.D.（アメリカ史）1999年。大阪大学言語文化研究科准教授。専攻はアメリカ現代史、日米医療保険制度。主な著書に、Mark E. Caprio and Yoneyuki Sugita eds., *Democracy in Occupied Japan: The U.S. occupation and Japanese politics and society*（New York: Routledge, 2007）; *Pitfall or Panacea: The Irony of US Power in Occupied Japan 1945-1952*（New York: Routledge, 2003）;『ヘゲモニーの逆説：アジア太平洋戦争と米国の東アジア政策、1941年－1952年』（世界思想社、1999年）など。

日米の医療──制度と倫理──

2008年11月11日　初版第1刷発行　　［検印廃止］

編　者　杉田米行

発行所　大阪大学出版会
　　　　代表者　鷲田清一

〒565-0871　吹田市山田丘2-7
　　　　　　大阪大学ウエストフロント
電話・FAX：06-6877-1614
URL：http://www.osaka-up.or.jp

印刷・製本所　　（株）遊文舎

ⓒYoneyuki Sugita *et al.* 2008　　　　Printed in Japan
ISBN978-4-87259-261-0 C3036

Ⓡ〈日本複写権センター委託出版物〉
本書を無断で複写複製（コピー）することは、著作権法上の例外を除き、禁じられています。本書をコピーされる場合は、事前に日本複写権センター（JRRC）の許諾を受けてください。
JRRC〈http://www.jrrc.or.jp　eメール：info@jrrc.or.jp　電話：03-3401-2382〉